PET/CT 两模态医学图像融合

陆惠玲　周　涛　王惠群　师宏斌　著

科学出版社

北　京

内 容 简 介

本书较为全面地介绍了 PET/CT 两模态医学图像融合研究现状、PET/CT 在临床中的应用情况、基于双树复小波的 PET/CT 融合算法、基于压缩感知的 PET/CT 融合算法、基于特征级融合的肺结节分割和检测算法、基于粗糙集的 PET/CT 特征级融合、基于集成 SVM 的 PET/CT 特征级融合等内容，力求向读者展示相关领域的最新研究动态，希望能为从事相关研究的广大读者提供有益的参考，同时能对 PET/CT 两模态图像融合的相关理论和技术的发展起到推动作用。

本书可作为生物医学工程、计算机科学与技术、电子信息科学与技术、信号处理等相关专业的硕士研究生、博士研究生的教材，亦可作为本科生的选修教材和相关领域科技工作者的参考书。

图书在版编目(CIP)数据

PET/CT 两模态医学图像融合 / 陆惠玲等著．—北京：科学出版社，2017. 12

ISBN 978-7-03-055254-9

Ⅰ.①P… Ⅱ.①陆… Ⅲ.①计算机 X 线扫描体层摄影-图谱
Ⅳ.①R814. 42-64

中国版本图书馆 CIP 数据核字（2017）第 274004 号

责任编辑：丁慧颖 韩卫军 / 责任校对：张小霞
责任印制：张欣秀 / 封面设计：陈 敬

科学出版社 出版
北京东黄城根北街 16 号
邮政编码：100717
http://www.sciencep.com

北京凌奇印刷有限责任公司 印刷
科学出版社发行 各地新华书店经销

*

2017 年 12 月第 一 版 开本：787×1092 1/16
2017 年 12 月第一次印刷 印张：10 1/2
字数：238 000

POD定价： 58. 00元
（如有印装质量问题，我社负责调换）

前　言

CT 图像是建立在 X 线成像基础上的一种断层成像技术，其原理是根据人体各组织吸收 X 线的程度不一样来反映组织间解剖结构。因此其图像清晰，分辨率高，可以准确地检测到病灶的大小和位置，但却很难显示病灶本身的信息；PET 图像是建立在不同的脏器或组织对放射性核素有不同的吸收，根据射出的光子量不一样，来反映组织细胞的代谢和生理信息，实现功能显像，但是由于 PET 图像的信噪比和空间分辨率较低，使得 PET 图像很难进行精确的解剖定位。由此可见，不同模态的医学图像是从不同角度去反映人体信息，单独从某一种图像中无法获取全面的医学信息。PET/CT 将两种不同模态的医学图像进行融合，实现分子水平的功能成像与解剖成像的融合，可以同时反映病灶病理生理变化和形态结构，具有灵敏、准确、特异及定位精确等特点，是一种“阳性”全身显像方法，即病变部位表现为异常放射性浓聚，在图像上就可以了解全身各器官组织的葡萄糖代谢情况，结合同机 CT 图像所提供的精确解剖结构，有利于诊断效能的提高，减少或避免漏诊情况的出现；而常规影像检查一般为局部显像，主要根据病变的解剖形态学特征做出诊断，但是由于一些肿瘤病灶组织与邻近正常组织反差不明显、肿瘤病灶组织形态特点不典型、病灶位置隐蔽、体积小以及临床医生读片经验不同等多方面原因，使得对肿瘤病灶检出率低。

PET/CT 图像融合属于两模态医学影像融合，早期的 PET/CT 图像融合的研究主要是异机融合，异机融合成本较低，在临床中的应用空间广阔，但对图像的配准要求高，1999 年宾夕法尼亚匹兹堡大学的 Townsend 等研制出首台 PET/CT 一体机，实现了一次扫描获得 PET 与 CT 的两模态融合图像，2012 年我国研制出了首台 PET/CT 一体机(http://www.topgradehc.com)，这为融合技术的临床应用提供了有效途径，PET/CT 一体机必将为人类的健康提供有力保障，并极大地推动现代临床医学的发展和进步。自从 PET/CT 问世以来，其临床应用价值就得到了广泛的认可。据有关报道介绍，PET/CT 在临床应用中以肿瘤为主，约占 85%，神经疾病约占 10%，心脏疾病约占 5%。在这些领域中主要的应用方向是疾病的诊断与治疗和科学研究。

PET/CT 融合图像与 PET 图像相比，其优点：①缩短图像摄取时间；②减少 CT 射束硬化伪影，提高图像融合的精度；③提高病变定位的精确性；④结合 CT 的应用可避免 FDG 摄取阴性肿瘤的漏检；⑤PET/CT 融合图像诊断的准确性较高；⑥PET/CT 指导制订放射治疗计划。

本书主要讨论 PET/CT 图像的像素级融合和特征级融合。具体来讲，本书共九章，第一章综述了两模态医学图像，尤其是 PET/CT 图像融合研究现状和临床上的应用情况，主要包括三级融合策略、当前 PET/CT 的临床应用等内容；第二章讨论了基于双树复小波变换的像素级图像融合和医学图像融合质量的客观评价指标；第三章讨论了基于双树复小波和自适应高斯隶属度函数的 PET/CT 融合算法；第四章讨论了基于 DTCWT 和组合隶属度函数的自适应 PET/CT 图像融合新算法；第五章论述了压缩感知理论的三个组成部分，即稀疏表示、测量矩阵和重构算法，阐述了基于变换域的图像融合方法；第六章讨论了基于非下采样轮廓波变换和压缩感知的 PET/CT 融合算法，主要涉及两个算法，即基于非下采样轮廓波变换和压缩感知的 PET/CT 融合算法和基于压缩感知和 NSCT-PCNN 的 PET/CT 自适应融合算法；第七章从 CT 影像的肺结节检测出发，分析了肺结节检测算法的研究现状，探讨了一种基于粗糙集特征级融合的肺结节检测算法和一种基于空间分布的三维自动化肺结节分割算法；第八章从 PET/CT 肺部肿瘤的诊断识别入手，提出了一种基于粗糙集特征级融合的 PET/CT 肺部肿瘤 CAD 模型；第九章从三模态图像（CT、PET、PET/CT）出发，讨论了一种基于集成 SVM 的肺部肿瘤 PET/CT 计算机辅助诊断新方法。

在课题的研究过程中，陆惠玲、魏兴瑜、王惠群、王文文、张俊杰、吴翠颖、王媛媛和张飞飞等参与了相关内容的研究，书中部分内容的整理、实施由他们完成，在此我们表示真挚的感谢！本书所反映的研究成果得到国家自然科学基金项目（No. 61561040 和 No. 81160183）、宁夏自然科学基金项目（No. NZ16067）和宁夏高教项目（No. NGY2016084）资助，在此一并表示感谢。

由于作者水平有限，书中难免存在不妥之处，恳请同行和广大读者批评指正。

周　涛

2017 年 11 月 23 日

目　录

第一章　两模态医学图像融合研究现状

医学影像目前已经从单模态、平面、静态、形态显像发展到多模态、立体、动态、功能显像[1]，并且具有多源(CT、MRI、PET等)，高维(一维、二维、2.5维、三维及更高维)，多模态(解剖、功能)的特点[2]，图1.1给出了医学影像的发展情况。

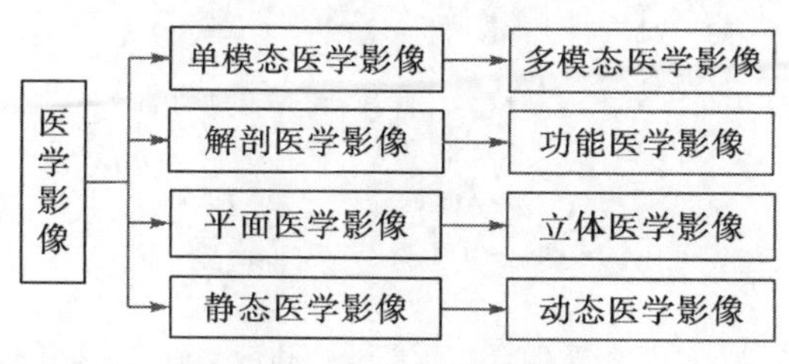

图1.1　医学影像的发展

多模态医学影像融合识别是指通过对来自于多个不同模态的医学影像进行智能化综合，充分利用不同种类医学影像对病灶描述能力的互补性和冗余性，从而得到比单纯依赖一种医学影像更可靠、更准确的病灶类别属性信息的过程。从“模态”的角度来看，医学影像包括解剖影像和功能影像。解剖影像的分辨率较高，能提供器官的解剖结构形态信息，但无法反映器官的功能信息。功能影像能够提供器官的代谢功能，但功能影像分辨率低，无法显示器官或病灶的解剖细节。通过医学影像融合技术，可以把解剖影像和功能影像有机融合起来，再结合识别技术，使人体内部器官的功能、结构等多方面信息反映在同一幅影像上，并对患者病情做出基本判定。例如，CT和MRI影像融合集合了CT影像的空间分辨率高、几何特性显著、对骨骼的显示清晰的优点，以及MRI影像对软组织、器官、血管等显示清晰，有利于确定病灶范围的长处，使两者优势互补，各种组织的边界特征被增强，为正确识别提供了有力保证。从信息论角度讲，融合后的影像和各个子影像相比含有更多的有用信息，达到了$1+1+\cdots+1>n$的效果[2]。从临床医学角度讲，融合后的影像综合表达了病变局部组织器官的解剖和功能信息，影像的可靠性、稳定性及容错能力大大提高，从而辅助医生了解病变组织或器官的综合信息，做出更加准确的定位、定性诊断，制订更合理的治疗方案，取得更满意的治疗效果，这就是多源医学影像融合识别的内涵和作用。然而如何综合使用医学影像避免不同医学影像的缺点同时又能获得疾病的解剖和功能的全部信息是一个难题[1]。

1.1 多模态医学图像融合识别问题分析与描述

1.1.1 融合识别

多模态医学影像融合识别是数据融合技术在医学影像学领域的应用，即利用计算机技术将各种模态的医学影像进行数字化综合处理，将多源数据协同应用，产生一种全新的信息影像，以获得研究对象的一致性描述，从而达到计算机辅助诊断的目的[3]。图1.2给出了医学影像融合、影像融合和数据融合之间的关系图。

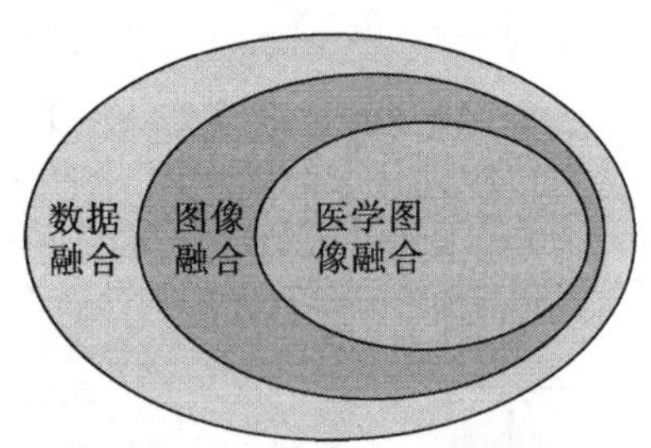

图1.2 医学图像融合、图像融合和数据融合之间的关系

医学影像识别隶属于目标识别领域，是生物医学工程、模式识别和人工智能等学科交叉形成的一个领域。对医学领域，疾病数据和医学影像的准确识别有着至关重要的作用。目标识别的发展已有几十年的历史，主要方法有基于概率分布分类的方法[4]、基于参数估计的统计模式识别方法、基于非参数估计的神经网络模式识别方法[5]和仿生模式识别[6]等。在肝病识别中，Yan等[7]采集健康人与病毒性肝炎患者舌边的光谱数据，利用主成分分析和神经网络相结合的方法进行健康人与病毒性肝炎患者进行分类识别，模型预测准确率达到100%。Sujana等[8]从一、二阶灰度统计中提取 n 个特征值，将人工神经网络应用到肝损伤影像中识别正常肝、肝炎、恶性肿瘤肝正确率达100%。Chen等[9]在CT影像中利用空间灰度共生矩阵对肝炎和淤血肝进行识别，正确率达83%。张建炜等[10]利用B超影像的多重分形谱曲线的奇异标度差和多重谱面积识别脂肪肝，对正常肝识别率为96.00%，轻度脂肪肝识别率为80.00%，中度脂肪肝识别率为88.00%，重度脂肪肝识别率为92.00%。2012年2月，欧盟第七研发框架计划(FP7)资助的“模拟肝脏”项目，通过放射科医生提供或互联网在线提供的患者肝部的X线片，帮助医生决定是否对患者采取手术治疗，并协助医生清楚及准确地制订和实施医疗手术方案[11]。

不同成像原理及成像特征的医学影像，是从不同侧面反映人体组织器官的形态、结构和生理功能，以及病变的解剖、病理和代谢的改变，有共同的形态学基础，具有很强的互补性特征，这为医学影像的融合奠定了基础。不同的成像方式，由于各有偏重，不可避免地存在一定的缺陷和不足，只有结合其他成像方式才能够对某一病理做出准确、有效的判断。目前医学影像的融合已经从像素级发展到了特征级和决策级融合[12]；识别也已经从一维、二维、三维的目标识别，发展到高维的目标识别；目标的复杂性也从线性、非线性可分，发展到复杂模式识别；识别理论包括划分识别和覆盖识别等多种识别思路[6]。其发展情况及具体框架如图 1.3 和图 1.4 所示。

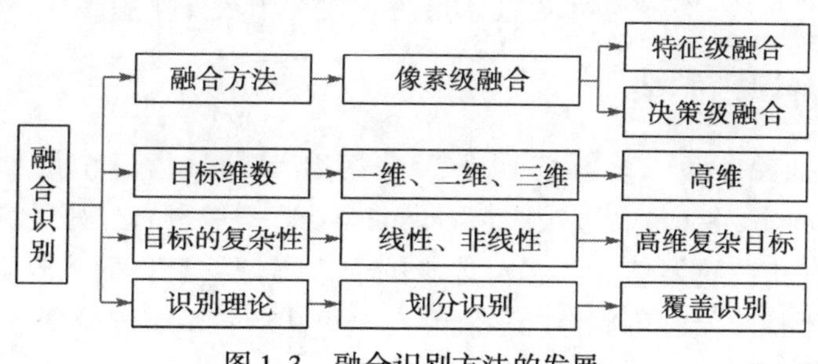

图 1.3　融合识别方法的发展

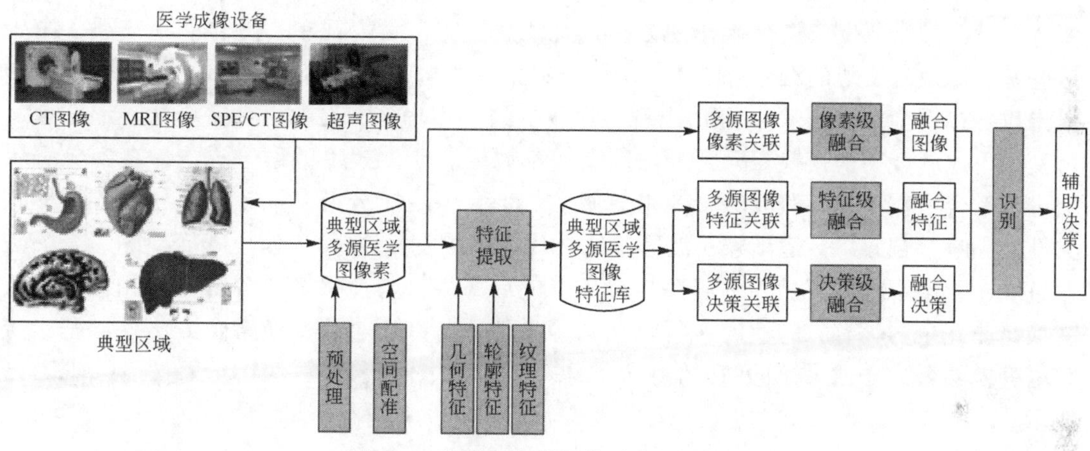

图 1.4　多模态医学影像融合识别框架

1.1.2　融合识别优势

多模态医学影像融合识别在临床中的优势主要体现在以下四个方面：

(1) 清晰显示检查部位病灶的解剖结构及毗邻关系，有助于医生全面了解和熟悉正常组织、器官的形态学特征。文献[9]利用 MRI 和 CT 影像融合来监测脑肿瘤手术或放疗后的变化和复发情况，结果表明融合可降低单纯根据 CT 或 MRI 影像所导致的漏诊现象。

(2) 凸显病灶在各项检查中的典型特征，辅助医生做出更加准确的定性结论。文献[13]把 CT 和 PET 影像融合应用到 110 例不同病理类型的肿瘤患者(包括肺、食管、头部、颈部、黑色素、淋巴、胰腺、肾等)的肿瘤分期、病灶定位和疗效评估方面，取得了很好的效果。

(3) 显示出复杂结构的完整形态和病灶的空间位置，以及病变与周围正常组织的关系，有助于疾病的治疗。文献[14]利用 PET/CT 融合影像可以提高医生对肿瘤的几何体积、大小范围和延伸部分进行勾画的准确性，文献[15]利用 PET/CT 的融合影像发现了 CT 没有发现的淋巴结，提高了小细胞肺癌患者病变分期的准确性。

(4) 影像融合技术测定用核素标记的单抗治疗淋巴瘤、肺癌和前列腺癌等恶性肿瘤的剂量，证实该方法可详细确定其放射性分布[16]。同样，在外科手术中，医生根据融合的CT/MRI/DSA影像精确定位病灶及周围相关的解剖结构信息，设计出缜密的手术计划，对于临床制订手术方案、实施手术以及术后观察发挥了重要作用。

1.1.3 融合识别类型

按照信息的抽象程度，多模态医学影像融合识别分为三个层次：像素级(pixel-level)、特征级(feature-level)及决策级(decision-level)图像融合。好的融合算法能够最大限度地保留源影像中的重要信息，尽可能少的引入虚假信息，最大限度的抑制噪声或未精确配准带来的干扰，具有可靠性、稳健性，这里从这三个层面分别进行综述。

1. 像素级图像融合

早期的医学图像融合方法[17]主要有加权平均融合法、主成分分析融合法以及一些主要针对图像像素灰度值进行操作的方法，这些融合方法运算简单，融合效果一般。由于这些基于像素灰度值的融合方法不能获取很好的融合效果，到20世纪80年代后期，Burt提出拉普拉斯金字塔法[18]，随后出现了比率低通金字塔法、对比度金字塔法、形态金字塔变换、梯度金字塔变换等融合方法。它们都属于基于多尺度的融合方法，在各分解层上进行融合操作，最终获取融合效果更好的图像，但由于分解是冗余的，各层数据的相关性会影响融合效果，逐渐被小波理论所替代。小波变换[19]作为傅里叶变换的一个突破性进展，无论空间域还是频率域都具有良好的局域性，与金字塔式分解方法相比，小波变换是非冗余的具有方向性的，所以在同等条件下，基于小波变换融合方法要比基于金字塔变换融合方法会得到更好的融合效果。像素级图像融合算法的分类框架如图1.5所示。

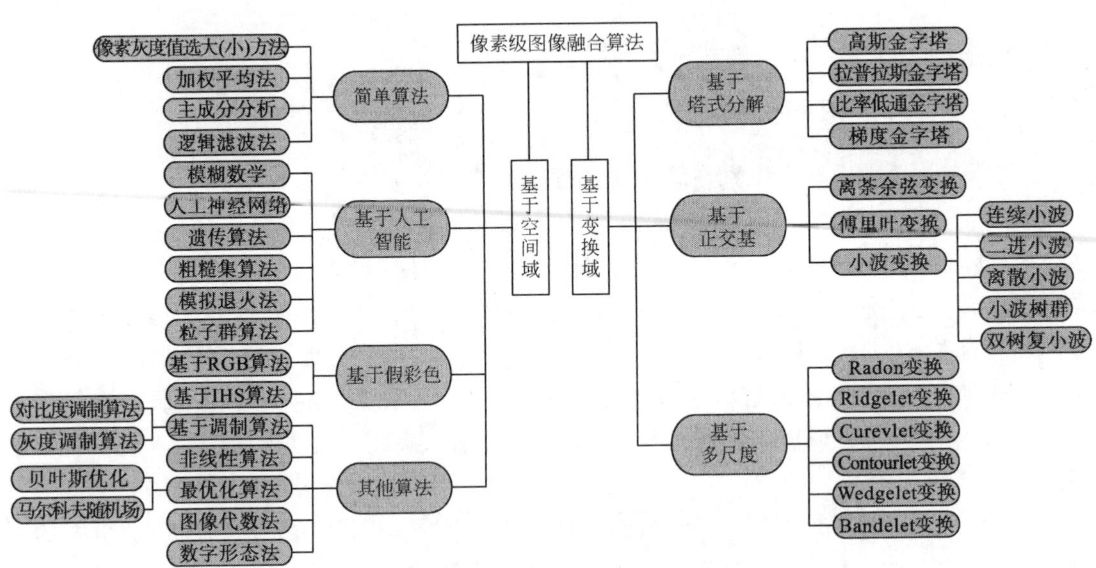

图1.5 像素级融合算法分类框架图

病灶的像素级融合识别就是在严格配准的条件下，对多模态的医学影像直接进行基于像素的综合和分析，生成对比度高、噪声低、清晰度好的复合影像，在此基础上对病灶提取特征进行识别[20]。像素级融合是直接在原始数据层上进行的融合，准确性最高，能够提供其他层次上的融合处理所不具有的更丰富、更精确、更可靠的细节信息，有利于医学影像的进一步分析、处理与理解。像素级融合是目前在实际中应用最广泛的影像融合方式，也是特征级影像融合和决策级影像融合的基础。像素级多模态医学影像融合算法大致分为两大类：基于空间域的影像融合算法和基于变换域的影像融合算法，其中基于变换域的影像融合算法是目前研究的热点。

2. 特征级图像融合

医学图像特征级融合首先对原始图像信息进行特征提取，然后对这些特征信息进行综合分析和融合处理，以便更好地检测目标，提高特征检测的精度和图像的检测性能，在临床医疗诊断等领域有很重要的应用价值。特征级融合属于图像融合的中间层融合，在医学图像融合中占有很重要的地位。特征级图像融合不但可以去除冗余信息，保留原始图像的有效信息，而且能进行数据压缩，实现有效的融合，其主要应用于人脸识别、基于医学影像的计算机辅助诊断、病灶识别等。如 Raghavendra 等[21]利用粒子群优化算法建立模型，对人脸的近红外图像和可见光图像进行处理，有效提高了人脸识别的准确率；焦蓬蓬等[22]利用直方图方法、Gabor 变换以及不变矩方法提取医学图像包含的颜色、纹理等相关信息，然后利用主成分分析的方法对这些特征信息进行融合，降低了特征维度，去除了特征间的冗余性，从而有效的提升了医学图像检索操作的查准率和查全率。虽然对基于特征级的图像融合层面提出了一些基本理论和算法，但这些理论和算法仍还处于初始阶段，未形成一个比较完善的理论框架，而且缺乏完整的评价体系，基于特征级融合的应用更是少之又少，对于图像融合处理及应用方面主要还是处于像素级层面。目前特征级图像融合在实际临床应用中扮演着越来越重要的角色，其研究难点主要包括从纷繁复杂的医学图像中提取有效的特征、选择合适的图像融合算法等。如图 1.6 所示，给出了特征级医学图像融合流程图。

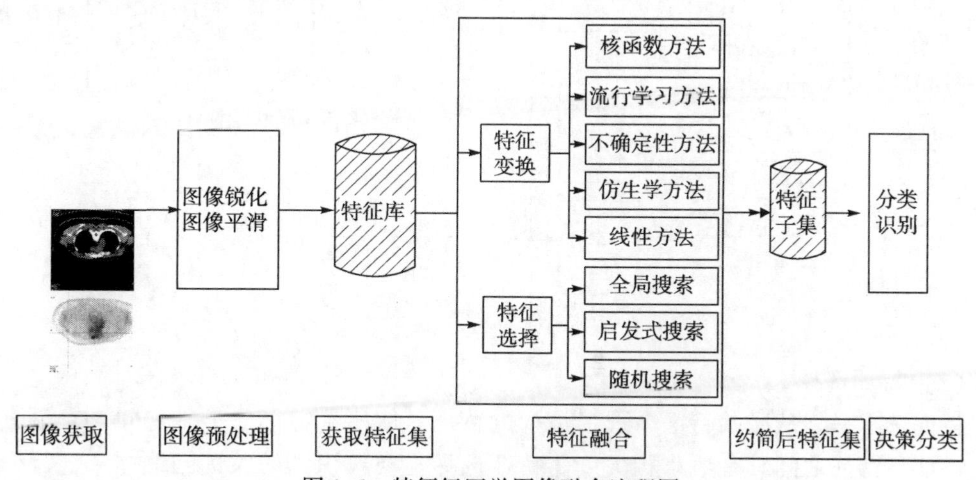

图 1.6 特征级医学图像融合流程图

特征融合包括特征变换和特征选择。特征变换是将原始特征空间映射到低维空间中[23]，减少特征空间维数，达到数据压缩的目的，包括线性方法和非线性方法两大类。

特征选择是根据计算方法从给定的特征中选出能够有效识别目标的最小特征子集，包括候选特征子集的生成、子集评价、停止准则、验证方法四个步骤。下面分别对特征变换和特征选择进行概述。

（1）特征变换

特征变换是将数据从原始特征空间映射到低维特征空间中，可以有效地降低特征空间维数和消除特征之间可能存在的相关性，减少特征中的无用信息。在计算机辅助诊断领域，人们提出了很多特征变换算法[24]，这里对特征变换算法进行梳理总结(包括一些改进算法)，分为线性与非线性方法，根据基于核函数的方法、非线性流行学习的方法等将非线性方法分为三大部分，由于线性方法只能简单找出数据间的线性关系，对于生活中的许多数据，如文本数据、图形数据、视频数据、语言数据等以高维向量的形式进行存储的[24]无方向、杂乱的数据，则无法挖掘出其中的非线性关系，而非线性方法在处理大数据量问题时有其独特的优势，具有运算快、易求全局最优解等优点[25]，是重要的处理方法，逐渐成为研究人员研究的热点。下面着重对非线性方法的应用现状做详细的分析总结。特征变换算法分类如图 1.7 所示。

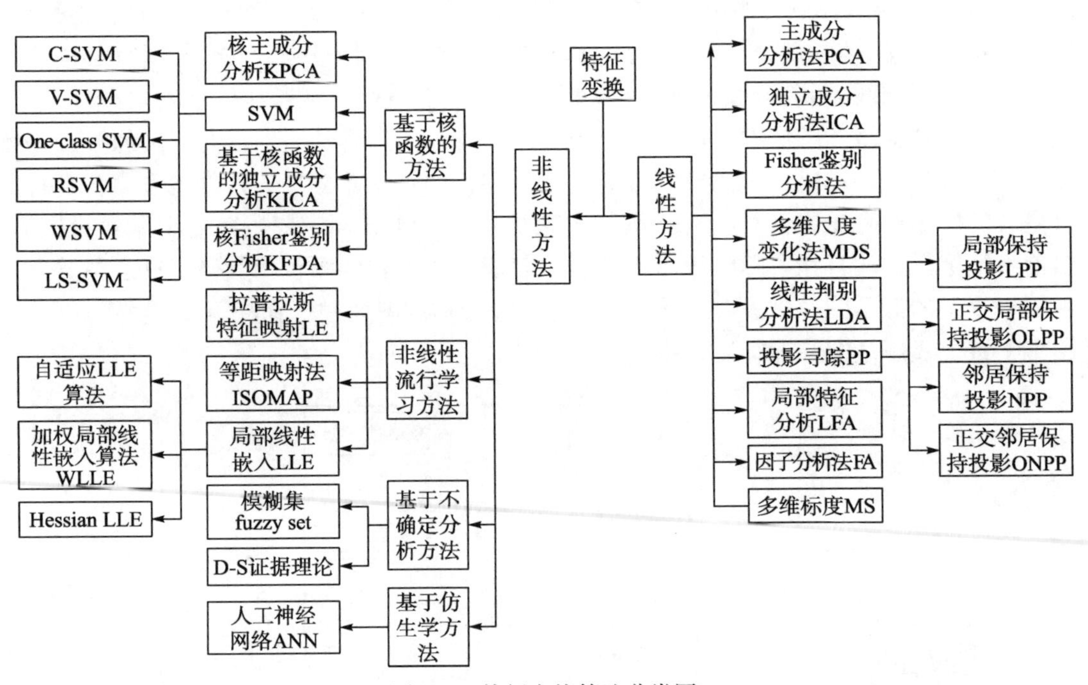

图 1.7 特征变换算法分类图

（2）特征选择

特征选择是指从原始特征中选择最少的特征，使所选特征与类别之间具有最大相关度，特征与特征之间具有最小相关度。特征选择是模式识别的关键问题之一，特征选择结果的好坏直接影响着分类器的分类精度和泛化性能[26]。图 1.8 给出特征选择的基本框架。

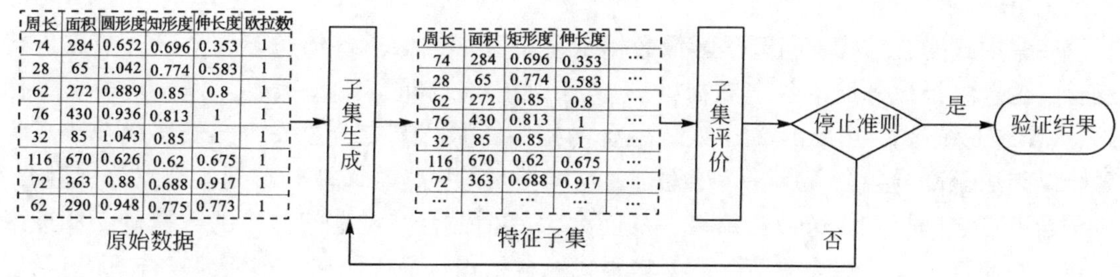

图 1.8　特征选择的基本框架

3. 决策级图像融合

病灶的决策级融合识别就是在多模态的医学影像中分别对典型区域的病灶分别进行识别，建立对典型区域病灶的初步分类诊断结论，然后根据一定融合准则以及每个独立识别的可信度做出最后的融合识别结果。决策级融合识别是高层次的信息融合，能有效地反映病灶的各个侧面，具有较好的实时性、容错能力和异步处理能力，但预处理代价较高，影像中原始信息的损失最多。决策层融合识别方法可以分为硬判决方法和软判决方法[27]，硬判决方法比较简单，在融合识别中，软判决方法应用的比较广泛，具体算法如图 1.9 所示。

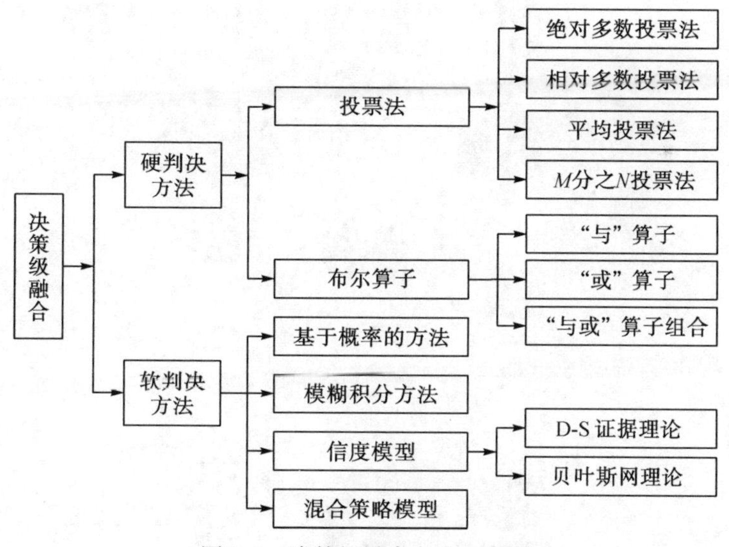

图 1.9　决策级融合方法示意图

不同的决策级融合具有各自不同的优势和不足，不同融合策略的交叉成为融合的一种新趋势。

1.1.4　融合识别结构

在融合识别算法的设计和实现中，融合结构起着至关重要的作用，按照医学影像获取设备、数据处理单元及融合中心之间的不同拓扑关系，可以把融合识别结构分为集中式融合、无反馈层次式融合、有反馈层次式融合结构和有反馈复合式融合结构 4 类[28,29]，如图 1.10 所示。

在集中式融合结构中，医学影像数据从多个医学成像设备传送至一个融合节点进行融合，融合结果被分配给各个数据处理单元(如患者查询终端、医生工作站、护士工作站、PACS 系统等)。在无反馈层次式融合结构中，融合节点分层安排，低层融合节点将融合结果送至高层融合节点进一步融合，这样大量的医学影像被分布到各节点分别融合，各融合节点之间只需传送融合结果，从而大大减少融合节点之间传输的数据量。从理论上讲，在通信带宽足够大的情况下，集中式融合结构是最优的，与有反馈复合式(包括层次)融合结构相比，存在融合中心的“负荷”较小、通信数据量小、容错能力强等优点。

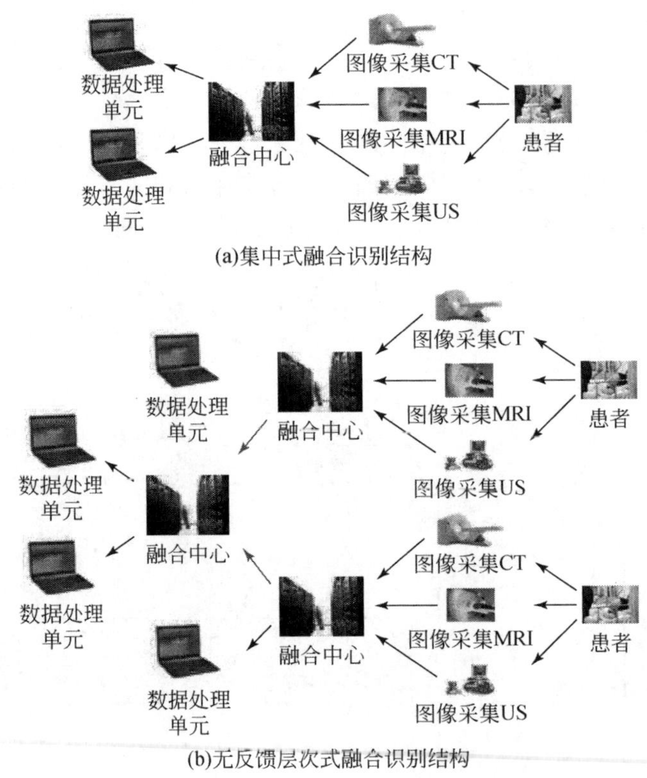

(a)集中式融合识别结构

(b)无反馈层次式融合识别结构

(c)有反馈层次式融合识别结构

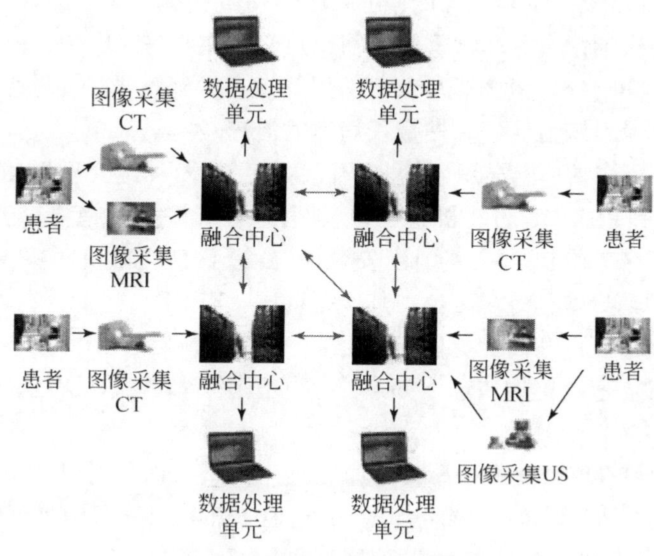

(d)有反馈复合式融合识别结构

图 1.10 多模态医学影像融合识别结构

目前，对集中融合结构研究较多，复合式融合结构应用还较少。

1.2 PET/CT 医学影像融合识别研究进展

1.2.1 PET/CT 图像融合发展现状

在国外，如美国斯坦福大学的可视化人体，实现了人体各个部位的 CT、MRI、ECT 图像的简单融合。匹兹堡大学 Townsend 博士等[30]研制的 PET/CT 机，将 CT 和 PET 安装在同一机架上，一次扫描可获得 PET/CT 的融合图像，CT 图像提供的解剖信息不仅能准确匹配 PET 图像，还能对 PET 图像进行衰减校正。当前国外生产 PET/CT 一体机的较大的公司主要有 GE、Siemens 和 PHILIP 三大公司。

与国外相比，我国在医学图像融合领域方面的研究起步较晚，但也取得了不错的成果。学者王雪霁等[31]的研究证实，PET/CT 融合图像在非小细胞肺癌的分期，原发病灶及区域淋巴结靶区勾画，正常组织保护及治疗效果评价，检测复发等方面都具有十分重要的临床价值。李国德[32]的研究中提出 PET/CT 既能获取 PET 的功能代谢信息，具备 PET 的敏感性和特异性，又能获得高速 CT 精确的解剖结构信息，为临床提供可靠、精确的癫痫灶定位，是癫痫术前主要的可靠检查手段。

自从 PET/CT 问世以来，其临床应用价值就得到了广泛的认可。在这些领域中主要的应用方向是疾病的诊断与治疗和科学研究。除了主要的应用外，在肿瘤学中，PET/CT 可以使肺癌、甲状腺癌、食管癌、乳腺癌、结直肠癌、淋巴瘤、头颈部肿瘤等 20 多种恶性肿瘤显像(几乎覆盖了所有常见肿瘤)，以用于恶性肿瘤鉴别与早期诊断、正确分期、制订治疗计划、评价疗效、监测复发和预后等。研究者 Tamer 等[33]对 32 名疑似复发性结直肠癌患者进行 PET 和 PET/CT 诊断，结果发现 PET 诊断复发性结直肠癌的灵敏度和准确度分别是80%和75%，而PET/CT则分别是94.5%和90.6%，明显优于单独的PET诊断，这对患者的再次治疗有着非常重要的临床意义。在心脏病学中，PET/CT主要用于存活心肌判定、冠心病治疗方案选择及预后估价等。在神经病学中，除脑肿瘤外，PET/CT还应用于癫痫、痴呆、脑血管病和帕金森病等的治疗。

由于PET/CT可在活体上显示生物分子代谢、受体及神经介质活动的新型影像技术，所以自2000年以来PET/CT的装机量在欧美发达国家呈上升趋势。据不完全统计，至2007年年底，PET/CT和PET在美国已安装1600余台、在欧洲已安装400余台。在亚洲，配置量最多的是日本，有361台；其次是韩国，有81台。此外，在美国、欧洲一些国家和亚洲的日本的医保和商业保险公司已将一些采用PET/CT的项目列入可以报销的范围之中，使其发展速度更加快速。如今，在美国医疗保险体系中除了睾丸癌以外其他癌症都在保险范围之内。

在我国因为PET/CT检查价格昂贵等原因尚未能进入医保及其他商业保险承保范围，但安装配置PET/CT的数量也在逐年上升，根据卫生部和国家发展改革委下发的《2011～2015年全国正电子发射型断层扫描仪配置规划》，到2015年年底，全国总体规划配置PET/CT 270台，2011～2015年全国规划新增配置160台。此外，根据中华医学会核医学分会对我国的PET/CT配置与使用情况调查的结果显示，我国在2002年安装使用了首台PET/CT机，到2007年已装机89台(其中有PET 5台)，2008年装机8台，2009年装机20台，其中1台情况不明。截至2009年年底，排前三位的分别是北京23台、广东14台、上海10台(图1.11)。其中解放军总医院、北京协和医院和上海瑞金医院3台旧PET已经退出临床使用。

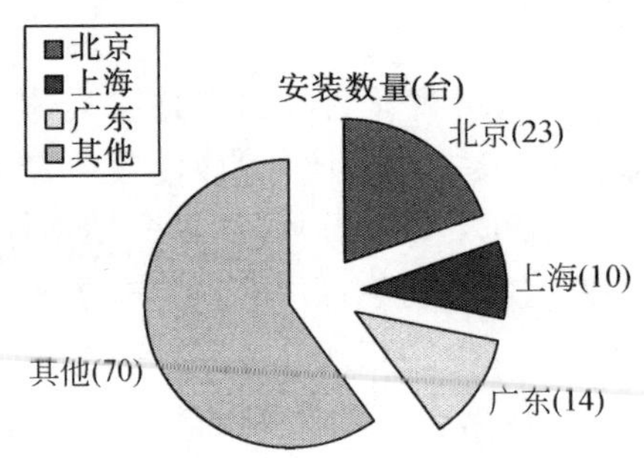

图1.11　我国PET/CT安装情况统计

资料来源：中华医学会核医学分会，以上数据截至2009年年底

从相关的论文数也可以反映PET/CT应用的迅速增长。这里以http://www.sciencedirect.com数据库为统计源，使用PET、CT和Fusion关键字，得到检索结果1000条，首先统计2002～2012年10年间论文的发表量，统计结果如图1.12所示，可以看到在PET/CT融合方面的研究一直处于增长状态，尤其是近几年，增幅明显加大，逐渐成为研究热点；其次统计论文发表量前10家期刊名称及排名，结果如表1.1所示，结果发现PET/CT融合论文大多发表在临床研究方面的期刊上，以具体疾病的表现为研究热点，而两模态PET/CT融合算法的研究相对较少，主要集中在基于小波变换的像素级融合方面。

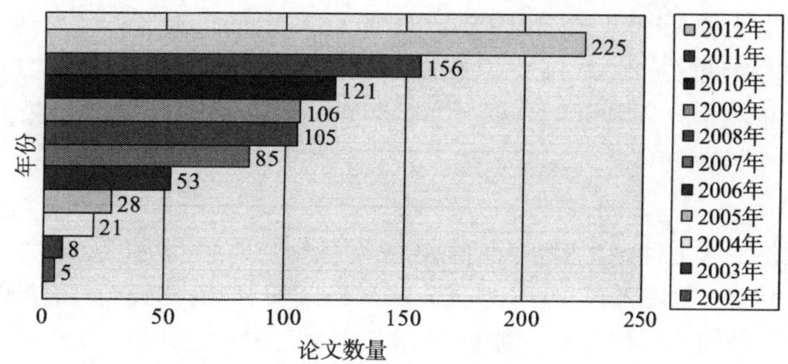

图 1.12　近 10 年来 PET/CT 融合论文发表量

表 1.1　PET/CT 融合论文发表前 10 家期刊

期刊名称	排名	期刊名称	排名
Radiotherapy and Oncology	1	*Médecine Nucléaire*	6
International Journal of Radiation Oncology Biology Physics	2	*Academic Radiology*	7
Seminars in Nuclear Medicine	3	*Lung Cancer*	8
European Journal of Radiology	4	*European Journal of Cancer Supplements*	9
PET Clinics	5	*European Journal of Cancer*	10

现如今 PET/CT 已广泛用于多种疾病的诊断与鉴别诊断、疗效评价、病情监测、科学研究和新药开发等方面。因此，随着国家经济实力的提升和人们消费水平的提高，对医疗消费的支出也会更进一步得到重视，PET/CT 应用在未来会有很大的发展空间。

1.2.2　PET/CT 图像融合的临床应用

当前 PET/CT 的临床应用主要在：①肿瘤学——多种肿瘤的定位、诊断、分期、复发、转移、良恶性鉴别、寻找原发灶、制订放射治疗计划和效果评价等；②心脏病学——评估心肌是否存活，检测冠状动脉疾病等；③神经病学——癫痫、痴呆、帕金森病等疾病的定位、鉴别、诊断和治疗等。

1. PET/CT 融合图像在肿瘤学中的应用

肿瘤是常见病和死亡率最高的病种之一，其种类众多，本节重点探讨 PET/CT 在肿瘤学中的应用。

(1)定位与诊断

在肿瘤定位中 PET/CT 不仅能反映组织细胞的代谢信息，早期发现病灶，还能结合 CT 的信息对 PET 所发现的病灶准确定位，两者互补，提供了精确的解剖位置和病变与周围正常组织之间的相互关系，所以在手术前就能明确手术方式及病变切除范围，可避免不必要的手术探查，同时减少对肿瘤的误诊。在泌尿系统肿瘤诊断中[34]，文献报道发生远处转移的 5 年生存率为 7.2%，但如果孤立的转移灶被切除后 5 年生存率可提高到 25% ~50%，CT 以大于 1.0cm 的淋巴结体积作为肿大淋巴结良恶性的分界标准，但由于体内存在微转移灶的原因，会导致约 10% 假阴性存在；同时，有 3% ~4% 的淋巴结由于反应性增生，出现假阳性结果，而 PET/CT 对术后患者的敏感度可高达 92.3%。吕茵等[35]利用 PET/CT 和 CT 对 47 例喉癌或喉癌疑似患者进行检查，PET/CT 诊断喉癌的准确性、灵敏度和特异性分别为 93.6%、75% 和 95.3%，而 CT 分别是 72.3%、74.4% 和 50%，PET/CT 明显高于 CT 的诊断效能，有助于喉癌的早期诊断。

（2）分期

肿瘤分期是临床上确定患者治疗计划的重要依据，以肺癌为例，PET/CT 在肿瘤分期方面具有以下优点：①能够检出小于 1cm 的淋巴结转移灶；②能够解决 CT 图像和 PET 图像难以确定的肿瘤界限问题；③能够准确定位淋巴结和远处器官转移灶；④能够克服 PET 图像在肺转移和脑部，以及 CT 图像在胸腹膜、骨骼和肝脏等方面阳性检出率低的局限性。Blom 等[36]指出 PET/CT 全身显像可提供全身各器官原发肿瘤病灶和转移情况，对肿瘤的精确分期提供了有利依据。Mona 等[37]以 33 名肺癌患者为研究对象，利用 CT、PET 和 PET/CT 图像判断肺癌的分期情况，结果表明 PET/CT 图像获取肺癌 T、N、M 分期的准确度为 86%、88%、97%；PET 图像获取肺癌 T、N、M 三期的准确度为 59%、76%、91%；CT 图像获取肺癌 T、N、M 三期的准确度为 64%、73%、97%，所以 PET/CT 图像对肺癌分期更为精确，在制订肺癌治疗计划中起着重要的指导作用。

（3）复发、转移的监测

肿瘤复发转移是影响肿瘤患者预后的主要因素，因此及时发现肿瘤复发转移施行最优化的治疗方案有助于延长患者生命甚至可达到根治肿瘤的目的。PET/CT 融合图像可准确地从解剖学角度评估 FDG 的异常和正常浓聚[38]，对肿瘤病灶复发转移具有独特的检测优势，不仅能检测到其他影像如 CT 检查难以发现的转移灶，还可通过显示病灶代谢活性的改变评价治疗效果，对制订或调整肿瘤治疗方案也具有重要的临床价值。Lin 等[39]利用 PET/CT 对 649 名非小细胞肺癌患者是否存在潜在的肿瘤恶化和二次原发的可能性进行检测，结果发现 77 名患者有上述两种可能性，这对患者在临床治疗管理过程中有着十分重要作用。

（4）良恶性鉴别诊断

临床上常用氟代脱氧葡萄糖即^{18}F-FDG 标准化摄取值 SUV 分析判断肿瘤的良恶性。恶性肿瘤细胞由于代谢、增殖活跃，会增加对葡萄糖的需求，所以当静脉注射葡萄糖类似物^{18}F-FDG 后，大多数肿瘤病灶会表现为 FDG 摄取值增高，同时 SUV 增高，当然这对大部分恶性肿瘤的诊断有着很大的参考价值。但是部分良性肿瘤和炎症也可呈现异常摄取，此时便需结合 CT 精确的解剖学定位对肿瘤进行诊断，PET/CT 将最大程度地实现肿瘤的诊断与鉴别诊断，从而正确指导临床治疗决策[38]。但就算如此，仍有部分病灶存在漏诊或误诊的可能，所以面对这些异常情况，必须要加以重视。Bazelaire 等[40]利用 MRI 和 PET/CT 对治疗前的炎性乳腺癌和急性乳腺炎进行鉴别诊断，结果显示 PET/CT 提供的信息更为丰富，诊断结果更加准确。Pierandrea[41]认为使用 PET/CT 时应谨慎，要注意病变率较高的假阴性结果，尤其在疾病早期诊断中避免高病变率的假阳性结果，可以减少不必要的治疗程序。

（5）寻找原发病灶

PET/CT 扫描检查范围大，与其他影像检查相比，对于原发灶不明或没有特定方向的不明原发灶转移瘤具有明显的检测优势。赵春雷[42]对 96 例原发灶不明的颈部转移癌患者进行检查，分别利用 PET、CT 和 PET/CT 检查，PET/CT 对原发灶检出率为 64.6%，单独 PET 检出率为 37.5%，单独 CT 的检出率为 22.9%，PET/CT、单独 PET 和单独 CT 的假阳性率分别为 6.3%、18.8% 和 7.3%，其中 37.5% 的患者经 PET/CT 检查后发现分期改变，所以 PET/CT 在查找原发灶方面优于单独的 PET 和 CT。王颖等[43]利用^{18}F-FDG PET/CT 和单独 CT 为 51 例恶性腹腔积液患者寻找原发癌灶，结果在 51 例中，PET/CT 检查发现原发灶 40 例，检出率为 78.43%；CT 检查发现原发灶 31 例，检出率为 60.78%，与单独 CT 相比较 PET/CT 更能有效地查找恶性腹腔积液的原发癌灶并准确定位，这对疾病的治疗和控制具有重要的意义。

（6）指导活检部位

活检即从患者体内切取、钳取或穿刺等取出病变组织的过程，取材部位要准确，要避开坏死组织或明显继发感染区，PET/CT 图像能显示肿瘤代谢最活跃的部位并能精确定位，可指导活检在肿瘤活性最高区进行取样，降低假阴性结果。文献[44]研究表明将穿刺前 PET/CT 影像与穿刺中 CT 扫描影像定位进行 PET/CT 引导向下腹部肿块穿刺活检技术是可行的，这能使 CT 引导下介入活检诊断结果更为理想，使尚无形态改变的代谢活跃病灶的经皮活检成为可能。

（7）制订放射治疗计划

PET/CT 可以准确定位病灶、识别肿瘤和周围组织的关系、鉴别诊断良恶性肿瘤，以及寻找原发病灶等，这都有助于指导制订放射治疗计划。文献[45]利用 PET/CT 图像对 37 例食管癌进行诊断，其原发性肿瘤的检出率为 92.7%，淋巴结转移的特异度为 88.0%，并且可以精确地勾勒肿瘤区域范围，为制订放射治疗计划提供指导作用，以便减少局部区域治疗的失败。

因此，PET/CT 显像作为一种新型影像学诊断技术，在肿瘤的诊断方面具有突出的临床实用价值。当然我们也希望将来 PET/CT 的应用范围更加广泛，比如心理治疗、药品研究及动物的治疗等。

2. PET/CT 融合图像在心脏病学中的应用

PET/CT 应用 PET 的心肌血流灌注显像、代谢显像及受体显像等提供的功能代谢信息结合 CT 的冠状动脉造影、斑块性质等解剖学信息，对冠心病的诊断、预后判断和治疗决策等具有重要的临床价值，同时对血管炎症的诊断和病程判断、动脉粥样硬化斑块性质的鉴别及易损斑块的诊断也显示出良好的应用潜力[46]。在心血管疾病中判断心肌是否存活甚为重要，PET/CT 应用^{18}F-FDG 可直接反映心肌代谢情况，同时与^{13}N-$NH_3 \cdot H_2O$ 心肌血流灌注显像进行对比，若表现为灌注-代谢不匹配，即为存活心肌的标志；若灌注-代谢相匹配，则无存活心肌，此方法是目前公认的评价存活心肌的“金标准”[47]。已有研究结果[48]表明 PET/CT 融合图像可用于血管炎、动脉瘤、血管移植物感染、主动脉夹层、动脉粥样硬化/易损性斑块等疾病的诊断，PET 和 CT 两种信息相互验证、相互补充能增加诊断的准确性，并为病人预后和治疗决策提供依据。

3. PET/CT 融合图像在神经病学中的应用

PET 图像是探知脑功能重要手段之一，主要应用的方面：脑代谢显像、脑灌注和脑血流显像和脑受体显像；CT 图像的脑灌注成像可为早期诊断脑梗死和脑肿瘤，以及评估和预后的监测起到重要的作用；PET/CT 结合能同时提供大脑代谢和血流灌注的信息，在癫痫、老年性痴呆和帕金森病的早期诊断、鉴别诊断、治疗决策和各种治疗方法的疗效评价等方面具有重要的临床应用意义。王雪梅等[49]对 50 例难治性癫痫患者均进行 EEG 和 MRI 及^{18}F-FDG PET/CT 检查，研究结果为 PET/CT 的检出率是 92%，其中低代谢灶 39 例，高代谢灶 5 例，低代谢灶和高代谢灶共存 2 例，EEG 和 MRI 的检出率分别是 74% 和 36%；在病灶定位诊断上 PET/CT 与 EEG 一致率为 72%，PET/CT 与 MRI 的一致率为 36%，MRI 与 EEG 的一致率为 32%，因此在癫痫定位和诊断方面，PET/CT 明显优于 EEG 和 MRI，这对癫痫的下一步治疗意义重大。PET/CT 检查对老年性痴呆早期鉴别诊断和痴呆程度评价有很高的临床价值，秦杰[50]的研究表明 PET/CT 已成为临床诊断老年痴呆的有效检查方法。早期老年性痴呆患者 PET/CT 检查常可见顶叶、后颞区及扣带回双侧放射性减低，并随着病情的不断发展，累及的部分越多，放射性减低将更加显著，与此同时额叶也开始出现放射性减低。PET/CT 也可利用多巴胺受体显像或多巴胺转运体显像对帕金森病进行早期诊断和病情监测，目前临床应用最多的放射性显像剂是^{18}F-DOPA。^{18}F-DOPA 显像在帕金森病患者出现临床症状前就可观察到基底神经节摄取^{18}F-DOPA 明显低于正常组织，这将有利于帕金森病的早发现、早诊断及早治疗。

1.2.3 PET/CT 图像融合算法

通过文献复习，不难发现 PET/CT 在医学中的应用研究越来越多，并且得到了有意义的结果，但大多都集中在临床应用方面，在融合算法方面相对较少，且主要以频域中的小波变换为主。如刘大鹏等[51]提出基于多小波变换的融合算法，对已配准的 PET 图像和 CT 图像进行融合，实验证明该算法结合原图像的信息，增加了更多的细节和纹理信息，可得到良好的融合效果，是一个切实可行的医学影像融合方式。许全盛等[52]利用多孔小波变换融合 PET/CT 图像，对 PET 和 CT 图像分别进行多孔小波分解，并建立目标函数，利用 Nelder-Mead 算法进行优化处理，最终获得 PET/CT 融合图像。Kavitha 等[53]提出一种新的医学图像融合方法，即基于离散小波变换(discrete wavelet transform，DWT)和离散小波纹变换的综合方法，先通过 DWT 将 PET 和 CT 图像转化为多分辨率图像，随后在利用离散小波纹变换将图像进一步转化，最后获取融合图像。Boussion 等[54]在基于离散小波变换的基础上，利用 Atrous 变换将 PET 图像和 CT 图像进行多尺度分解，实验结果表明，这不仅能获取高分辨率的图像，同时还能增强图像的对比度。Lu 等[55]提出一种基于自适应局部几何结构和小波变换相结合的融合方法。Singh 等[56]提出一种 Daubechies 复杂小波变换的医学影像融合方法。

当然没有完美的算法，小波变换也不例外，就离散小波变换而言它在二抽取过程当中引起了较大的混叠，所以带来了两方面的不足，主要是在平移敏感性、缺乏方向选择性。

为了克服这些不足，Kingsbury 等[57]提出了双树复小波变换(dual-tree complex wavelet transform，DTCWT)，它不仅具有小波变换的优势还有以下特性：近似的平移不变性、良好的方向选择性以及有限的数据冗余。

在小波变换的基础上，刘迎辉等[58]提出基于非亚采样 Contourlet 变换的 PET/CT 图像融合，该方法既保留了 Contourlet 变换的多分辨特性又克服了 Contourlet 变换的不足，具有平移不变性。它是通过非亚采样金字塔和非亚采样方向滤波器组实现对图像的多尺度多方向分解，并对分解图像所得的高频及低频系数，根据不同分解面的特性，采用不同的加权规则进行融合。徐子海等[59]提出基于外部定位框的 PET 和 CT 图像异机融合方法，首先采用自行研制的新型外部定位框，获取 PET 和 CT 异机扫描定位图像，然后利用固定的标记点进行配准，最后运用变分法和小波变换结合进行图像融合，该算法结合了小波变换和变分法的优点，对图像的边缘信息的检测更加有效和快速。李爽[60]将生物学中的方法运用到图像融合当中，提出用克隆选择算法实现 PET/CT 图像的融合，有效地提高了 PET/CT 医学融合的精度，达到了亚像素级水平，能够很好地满足医学图像融合的无创性、精度高、速度快的临床要求。当然没有完美的算法，小波变换也不例外，所以将来关于算法的发展方向总结如下：①取其精华去其糟粕，以小波变换为基础寻找新算法；②选择合适的小波算法与其他的算法相结合组成新算法；③探索全新的算法。

PET/CT 融合作为一种新生产物，其发展速度很快，可是由于时间短暂很多方面并不完善，有些方面仍然处于研究阶段，但相信随着科学技术的发展，融合技术的不断发展，融合软件和设备会越来越完善，同时遵循循证医学方法学，组织国内多家 PET 中心开展前瞻性多中心研究，相信会取得令人信服的临床资料，让越来越多的临床医生熟悉和了解 PET/CT 检查的适应证和局限性，使得 PET/CT 应用于更多疾病的检查和诊断，更加充分发挥其在医学领域中的作用。

1.3　PET/CT 临床中应用情况

随着社会发展和生活环境的改变，恶性肿瘤已经成为危害人类健康的主要因素之一。对于恶性肿瘤早发现、早治疗是目前最好的应对方法，并且已被越来越多的临床工作者所接受。PET/CT 不但检查价格昂贵，而且对人体有害，若临床工作者不能合理使用，不仅会造成医疗资源的浪费，也给患者带来不必要的伤害，所以有关部门应该根据实际情况，合理有效地使用 PET/CT。下面通过对银川市某三甲医院 2014 年至 2016 年上半年 PET/CT 检查者的情况进行统计分析，讨论检查者的年龄分布、性别分布、体检和复查患者分布以及查出恶性肿瘤的构成和顺位分布等。

1.3.1　资料来源

资料来源于银川市某三甲医院 2014 年 1 月 ~ 2016 年 6 月 PET/CT 检查结果数据库，按 ICD-10 进行分类和统计。为了减少离群值对研究结果的影响，数据预处理的合并标准如下：

(1) 肝转移与肝癌合计为肝恶性肿瘤；骨转移和骨癌合计为骨恶性肿瘤(原因：原发骨癌较少，而骨转移是原发癌经血行转移而形成的肿瘤细胞与宿主相互作用病灶)；女性生殖器官恶性肿瘤包括输卵管、卵巢和子宫的恶性肿瘤；男性恶性肿瘤包括前列腺、睾丸的恶性肿瘤。

(2) 年龄分布以 20 岁为分段间隔，由于 40 ~ 80 岁人数较多，所以此区间以 10 岁为分段间隔。

(3)将无医嘱以及医嘱中没有诊断结果的数据剔除，经过筛选纳入的有效数据为2028 例。

1.3.2　2028 例 PET/CT 检查者年龄分布

从表 1.2、图 1.13 可见，2028 例检查者年龄主要集中在 41～80 岁的中老年人，占总人数的 87.7%，其中，最小年龄 6 岁，最大年龄 94 岁。平均年龄逐年升高，两年半内 PET/CT 检查者的平均年龄为 58.23±14.07 岁。各年龄段患者整体呈波动增长的趋势，其中 41～80 岁的 4 个年龄段上升趋势较为明显，且 10 个季度内数量高于 30 人；51～70 岁年龄段检查者数量 10 个季度均高于其他年龄段；≤20 岁年龄段检查者数量相对平稳，10 个季度检查者数量都低于 10 人；21～40 年龄段检查者数量集中在 10～30 人，2015 年第一季度出现较大波动；>80 岁年龄段检查者每个季度基本小于 10 人。

表 1.2　2028 例 PET/CT 检查者年龄分布

季度		年龄组(岁)							平均年龄(岁)	
		≤20	21～40	41～60		61～80		>80		
				41～50	51～60	61～70	71～80			
2014	第一季度	2	14	36	36	32	28	9	57.80±14.56	58.23±14.07
	第二季度	5	14	38	52	52	43	3		
	第三季度	3	13	35	51	48	34	3		
	第四季度	4	19	40	40	46	37	7		
2015	第一季度	3	29	40	66	65	35	4	58.39±14.41	
	第二季度	3	13	37	49	65	43	7		
	第三季度	2	16	36	64	43	45	12		
	第四季度	6	21	27	41	52	38	3		
2016	第一季度	1	13	53	52	49	36	3	58.68±12.38	
	第二季度	2	10	36	62	58	39	5		
总计		31	162	378	513	510	378	56		

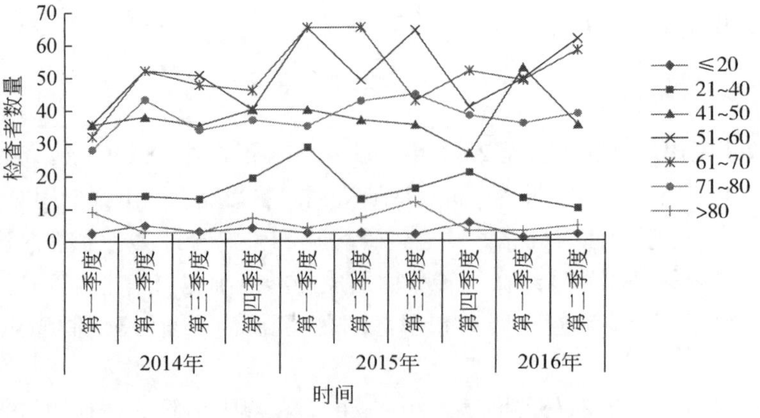

图 1.13　2028 例 PET/CT 检查者年龄分布趋势图

1.3.3　2028 例 PET/CT 检查者性别分布

从表 1.3、图 1.14 可见，2028 例 PET/CT 检查者中男性 1074 例，占总人数的 52.96%，女性 954 例，占总人数的 47.04%，男女之比为 1.13 : 1。男女检查者数量总体呈波动上升的趋势，女性波动范围小于男性，处于持续增长的趋势。除 2014 年第三季度和 2016 年第一季度，其余时间段男性检查者数量均高于女性检查者数量。

表 1.3　2028 例 PET/CT 检查者性别分布

季度		性别		总计（例）
		男性	女性	
2014	第一季度	84	73	157
	第二季度	120	87	207
	第三季度	89	98	187
	第四季度	106	87	193
2015	第一季度	125	117	242
	第二季度	123	94	217
	第三季度	121	97	218
	第四季度	93	95	188
2016	第一季度	100	107	207
	第二季度	113	99	212
总计		1074	954	2028

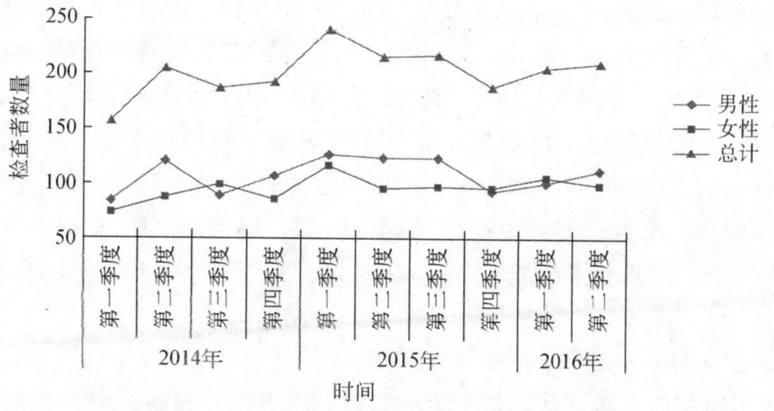

图 1.14　2028 例 PET/CT 检查者性别分布图

1.3.4 体检、复查患者数量

从表 1.4、图 1.15 可见，10 个季度中复查患者数量每个季度波动较大，总体呈上升趋势；体检患者数量呈波动下降趋势。

表 1.4 2028 例 PET/CT 检查者体检、复查人数

人数	时间										总计
	2014 年				2015 年				2016 年		
	第一季度	第二季度	第三季度	第四季度	第一季度	第二季度	第三季度	第四季度	第一季度	第二季度	
体检患者	28	18	17	25	20	11	14	6	4	8	151
复查患者	54	70	64	64	82	58	74	69	74	91	700

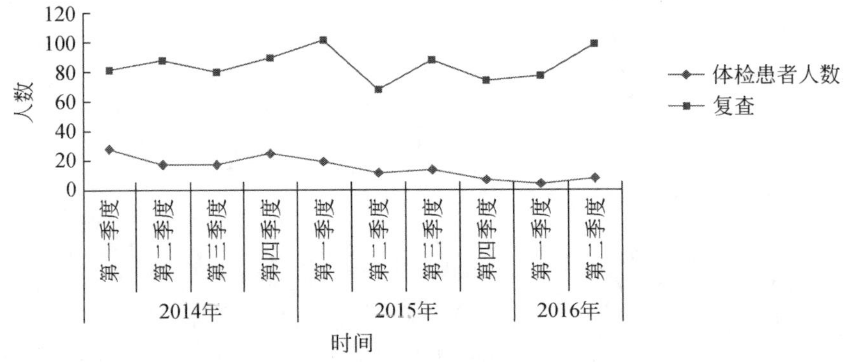

图 1.15 2028 例 PET/CT 检查者体检、复查人数

1.3.5 恶性肿瘤疾病构成及顺位分析

从表 1.5 可见，2014 年 744 例 PET/CT 检查者中恶性肿瘤排在前五的是肺恶性肿瘤、骨骼恶性肿瘤、肠恶性肿瘤、乳腺恶性肿瘤、淋巴瘤，前五位恶性肿瘤患者共计 402 例，占 2014 年 PET/CT 检出恶性肿瘤者的 70.16%。2015 年 865 例检查者中恶性肿瘤排在前五的是肺癌、骨骼恶性肿瘤、淋巴瘤、乳腺恶性肿瘤、肠恶性肿瘤，前五位恶性肿瘤患者共计 558 例，占 2015 年 PET/CT 检出恶性肿瘤者的 76.54%。2016 上半年 419 例检查者中恶性肿瘤的排在前五的是肺癌、骨骼恶性肿瘤、淋巴瘤、肠恶性肿瘤、女性生殖器官恶性肿瘤，前五位恶性肿瘤患者共计 276 例，占 2016 年 PET/CT 检出恶性肿瘤者的 76.24%。

通过对表 1.5 分析可得到以下两个结论：

(1)两年半时间内，该地区通过 PET/CT 检查出患恶性肿瘤类型基本相同，排在首位的是肺恶性肿瘤，占所有检查者的 22.6%。

(2)2028 例中患恶性肿瘤者，除生殖器官恶性肿瘤外，在所有部位恶性肿瘤中，仅有 2015 年食管恶性肿瘤和 2016 上半年肠恶性肿瘤，女性高于男性，其余常见恶性肿瘤均为男性高于女性。

表 1.5　PET/CT 检查者恶性肿瘤疾病分类、顺位及性别

恶性肿瘤名称	2014年				2015年				2016上半年			
	病例数		合计	顺位	病例数		合计	顺位	病例数		合计	顺位
	男性	女性			男性	女性			男性	女性		
食管恶性肿瘤	11	1	12	10	2	8	10	11	3	1	4	10
胃恶性肿瘤	34	11	45	6	36	6	42	6	18	7	25	6
胰腺恶性肿瘤	9	6	15	9	2	0	2	12	1	1	2	11
肝恶性肿瘤	19	8	27	7	23	5	28	9	7	5	12	7
肾恶性肿瘤	11	4	15	8	19	9	30	8	7	5	12	8
肠恶性肿瘤	31	29	60	2	28	17	45	5	15	19	34	3
乳腺恶性肿瘤	1	54	55	3	0	67	67	4	0	27	27	5
女性生殖系统恶性肿瘤	0	49	49	5	0	39	39	7	0	31	31	4
男性生殖系统恶性肿瘤	9	0	9	11	20	0	20	10	4	0	4	9
骨骼恶性肿瘤	52	48	100	1	73	57	130	2	34	37	71	1
淋巴瘤	26	27	54	4	46	35	81	3	28	21	49	2
合计	289	284	573	—	394	333	727	—	177	185	362	—

1.4　现阶段的主要问题和进一步的研究方向

1.4.1　主要问题

多模态医学影像融合识别能充分利用不同模态医学影像对病灶描述能力的互补性和冗余性，从而在临床中有着广泛的应用要求，虽然 PET/CT 的本质是优势互补，也已经取得了较大的发展，但在实际应用中仍存在以下问题：

(1)两种图像并非无误差的同步采集。PET/CT 相对于 PET 而言是缩短了采集时间，但是呼吸运动、消化道和泌尿道的生理运动以及身体的轻微移动，都会影响这两种图像的配准精度，从而降低了 PET 图像衰减校正和病灶定位的准确性。现在研究的呼吸门控采集对此问题的解决有一定的益处，但它同时延长了采集时间。

(2)放射剂量问题。PET/CT 中常用的显像剂是^{18}F-FDG，它的半衰期≥20min，对受检者造成的辐射是不可避免的，所以在面对不同性别、体质、年龄的人应该采用多少剂量才能使得其副作用降到最少也是一个实际的问题。

(3)CT 造影剂的问题。一般应用1%～1.3%的 CT 造影剂不会对 PET 图像的衰减校正和分析结果产生影响，但用到高密度的钡剂和血管造影时会对 PET 图像带来影响，面对这种情况时最好先进行 PET 显像，随后再进行 CT 增强扫描。

(4) PET/CT 价格较高，临床医生对 PET/CT 检查的适应证认识不足，使得 PET/CT 在临床上使用率不高。

(5) 图像的融合方法有很多，但用于两模态 PET/CT 融合的方法并不是很多，我们认为其原因主要是：①PET/CT 一体机普及率不高，工程技术人员获得这些临床数据较难；②PET、CT 配准好的数据较难获取；③很多融合方法可能不适用于 PET/CT 的融合。

(6) 医学图像融合的方法不断增加，但缺乏有效的图像融合效果评价方法，很难比较融合方法的好坏，没有标准的参考图像，以至于无法对融合方法进行有效的评价。

(7) 人才培养的问题。PET/CT 图像的分析、诊断和报告者必须具备 PET 和 CT 两个专业的丰富知识和经验，才能更加充分地发挥 PET/CT 的优势和作用。

1.4.2　研究热点

纵观国内外多模态医学影像融合识别的发展现状，多模态医学影像融合识别存在下述几个研究热点：①基于频域变换的双模态像素级融合识别，即基于小波分析的双模态(如 PET/CT、SPECT/CT、SPECT/MRI、PET/MRI)融合识别，其中 PET/CT 融合是最近研究重点；②多模态像素级融合识别，即 2 个模态以上的医学影像之间的融合；③廉价超声影像与其他模态医学影像的融合识别；④基于机器学习方法(如粗糙集、模糊集、D-S 证据理论和满意度)的特征级融合识别；⑤决策级融合及融合策略的组合，3 种融合策略优势互补，进行组合融合；⑥识别方法和融合方法的有机结合，将融合的思想渗透到识别算法中，利用多模态医学影像融合的优点来改善识别算法。

1.5　小结

尽管多模态医学影像融合识别技术已经有了几十年的发展史，但是其研究主要集中在像素级融合研究中，特征级融合识别、决策级融合识别近一些年才得到关注。

由于像素级融合在很大程度上依赖于成像质量，而医学影像的成像机制复杂、设备价格昂贵等问题，使得获得精确配准的高质量多模态医学影像是一件很难的事情，特征级和决策级融合识别能在一定程度上克服这些缺点。伴随着双模态融合 PET/CT 一体机商业化产品的推广，如何在更高的层次上对病灶进行定量分析成为新的研究热点。在医学影像强劲应用需求的推动下，多模态医学影像融合识别技术有着光明的发展前景，其研究成果必将为推动多模态医学影像在特征级、决策级的进一步发展提供技术支撑。

第二章　基于双树复小波的像素级融合和图像融合质量的评价

医学图像融合是将不同医学成像设备获得的同一病灶区域的图像进行匹配和叠合，以便获得两幅图像之间的互补信息以增加信息量，使临床诊断、治疗更加准确和完善[60]。其目的是将不同模态的医学图像形成一幅同时具有解剖信息和功能信息的图像，全面反映病人状况以便医生综合了解疾病情况，做出准确的诊断，或制订合理的治疗方案。所以从20世纪90年代以来医学图像融合技术在医学图像处理领域中一直是研究的热点和前沿性课题。

2.1　像素级图像融合算法

目前又将像素级图像融合方法大致分为两类[60-62]：基于空间域的融合算法和基于变换域的融合算法，基于空间域的图像融合方法通常是直接在图像的像素灰度空间上进行操作；而基于变换域的图像融合方法是先对待融合的多源图像进行空频域变换，然后再对变换得到的变换系数按照某种规则进行融合，最后进行逆变换获得融合图像。两大类融合算法中又包括了各种不同的算法，如图2.1所示。

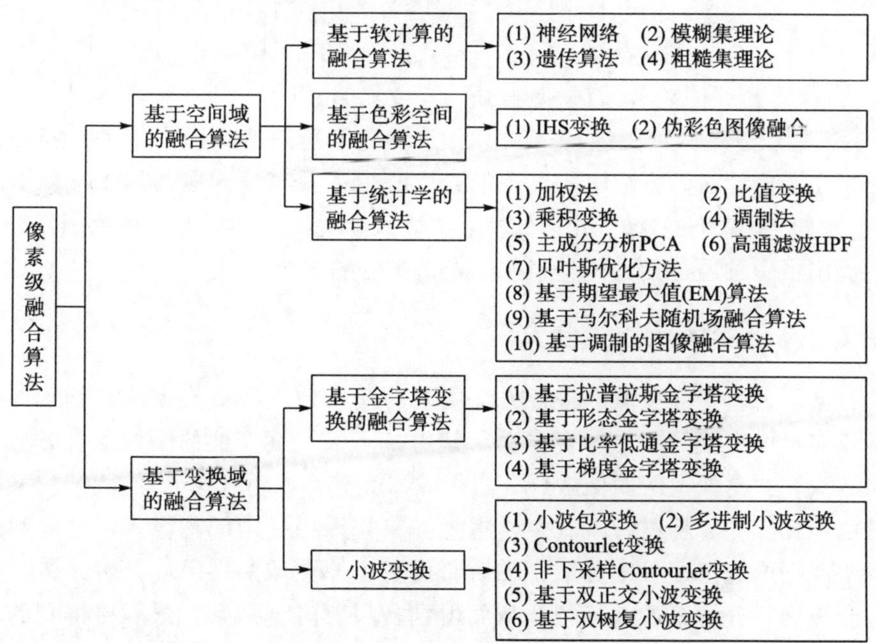

图2.1　像素级融合方法框架

2.1.1 基于空间域的融合算法

1. 线性加权图像融合

线性加权图像融合的形式一般可用以下公式表示：

$$F(i, j)=w_1A(i, j)+w_2B(i, j) \tag{2-1}$$

式中，$F(i, j)$、$A(i, j)$、$B(i, j)$ 是融合图像 F 及原图像 A、B 在点 (i, j) 处的灰度值；w_1 和 w_2 为加权系数，它们的和为 1，若 $w_1=w_2=0.5$，则为平均融合。

线性加权图像融合中最为重要的一步是权值的选择。Burt[63] 提出了平均和选择相结合的方法。文献[64] 中采用主元素分析法来确定最优加权系数。线性加权图像融合算法的优点是简单，计算量小，适合实时处理，不足是难以抑制融合图像中的噪声。

2. IHS 变换

将多光谱图像的 RGB 颜色空间转化到 IHS 彩色空间称为 IHS 变换，相应的，由 IHS 彩色空间变换回 RGB 彩色空间称为 IHS 逆变换[65]。

IHS 的变换公式如下：

$$\begin{bmatrix} I \\ X \\ Y \end{bmatrix}=\begin{bmatrix} 1/\sqrt{3} & 1/\sqrt{3} & 1/\sqrt{3} \\ 1/\sqrt{6} & 1/\sqrt{6} & -2/\sqrt{6} \\ 1/\sqrt{2} & -1/\sqrt{2} & 0 \end{bmatrix}\begin{bmatrix} R \\ G \\ B \end{bmatrix} \tag{2-2}$$

$$H=\tan^{-1}\left[\frac{X}{Y}\right] \qquad S=\sqrt{X^2+Y^2} \tag{2-3}$$

IHS 的逆变换如下：

$$\begin{bmatrix} R \\ G \\ B \end{bmatrix}=\begin{bmatrix} 1/\sqrt{3} & 1/\sqrt{6} & 1/\sqrt{2} \\ 1/\sqrt{3} & 1/\sqrt{6} & -1/\sqrt{2} \\ 1/\sqrt{3} & -2/\sqrt{6} & 0 \end{bmatrix}\begin{bmatrix} I \\ X \\ Y \end{bmatrix} \tag{2-4}$$

$$X=S\cos(H) \qquad Y=S\sin(H) \tag{2-5}$$

IHS 变换能较好地保留图像的高频信息，但由于光谱信息损失较大，容易引起光谱畸变，后来学者们针对该方法中所出现的光谱畸变以及其他问题提出了很多 IHS 改进算法。Tu 等[66] 对 IKONOS 卫星多光谱的特点，以及全色图像的成像光谱范围和特点进行分析研究，提出了一种通过光谱调整来减小光谱畸变的融合方法。

2.1.2 基于变换域的融合方法

目前，常用的基于变换域的融合方法主要有基于傅里叶变换方法、基于离散余弦变换法和基于多尺度变换的图像融合方法。其中基于多尺度变换的图像融合方法受到越来越多学者的重视，是像素级图像融合方法中的研究热点。基于多尺度分解[67] 实际上是对图像进行由粗到细的分析过程，其主要思想：首先采用一定的图像多尺度分解工具对配准好的每个原图像进行多尺度分解，随后获得各个原图像的多尺度分解系数；然后选取合适的融合规则对分解系数进行融合从而得到多尺度融合系数；最后将得到的多尺度融合系数进行多尺度逆变换重构出最终的融合图像。整个框架如图 2.2 所示。

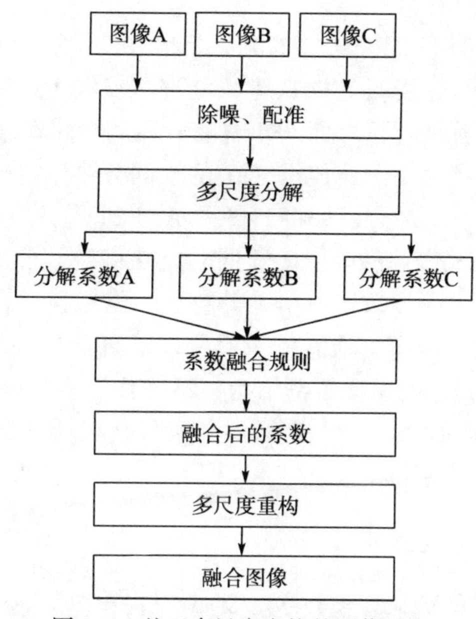

图 2.2　基于多尺度变换的图像融合

由于多尺度变换的形式不同，可选择的重构工具也不同，所以基于多尺度变换的融合方法又分为两大类，分别是基于金字塔变换的融合方法和基于小波变换的融合方法。小波概念[68]是由法国物理学家在 20 世纪 80 年代提出的，并在数据处理中取得了很大的成功。20 世纪 90 年代初期，Ranchin 等[69]首次将小波变换用于图像融合当中。小波变换作为多尺度变换的图像融合方法，它的本质仍然是对图像进行多尺度分解，不同的是它的分解是具有方向性的，并在一定的分解尺度下采用某种规则将低分辨率图像的相应小波系数与高分辨率图像的对应系数进行结合，重构成图像融合的系数，再进行逆变换生成新的图像。随着小波变换的发展，后期又出现了各种小波变换，如小波包变换、多进制小波变换、Contourlet 变换、双树复小波变换等图像融合算法。

2.2　基于双树复小波的像素级融合

2.2.1　研究背景和意义

肺癌是常见的恶性肿瘤之一，其发病率和死亡率呈逐年上升的趋势，越来越大的危害着人类的健康。据 WHO 报道，肺癌的发病率、死亡率均居癌症首位，5 年生存率仅有 10% ~ 15%[70]，其中男性高于女性。一般情况，肺癌分小细胞肺癌（small cell lung cancer，SCLC）和非小细胞肺癌（non-small cell lung cancer，NSCLC），其中占肺癌总数 80% ~ 85% 的是 NSCLC，一般来讲，其早期症状不典型或不明显，Ⅰ ~ Ⅳ期 5 年生存率可从 80% 降到 5%，确诊时仅 20% ~ 30% 的病例有手术指征，且术后约有 70% 的患者可发生复发或转移[71]。目前，随着医疗技术的不断发展非小细胞肺癌的诊治有了较大的进展，但其术后生存率仍然较低。因此早发现、早诊断、准确分期，从而确定合理的治疗方案对 NSCLC 患者具有重要的意义。

当前对该病的常规检查有 CT 扫描、X 射线、MRI 及 PET 等，其中 CT 扫描能解决大部分病人的诊断和分期问题，但是它的软组织分辨率较低所以对于一些早期病变难以定性；在肺癌的早期诊断和疗效评价方面 PET 具有较高的敏感性和特异性，可达到早发现、早诊断，进而进行早期的疾病干预，但是 PET 的空间分辨率较低，所以在疾病病灶定位方面具有局限性。而 PET/CT 融合图像将 PET 图像与 CT 图像有机地结合起来，实现了分子水平的功能成像与解剖成像的融合，能够同时反映病变部位的形态结构以及病理生理变化，具有灵敏、特异、准确以及定位精确等特点，是一种“阳性”全身显像方法，即病变部位显示为异常放射性浓聚，通过图像就可以了解全身各组织器官的葡萄糖代谢情况，同时结合 CT 图像所提供的精确解剖结构，不仅有利于提高诊断效能，还能减少或避免漏诊情况的出现，这对 NSCLC 的早期诊断、精确定位、临床分期、指导治疗及疗效评价等方面具有重要的临床应用价值。

2.2.2 双树复小波变换

小波变换是一种常见的频域变换技术，文献[72]提出基于多小波变换和模糊推理的融合方法，采用基于模糊推理的规则融合高频子带，将高频系数映射到模糊集合中，很大程度上避免了融合后医学图像的模糊性问题。凌锋等[73]利用双树复小波变换（DTCWT）融合彩色图像，实验结果表明，该算法获得的融合图像效果较好，优于离散小波融合算法。陈晓梅等[74]提出了一种基于 HVS 和模糊隶属度的小波卫星图像融合新算法，该算法利用模糊理论计算融合权重，重构后得到的融合图像无论从视觉结果还是从客观标准方面都优于文章中所提的其他方法。David 等[75]提出基于神经网络和双树复小波变换的计算机辅助诊断系统，用于乳腺癌的辅助诊断，研究结果表明，该方法诊断乳腺癌的准确性为 93.33%，高于离散小波变换。Naga 等[76]将双树复小波变换用于医学图像的去噪处理中，研究结果显示，利用该算法可获取更高质量的去噪图像。

每种小波变换都有其不足之处，比如传统离散小波变换在二抽取过程中引起了较大的混叠，带来了两方面的不足，即平移敏感性和缺乏方向选择性；还有先前研究的树状小波变换方向性差，每次分解只有水平方向、垂直方向和对角方向，这 3 个空间方向的信息不能实现图像几何信息的最优表示。为了克服传统离散小波变换的不足，研究者们引入了复小波变换。在原理上复小波变换和实小波变换是一样的。不同之处在于，复小波变换是尺度函数和小波函数都为复数的连续小波变换。复小波函数为

$$\Psi(\omega)=\Psi_r(\omega)+i\Psi_r(\omega) \tag{2-6}$$

Selesnick 等[77]提出低通和高通滤波器之间相应的小波基函数 $\Psi_r(t)$ 和 $\Psi_i(t)$ 满足 Hilbert 变换，且满足下列公式时，更能降低小波变换的平移敏感性。

$$\Psi_i(\omega)=\begin{cases}-i\Psi_r(\omega), & \omega>0\\ i\Psi_r(\omega), & \omega<0\end{cases} \tag{2-7}$$

由于复小波不仅具有近似平移不变性和方向选择性，且计算冗余与其他类似方法相比显著降低，因此在图像去噪、复原、分割和运动估计等领域得到了很好的应用[78]。但还存在一个问题，即在复小波变换中分解层数大于 1 层后的输入形式是复数形式，所以

很难构造一个完整的重构滤波器。针对这个问题，Kingsbury 进一步提出双树复小波变换[79]，它不仅满足完全重构的条件还保留了复数小波的其他优点：近似的平移不变性、良好的方向选择性、有限的数据冗余及完全重构性。

1. 双树复小波结构

双树复小波变换采用了二叉树结构的两路离散小波变换(DWT)，一路 DWT 生成变换的实部，一路 DWT 生成变换的虚部(图 2.3)。设一对小波函数 $\Psi_h(x)$ 和 $\Psi_g(x)$，使满足 Hilbert 变换对的要求，则实部和虚部的复小波函数是 $\Psi(x)=\Psi_h(x)+j\Psi_g(x)$。

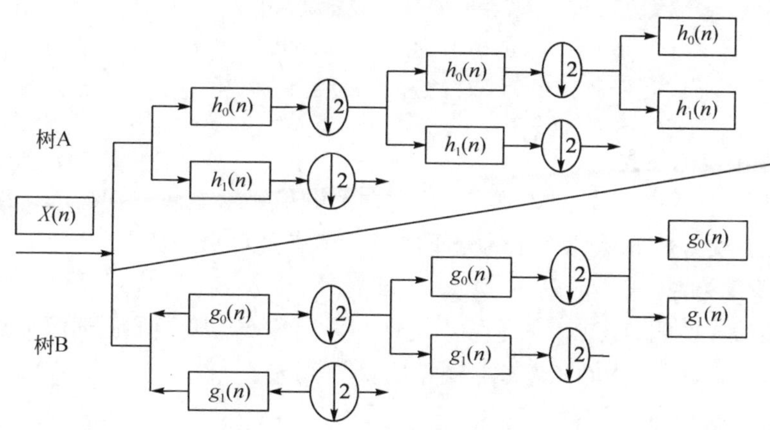

图 2.3　一维双树复小波变换

$h_0(n)$、$g_0(n)$ 和 $h_1(n)$、$g_1(n)$ 分别为对应低通滤波器和高通滤波器，↓2 表示隔点采样

其主要思路如下[80]：

(1)对于第一层小波分解，树 A 和树 B 的滤波器之间延迟应保持一个采样间隔，以确保树 B 中第一层的二抽取正好采样到树 A 因二抽取所丢失的采样值；

(2)对于第一层以后的各层小波分解，树 A 和树 B 两树对应滤波器的相频响应之间应存在有半个采样周期的群延迟，且两滤波器的幅频响应相等；

(3)为了保证线性相位，Kingsbury 要求树 A 和树 B 的滤波器一树长为奇数，另一树长为偶数。

图像经双树复小波分解后的频谱图如图 2.4 所示。第一行表示双树复小波分解后的实部频谱图，第二行表示双树复小波分解后的虚部频谱图。实部和虚部都包含 6 个方向。

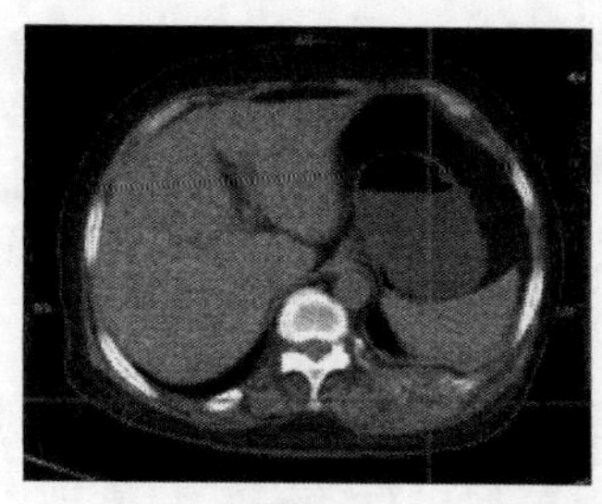

(a)原图像

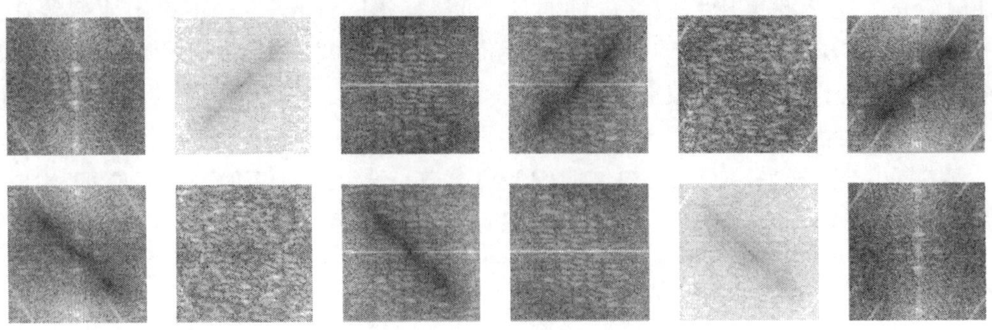

(b)双树复小波分解后的频谱图

图 2.4 双树复小波分解后的频谱图

2. 双树复小波的性质

DTCWT 是一种多分辨率、多尺度、多方向的图像表示方法，它继承了传统小波变换多分辨率特性和良好的时域局部化的分析能力，还有其自身的特点。

(1) 平移不变性

利用一维信号证明 DTCWT 的平移不变性。设离散小波变换的低通滤波器和高通滤波器分别为 $h_0(z)$ 和 $h_1(z)$，重构滤波器分别 $h_0(z^{-1})$ 和 $h_1(z^{-1})$，输入信号为 $X(z)$，则经滤波器后生成的低通和高通系数为

$$C^1(z^2)=\frac{1}{2}[X(z)h_0(z)+X(-z)h_0(-z)] \tag{2-8}$$

$$D^1(z^2)=\frac{1}{2}[X(z)h_1(z)+X(-z)h_1(-z)] \tag{2-9}$$

再经过重构滤波器 $h_0(z^{-1})$ 和 $h_1(z^{-1})$ 得到 $X(z)$ 的低频 $X_l(z)$ 和高频 $X_h(z)$ 如下：

$$X_l^1=C^1(z^2)h_0(z^{-1})=\frac{1}{2}[X(z)h_0(z)h_0(z^{-1})+X(-z)h_0(-z)h_0(-z^{-1})] \tag{2-10}$$

$$x_h^1(Z)=D^1(z^2)h_1(z^{-1})=\frac{1}{2}[X(z)h_1(z)h_1(z^{-1})+X(-z)h_1(-z)h_1(-z^{-1})] \tag{2-11}$$

同时，$X(z)=X_l(z)+X_h(z)$

针对信号 $X(z)$ 做一个平移，换句话说就是做变换 $z^{-1}X(z)$，同时令 $z^{-1}X(z)=\widetilde{X}_l^1(z)+\widetilde{X}_h^1(z)$，并通过以上计算可得

$$\begin{aligned}\widetilde{X}_l^1(z)&=\frac{1}{2}[z^{-1}X(z)h_0(z)h_0(z^{-1})+(-z)^{-1}X(-z)h_0(-z)h_0(z^{-1})]\\&=\frac{1}{2}z^{-1}[X(z)h_0(z)h_0(z^{-1})-X(-z)h_0(-z)h_0(z^{-1})]\neq z^{-1}X_l^1(z)\end{aligned} \tag{2-12}$$

同理计算可得：$\widetilde{X}_h^1(z)\neq z^{-1}X_h^1(z)$

通过以上计算可以看出，小波变换不具有平移不变性，而出现这种结果的原因是向下采样时产生了混叠项 $X(-z)$。一种可行的办法可获取不变性，即增加一个额外的滤波带，其分解滤波器分别如下所示：

$$g_0(z)=z^{-1}h_0(z)g_1(z)=z^{-1}h_1(z) \tag{2-13}$$

随后对低通和高通的输出分别取平均，则：

$$\begin{aligned}X_l^1&=\frac{1}{2}[C_a^1(z^2)h_0(z^{-1})+C_a^1(z^2)g_0(z^{-1})]\\&=\frac{1}{4}\{[X(z)h_0(z)+X(-z)h_0(-z)]h_0(-z^{-1})\\&\quad+[X(z)g_0(-z)+X(-z)g_0(-z)]g_0(z)\}\\&=\frac{1}{2}X(z)h_0(z)h_0(z^{-1})\end{aligned} \tag{2-14}$$

同理，$X_h^1(z)=\frac{1}{2}X(z)h_1(z)h_1(z^{-1})$

可见，混叠项 $X(-z)$ 消失了，验证了双树复小波的平移不变性。

DTCWT 的系数可以看成是具有形如 $D^i(z)=D_A^i(z)\pm jD_B^i(z)$ 输出，即树 A 和树 B 的输出分别可以理解成经 DTCWT 而得到的实部和虚部的系数，同样的假设也适用于低通滤波器。但是理想正交的 FIR 滤波器并不存在，因此只能构建近似满足的 FIR 滤波器。

（2）多方向选择性

DTCWT 的每一层分解可得到 6 个高频子带和 2 个低频子带，其中高频子带的方向分别为±15°、±45°和±75°，反映了图像在不同分辨率下沿不同方向的变化情况，从而能更好地显示图像细节信息和方向特征，而 DWT 只能在 3 个方向上提供图像的信息，如图 2.5 和图 2.6 所示。

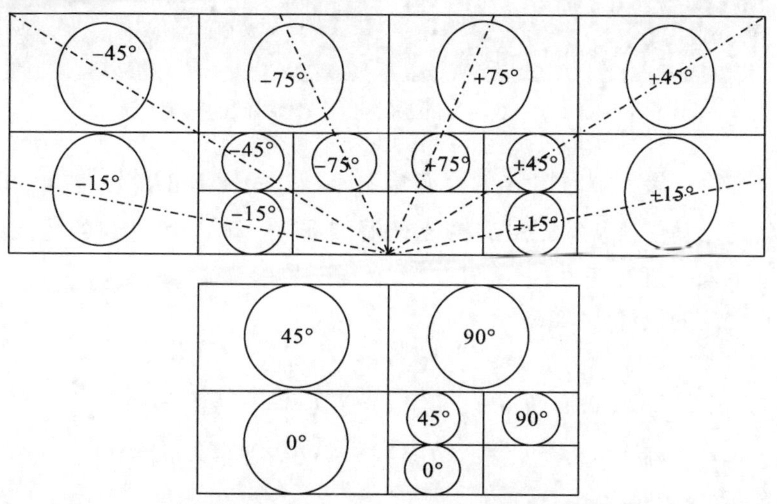

图 2.5　DTCWT 和 DWT 的方向选择性比较

以非小细胞肺癌 CT 图像为例，经一次 DTCWT 分解后得到的子带效果如图 2.7 所示。从图中可以看出，±75°近似反映了 CT 图像的垂直特征，±15°近似反映了 CT 图像的横向特征，±45°近似刻画了 CT 图像的斜向特征，比较暗的是两个低频子带。

3. 滤波器的设计

实现双树复小波变换最重要的一部分是滤波器的设计。设计的滤波器需要满足两个

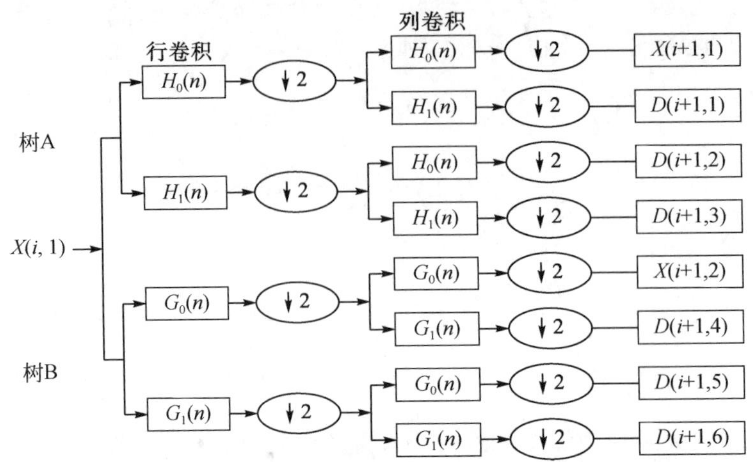

图 2.6　二维双树复小波变换图

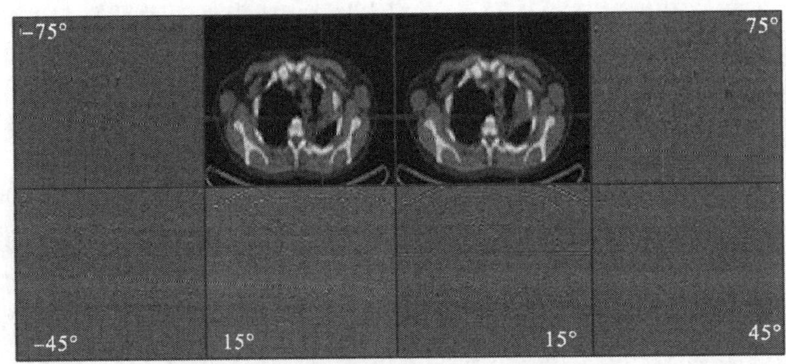

图 2.7　双树复小波变换对 CT 图像的分解

条件，其一，在第一层分解时树 A 的滤波器 h_{0A}^1 和 h_{1A}^1 和树 B 的滤波器 h_{0B}^1 和 h_{1B}^1 之间有一个采样点的延迟。其二，从第二层起树 A 的滤波器 h_{0A}^1 和 h_{1A}^1 和树 B 的滤波器 h_{0B}^1 和 h_{1B}^1 之间必须保持半个采样值的差距。

因此，滤波器的设计为

当 $i=1$ 时

$$h_{0A}^1(z)=h_0(z),\ h_{1A}^1(z)=h_1(z)=z^{-1}h_0(-z^{-1}) \tag{2-15}$$

$$h_{0B}^1(z)=z^{-1}h_0(z),\ h_{1B}^1(z)=z^{-1}h_1(z)=z^{-2}h_0(-z^{-1}) \tag{2-16}$$

当 $i=2, 3, 4, \cdots, I$ 时

$$h_{0A}^i(z)=h_0(z) \tag{2-17}$$

$$h_{1A}^i(z)=h_1(z)=z^{-1}h_0(-z^{-1}) \tag{2-18}$$

$$h_{0B}^i(\mathrm{e}^{2m\omega})=\mathrm{e}^{-m(\omega\mathrm{mod}1)}h_0(\mathrm{e}^{2m\omega}),\ \omega\in R \tag{2-19}$$

$$h_{1B}^i(\mathrm{e}^{2m\omega})=\mathrm{e}^{-2m\omega}h_{0B}^i(\mathrm{e}^{2m((\omega+\frac{1}{2})\mathrm{mod}1)})=\mathrm{e}^{m((\omega+\frac{1}{2})\mathrm{mod}1)}h_1(\mathrm{e}^{2m\omega}),\ \omega\in R \tag{2-20}$$

式中，$\omega\mathrm{mod}1(\omega\in R)$ 等价于函数 $\overline{\omega}=\begin{cases}\omega-\lfloor\omega+0.5\rfloor\\ \omega-\lfloor\omega-0.5\rfloor\end{cases}$，其中，$\lfloor\ \ \rfloor$ 表示向下取整。

当一个滤波器的负频域响应是正频域响应的复共轭，则该滤波器是实的。所以按照上述方式可以设计出满足条件的滤波器，而且由这两棵滤波树产生的小波系数 D_A^i 和 D_B^i 都是实的。

4. 基于 DTCWT 的图像融合过程

基于 DTCWT 的图像融合的基本思想：首先对待融合图像进行双树复小波分解，每次分解可得到六个方向的高频子带图像和最高层的低频子带；其次采用不同的融合规则融合图像的高频子带和低频子带；最后对融合后的子带进行双树复小波逆变换，从而完成图像融合过程获取融合图像，其流程如图 2. 8 所示。

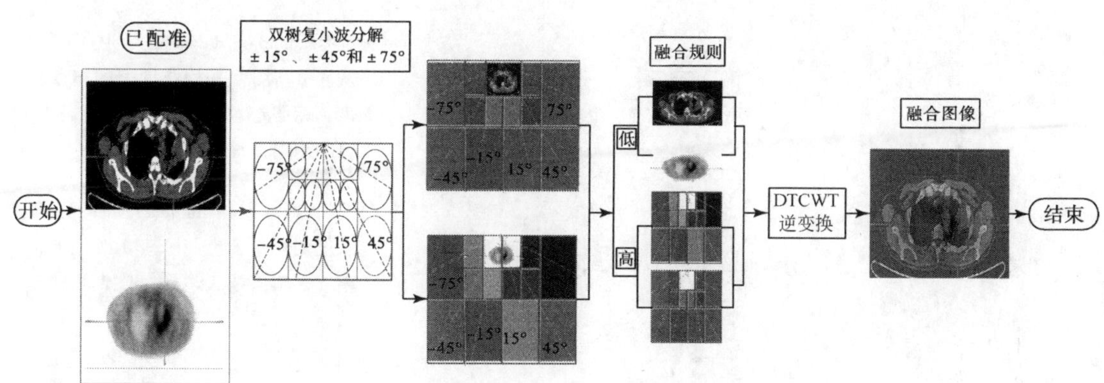

图 2. 8　基于 DTCWT 的图像融合流程图

2. 3　医学图像融合质量评价

图像融合完毕后应对融合图像的效果进行评价，由于同一融合方法对不同类型图像的融合效果不同；不同的观察者对融合图像关注的部分不同，所以就算是同一种融合方法得到的效果也不同。各种原因致使到目前为止仍然没有一个统一的评价标准，但无论哪种评价方法都要遵循以下基本原则：融合图像要尽可能的包含原图像中所有有用信息，不应该将人为的虚假信息引入到融合图像当中，融合算法能保持可靠性和稳定性。

目前医学图像融合的评价方法分为主观评价和客观评价两大类。主观评价是评价者通过肉眼对融合图像质量进行评价，凭借主观感觉做出评论结果。但其具有主观性，所以不同的人会因为视觉上的差异和心理因素以及专业经验不同得出不同的评价结果，导致评价结果具有片面性且说服力较弱。客观评价，属于定量的评价方法，对融合图像能够做出客观的说服力较强的评价结果。目前客观评价指标被分为三大类，第一类是基于融合图像自身统计特性的评价指标，第二类是基于融合图像与参考图像差异的评价指标，第三类是基于融合图像与原图像差异的评价指标。

2. 3. 1　基于融合图像自身统计特性的评价指标

基于融合图像自身统计特性的评价指标是常用的客观评价指标，具体如表 2. 1 所示。

表 2.1　融合图像自身统计特性的评价指标

评价指标	计算公式	含义
信息熵	$E = -\sum_{i=0}^{L-1} P_i \log_2 P_i$	图像的熵(entropy)表示图像所包含的平均信息量的多少，图像的熵越大，表示融合图像包含的信息越多，融合效果越好
均值	$U = \frac{1}{MN}\sum_{x=1}^{M}\sum_{y=1}^{N} F(x, y)$	均值(mean)是图像中所有像素灰度值的算术平均值，一般对人眼反映为平均亮度，越大越好
标准差	$S = \sqrt{\frac{1}{MN}\sum_{x=1}^{M}\sum_{y=1}^{N} (F(x, y) - u)^2}$	标准差(standard deviation)描述了图像灰度值与图像平均灰度值的离散程度；标准差越大图像的对比度越大，标准差越小图像的对比度越小
平均梯度	$G = \frac{1}{MN}\sum_{x=1}^{M}\sum_{y=1}^{N} \sqrt{\frac{\nabla F_x^2 + \nabla F_y^2}{2}}$	平均梯度(average gradient)反映了图像灰度变化率，也用来表示图像的清晰度，其值越大越好，代表图像越清晰
空间频率	$SF = \sqrt{RF^2 + CF^2}$ $RF = \sqrt{\frac{1}{MN}\sum_{x=1}^{M}\sum_{y=2}^{N} [F(x,y) - F(x,y-1)]^2}$ $CF = \sqrt{\frac{1}{MN}\sum_{x=2}^{M}\sum_{y=1}^{N} [F(x,y) - F(x-1,y)]^2}$	空间频率(space frequency)用来反映图像在空间域的总体活跃程度，其值越大，代表图像的活跃程度越高，融合图像的效果越好

2.3.2　基于融合图像与参考图像差异的评价指标

在图像融合的实际应用中一般很难找到标准参考图像，所以基于融合图像与参考图像差异的评价指标的使用在一定程度上受到限制。具体指标如表 2.2 所示。

表 2.2　融合图像与参考图像差异的评价指标

评价指标	计算公式	含义
信噪比	$SNR = 10 \log_{10} \frac{\sum_{i=1}^{M}\sum_{j=1}^{N} F^2(i, j)}{\sum_{i=1}^{M}\sum_{j=1}^{N} [R(i, j) - F(i, j)]^2}$	假设融合图像 F 与标准参考图像 R 的差异就是噪声，而信噪比(signal to noise ratio)就是用来反映噪声是否得到有效抑制，其值越大，表示噪声的控制效果越好
峰值信噪比	$PSNR = 10 \log_{10} \frac{MN[\max(F(i, j)) - \min(F(i, j))]}{\sum_{i=1}^{M}\sum_{j=1}^{N} [R(i, j) - F(i, j)]^2}$	峰值信噪比(peak signal to noise ratio)也是用来反映了噪声是否得到有效抑制，其值越大越好
均方根误差	$RMSE = \sqrt{\frac{1}{MN}\sum_{i=1}^{M}\sum_{j=1}^{N} [R[i, j] - F(i, j)]^2}$	均方根误差(root mean square error)是用来反映融合图像与标准参考图像之间的差异程度

2.3.3　基于融合图像与原图像差异的评价指标

基于融合图像与原图像差异的评价指标主要是用来比较融合图像与原图像之间的关系，从而评价融合效果，具体指标如表2.3所示。

表2.3　融合图像与原图像差异的评价指标

评价指标	计算公式	含义
互信息	$MI_{GH}=E(G)+E(H)-E(GH)$ $E(G)=-\sum_i p(G_i)\log p(G_i)$ $E(H)=-\sum_i p(H_i)\log p(H_i)$ $E(GH)=-\sum_i\sum_j p(G_iH_j)\log p(G_iH_j)$	互信息(mutual information)属于信息论中的一个概念，在这里是用来衡量融合图像与原图像之间的关联程度，从而评价融合效果；其值越大，表示融合图像和原图像之间的关联程度越高，融合质量越好
交叉熵	$CE(p,q)=\sum_{i=1}^{n}p_i\log_2\frac{p_i}{q_i}$	交叉熵(cross entropy)反映了融合图像与原图像之间对应灰度值的差异，其值越小，差异越小，融合效果越好
相关系数	$CC=\frac{\sum_{i=1}^{M}\sum_{j=1}^{N}[F(i,j)-u_F][A(i,j)-u_A]}{\sqrt{\sum_{i=1}^{M}\sum_{j=1}^{N}[F(i,j)-u_F]^2[A(i,j)-u_A]^2}}$	相关系数(correlation coefficient)反映了两幅图像之间的相关程度，其值越接近于1，代表融合图像包含原图像的信息越多，效果越好
偏差指数	$DI=\frac{1}{MN}\sum_{i=1}^{M}\sum_{j=1}^{N}\frac{\lvert F(i,j)-A(i,j)\rvert}{A(i,j)}$	偏差指数(deviation index)反映了在光谱信息上融合图像和原图像的差异大小，其值越小越接近0，表明差异越小，两幅图像越接近

根据以上的描述，对医学图像融合效果评价的指标做了一个简单的框架图，其结果如图2.9所示。

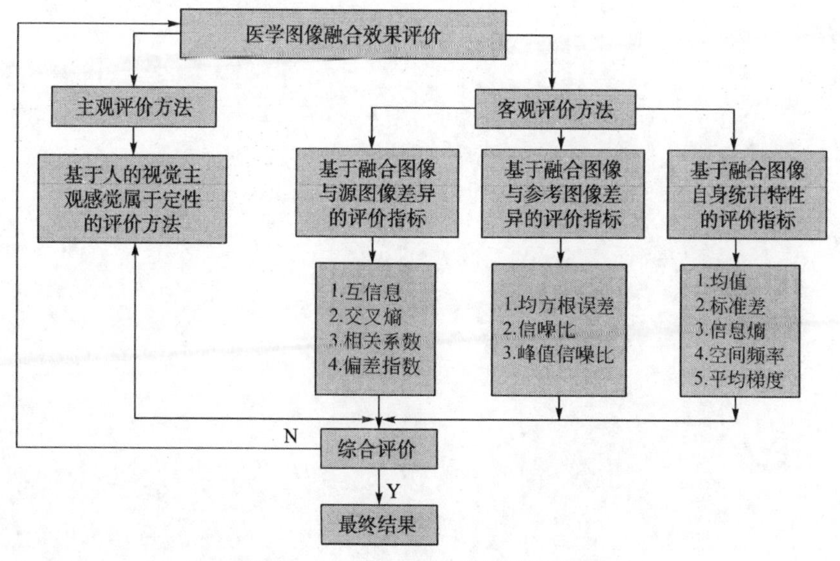

图2.9　医学图像融合效果评价图

2.4　小结

本章首先论述了基于双树复小波变换的像素级图像融合的背景和意义。其次，针对几种常用的医学图像融合方法和热点融合算法进行详细的理论概述，进而以克服离散小波变换的平移敏感性和缺乏方向选择性引入双树复小波变换，论述了双树复小波变换的原理结构、性质、滤波器的设计以及双树复小波的融合过程。最后，以分类的形式详细讨论了医学图像融合质量的客观评价指标。

第三章 基于双树复小波和自适应高斯隶属度函数的 PET/CT 融合算法

第二章阐述了双树复小波变换的理论知识，因其自身的特性使得双树复小波变换对图像的方向操作和描述更加的精确，所以被应用到了图像融合的领域之中，如宋瑾等[81]利用双树复小波变换对多聚焦图像进行多分辨率分解以及重构；李洪海等[82]利用双树复小波变换融合医学图像。这些文献都分别从不同角度给出了双树复小波在图像处理，尤其是图像融合方面的应用，但在 PET 和 CT 图像融合方面，鲜有文献报道，从研究的对象来讲，PET 和 CT 医学图像因为成像原理复杂、成像时由于人体体液流动、心脏周期性跳动、肌肉蠕动、组织间相互重叠、交错等原因造成图像边缘的模糊；从方法的角度来讲，医学图像经 DTCWT 变换后，低频子带是原图像的近似子带，集中了原始图像的大部分能量，决定了图像的轮廓，且系数间存在相关性；高频子带反映了图像的细节特性和边缘信息，对高频系数的处理，直接关系到图像融合质量。因此在对低频子带和高频子带进行融合时，就必须充分考虑图像自身和图像变换的特点。隶属度函数是解决融合时图像边缘模糊的有效途径，Yang 等[83]将模糊数学的方法用于图像融合中，结果表明该方法的融合效果较好。就融合规则而言，目前采用传统的开环控制，在对阈值及融合系数的选取上，主要依赖于研究者的经验，这样既增加了工作量，又降低了算法的可靠性；自适应的融合策略是解决的一种有效途径，近年来，有些学者尝试对图像进行自适应融合，Liu 等[84]以信噪比为目标函数，实现分解层数的自适应选择；杨晓慧等[85]以信息熵作为目标函数来指导低频子带融合。

基于像素级图像融合的核心是融合规则的设定，这也是目前为止还未很好解决的难点问题。如今提出的融合规则可大致分为基于像素级融合规则和基于区域融合规则[86]。其中，基于区域融合规则不仅考虑原图像或变换后的子图像相对应位置的灰度值，还考虑了与其相邻像素的灰度值。这可以降低图像边缘信息的敏感性，也可以获取更好的视觉特性，更好地丰富了图像细节信息，突出图像的融合效果。综合考虑到图像融合性能以及算法的复杂性，本章引入高斯隶属度函数，采用基于区域融合规则，讨论一种基于双树复小波和自适应高斯隶属度函数的 PET/CT 融合算法[87]，低频采用自适应高斯隶属度函数的融合规则；针对高频子带，充分考虑了 PET 图像和 CT 图像的相邻像素之间的相关性以及模糊性问题，对第一层分解所获得的高频子带采用的融合规则是 3×3 领域窗口和高斯隶属度函数相结合的融合规则，对第二层分解得到的高频子带采用区域方差的融合规则。

3.1 模糊数学

模糊数学(fuzzy mathematics)[88]于1965年被提出，是一个新兴的数学分支，它并非“模糊”的数学，而是研究模糊现象、利用模糊信息的不确定性数学理论。维基百科(Wikipedia))是这样介绍模糊数学的：Fuzzy mathematics forms a branch of mathematics related to fuzzy set theory and fuzzy logic(模糊数学是一门与模糊集论和模糊逻辑相关的数学分支)。模糊数学的目标是仿效人脑的模糊思维，为解决各种实际问题(特别是有人干预的复杂系统的处理问题))提供有效的思路和方法。模糊数学的核心是模糊集合，因而也被称为“模糊集理论”。从纯数学角度看，集合概念的扩充使许多数学分支都增添了新的内容，从而形成了模糊拓扑学、不分明线性空间、模糊代数学、模糊逻辑学、模糊分析学、模糊测度与模糊积分、模糊图论、模糊概率统计、模糊线性规划与模糊优化等众多研究方向。利用经典集合定义所表达的概念及其内涵和外延都是明确的，但人们在许多的表达中存在大量没有明确外延的概念，这就是模糊概念。与经典集合相比较，模糊集内的一个元素可以是既属于又不属于某一模糊集合，界限模糊。

简单的描述上述的内容，假设A为一个普通的集合，论域为U，U到[0，1]闭区间的任意映射uA满足，U→[0，1]，u→uA(u)，则称A为论域U的一个模糊子集，映射uA(u)为模糊子集A的隶属度函数，表示为u对于模糊集A的隶属度，它的取值范围是闭区间[0，1]，其大小反映了u对模糊子集A的隶属程度，其值越接近1表示u属于A的程度越高，反之则越低。

由于图像本身也存在着模糊性，所以可以利用模糊理论的方法进行图像处理。其思想是[89]将尺寸为$M \times N$的图像表示为同等大小的模糊矩阵，模糊矩阵中的每个元素为像素灰度的一种分布，通过某种算法求解该分布，针对该分布进行某种变换或反变换，实现对图像的处理。与传统的图像融合方法相比较，采用此种方法不仅能提高准确性而且图像融合后的偏差率较小。已有文献[90]利用模糊逻辑的方法融合分解后的高频分量，有效的结合了红外图像和可见光图像的细节信息和显著特征，在融合图像中可清晰地显示出目标区域。

3.2 算法思想

基于双树复小波和自适应高斯隶属度函数的PET/CT医学图像融合算法的思想如图3.1所示。其融合算法的步骤如下：

(1)对已配准的PET和CT图像进行2层DTCWT变换，得到低频子带和高频子带；

(2)考虑各子带特点，分别采用不同的融合规则，其中低频子带采用自适应高斯隶属度函数的融合规则，高频子带则采用两种不同的融合规则，即3×3领域窗口和高斯隶属度函数相结合的融合规则和基于区域方差的融合规则，以实现各子带的自适应融合；

(3)对融合后所得到的高频和低频子带进行双树复小波逆变换，得到PET/CT融合图像。

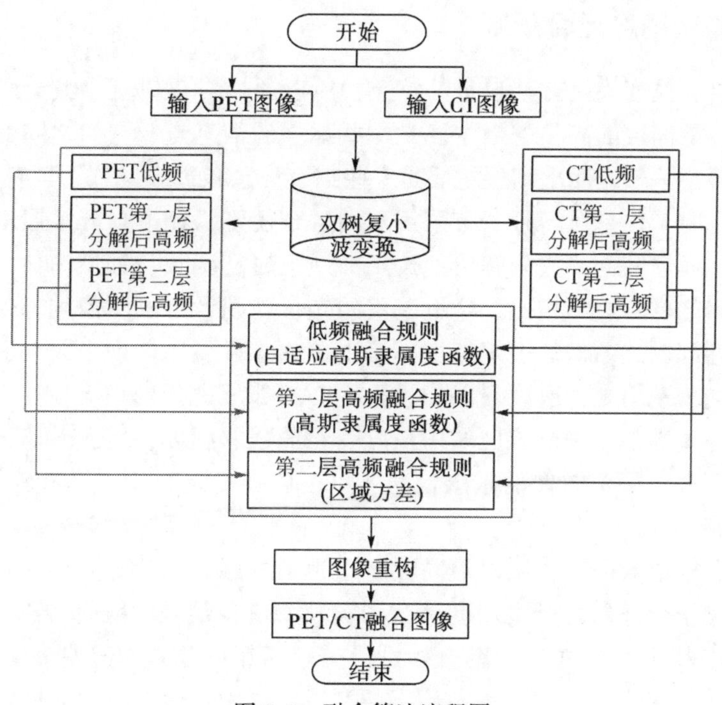

图3.1　融合算法流程图

3.3　关键技术

3.3.1　低频图像融合规则

医学图像经DTCWT变换后，低频子带是原图像的近似子带，集中了原图像的大部分能量，决定了图像的轮廓，且系数间存在相关性，传统的低频融合方法是平均法，该方法简单，时间复杂度较低，但是固定的融合系数等价于对图像进行均值滤波，降低了图像的对比度，还会导致融合图像在边缘或轮廓部分变得相对模糊。因此，本方法采用高斯隶属度函数来计算低频子带的隶属度，并通过构造一个自适应函数来计算融合系数，从而在一定程度上解决了上述问题。高斯隶属度函数的计算公式为

$$G(x,\ c,\ \sigma)=\mathrm{e}^{-(x-c)^2/2\sigma^2} \tag{3-1}$$

式(3-1)为高斯隶属度函数，其中，c和σ^2分别是低频子带的均值和方差。由此隶属度函数求得图像A和B分解后低频子带的隶属度$D_{i,j}^{P}(P=A,\ B;\ i=1,\ 2,\ 3,\ \cdots,\ n;\ j=1,\ 2,\ 3,\ \cdots,\ m)$，则低频融合算法的权重系数自适应计算函数为

$$\begin{aligned} w_A &= D_{i,j}^{A}/(D_{i,j}^{A}+D_{i,j}^{B}) \\ w_B &= 1-w_A \\ F(i,\ j) &= w_A L_A(i,\ j)+w_B L_B(i,\ j) \end{aligned} \tag{3-2}$$

其中，$F(i,\ j)$表示融合图像重构前的低频系数，w_A和w_B为原图像A和B的权重系数，L_A和L_B代表原图像A和B的低频系数。

3.3.2　高频图像融合规则

由于双树复小波变换具有其自身的特点，所以通过对双树复小波分解得到的各层子图像分析知道，最高层的高频子带主要是一些孤立的信息点，它们之间的相关性与其他层的相比较则要小一些，而次高层主要是一些细节信息和边缘信息，具有很大的相关性。因此，本章的主要工作是对高频子带采用不同融合规则，在最高分解层上采用基于区域方差融合规则，而在其他高频分解层上选用高斯隶属度函数和领域窗口相结合的融合规则。与基于像素的融合规则相比，这里采用的融合规则考虑了图像相邻像素之间的相关性，以及模糊性问题。图像的很多特征不是由单独像素可以体现出来的，而是一个窗口的几个像素共同表现出来，所以对以像素为中心的邻域进行处理会使得图像特性表现得更完整。区域方差则是用来反映区域内灰度变化的强弱程度，因此基于区域方差的融合规则不仅可以更好地保留图像的敏感信息，也可以在一定程度上体现出图像的清晰度，提高图像分辨率。

本节算法分解层数为二，所以最高分解层为第二层，其他分解层为第一层，即第一层分解后的高频子带选取高斯隶属度函数和领域窗口相结合的融合规则，第二层分解后的高频子带采用基于区域方差的融合规则。分解后第一层高频子带融合规则的计算公式为

$$G(x,\ c,\ \sigma)=\mathrm{e}^{-(x-c)^2/2\sigma^2} \tag{3-3}$$

其中，c 和 σ^2 分别是以像素$(i,\ j)$为中心的 3×3 领域窗口的平均值和方差。由此隶属度函数求得图像 A 和 B 分解后高频子带的隶属度 $D_{O,P}^{i,j}$($O=1,\ 2,\ 3,\ 4,\ 5,\ 6$；$P=A,\ B$；$i=1,\ 2,\ 3,\ \cdots,\ n$；$j=1,\ 2,\ 3,\ \cdots,\ m$)，以隶属度取大作为对应像素的权值进行融合：

$$\begin{aligned} F_1(i,\ j)&=H_A(i,\ j) \quad D_{O,A}^{i,j}\geqslant D_{O,B}^{i,j} \\ F_1(i,\ j)&=H_B(i,\ j) \quad D_{O,A}^{i,j}<D_{O,B}^{i,j} \end{aligned} \tag{3-4}$$

其中，O 代表原图像经双树复小波第一层分解后的六个方向的子图，$F_1(i,\ j)$表示融合图像重构前的第一层高频系数，H_A 和 H_B 表示原图像 A 和 B 经双树复小波分解后第一层高频子带所对应的高频系数。

基于区域方差的融合规则考虑了图像内部像素之间的相关性，能进一步的体现图像的局部特征。文献[91]在图像对应像素的区域方差差别很大时，应采用区域方差取大的融合规则会有很好的效果，但是如果相差不大，使用该规则就会因一幅图像覆盖另一幅图像而丢失掉一些有用的信息。因此对分解后第二层高频子带采用了一种自适应的区域方差融合规则，计算公式如下：

（1）方差公式

$$Var=\frac{1}{M\times N}\sum_{i=1}^{M}\sum_{j=1}^{N}(X_{i,\ j}-\overline{X})^2 \tag{3-5}$$

分别计算原图像 A 和 B 各点的 3×3 区域方差，并归一化处理形成图像的归一化区域方差序列 $V_A^O(i,\ j)$和 $V_B^O(i,\ j)$($O=1,\ 2,\ 3,\ 4,\ 5,\ 6$)，其中 O 代表经双树复小波第二层分解后的六个方向的子图。

（2）计算 D

$$D=V_A^O(i,\ j)-V_B^O(i,\ j) \tag{3-6}$$

（3）第二层高频子带系数融合表达式

$$\begin{cases} |D|\geqslant T, & \begin{cases} F_2(i,\ j)=H_{AA}(i,\ j) & V_A^O(i,\ j)\geqslant V_B^O(i,\ j) \\ F_2(i,\ j)=H_{BB}(i,\ j) & V_A^O(i,\ j)<V_B^O(i,\ j) \end{cases} \\ |D|<T, & \begin{cases} F_2(i,\ j)=w_A H_{AA}(i,\ j)+w_B H_{BB}(i,\ j) \\ w_A=V_A^O(i,\ j)/(V_A^O(i,\ j)+V_B^O(i,\ j)) \\ w_B=1-w_A \end{cases} \end{cases} \tag{3-7}$$

其中，O 代表原图像经双树复小波第二层分解后的六个方向的子图，$F_2(i,\ j)$表示融合图像重构前的第二层高频系数，H_{AA}和 H_{BB}表示原图像 A 和 B 经双树复小波分解后第二层高频子带所对应的高频系数。

3.4　实验及结果分析

选用了一组已配准的非小细胞肺癌 CT 和 PET 原图像为研究对象，原图像大小均为 324 像素×184 像素。

这里进行三个方面的实验，第一个实验是与其他像素级融合算法的比较；第二个实验是图像融合效果的客观评价；第三个实验是双树复小波变换中不同融合规则的比较。

3.4.1　实验一：与其他像素级融合算法的比较

在该实验中，本章算法和其他的像素级融合算法，如极大法、极小法、加权平均法、IHS 变换和小波变换进行比较，具体实验结果如图 3. 2 所示。

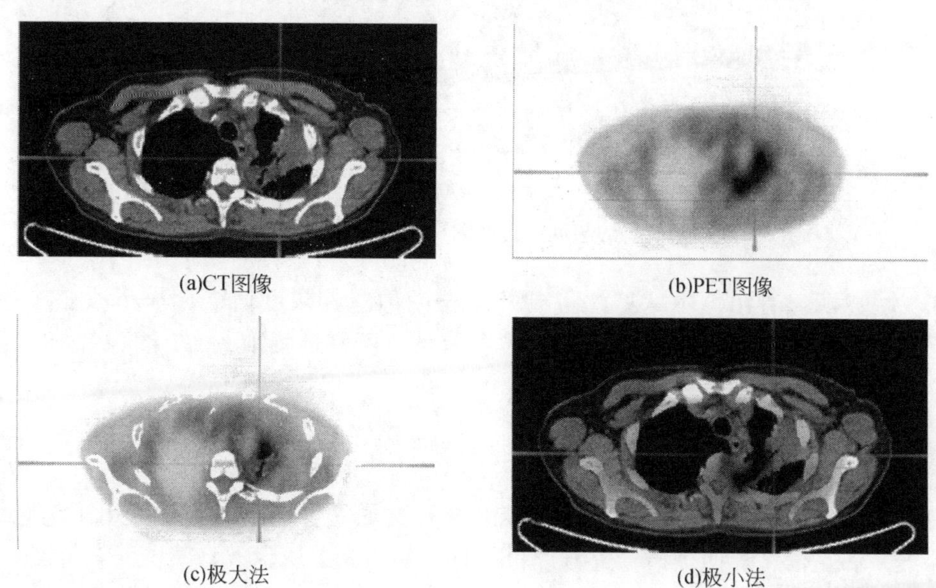

(a)CT图像　(b)PET图像

(c)极大法　(d)极小法

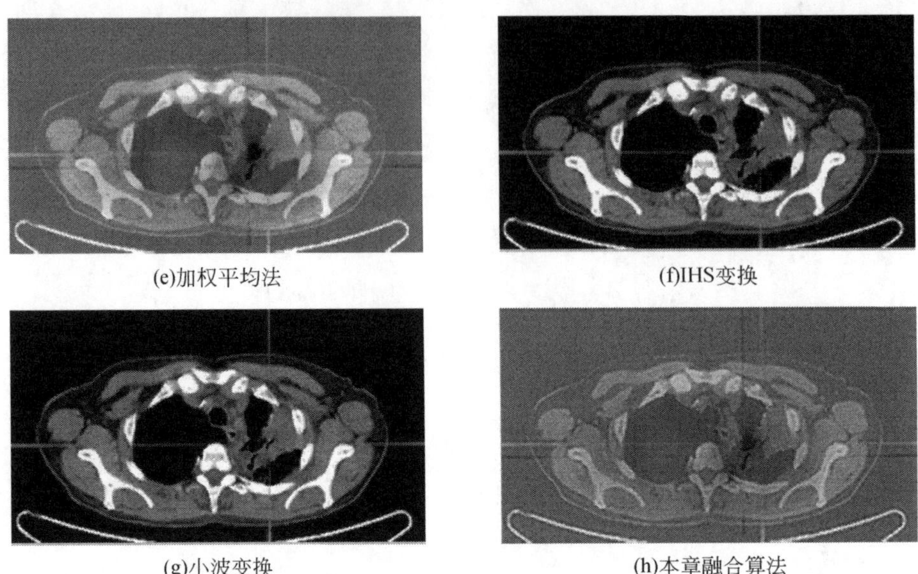

(e)加权平均法　(f)IHS变换

(g)小波变换　(h)本章融合算法

图 3.2　不同算法的融合结果

从图 3.2 可以看出，与极大法、极小法、加权平均法、IHS 变换和小波变换相比，本章融合算法融合后的 PET/CT 图像结合了 CT 和 PET 图像的优点于一体，不但可显示出非小细胞肺癌病灶的精确位置及生理代谢功能，而且可以较为清晰的区分它与周围组织和器官的毗邻关系，且病灶区域的边缘效果更好。为进一步验证本章算法和上述几种算法对图像整体灰度信息的影响，这里绘制了图 3.2(a)～(h)的灰度值折线图，结果如图 3.3 所示。

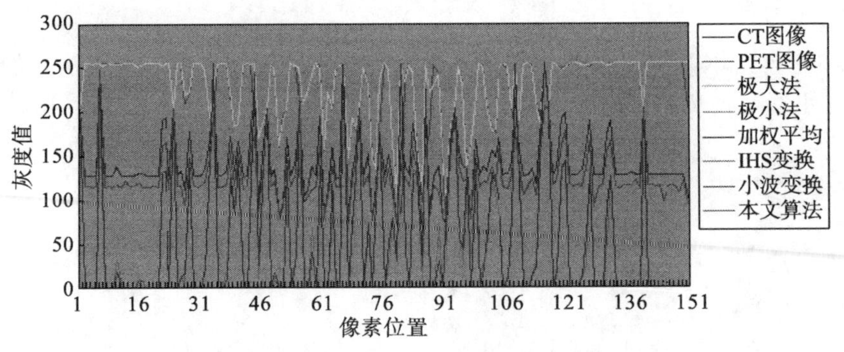

图 3.3　图像 3.2 的灰度值折线图（扫封底二维码，见彩图 3.3）

从图 3.3 可以明显看出，本章算法得到的融合图像，其灰度值变化与小波变换等相比，变化趋缓，有效地抑制了原始图像中的噪声信息，更好地提取了 CT 图像和 PET 图像的边缘信息和灰度信息。

3.4.2　实验二：图像融合效果的客观评价

为了定量评价实验一中的六个像素级融合算法的融合效果，本章采用了信息熵、均值、标准差和互信息等四个指标进行评价。具体如表 3.1 所示。

表3.1　不同算法的融合效果评价

	熵	均值	标准差	与CT的互信息	与PET的互信息
CT原图像	4.6361	53.2522	73.5582	—	—
PET原图像	4.9192	228.9106	42.5376	—	—
极大法	4.7412	232.6050	37.5263	9.8720	3.8897
极小法	4.6795	50.1796	67.5008	1.9030	11.2194
加权平均法	5.6617	141.2552	35.0849	9.3051	10.3994
IHS变换	4.6553	54.1716	74.5187	1.6588	8.5658
小波变换	4.6361	53.2522	73.5582	4.2077	8.6073
本章融合算法	6.0727	125.7332	28.8901	10.9779	12.1789

为了能直观地说明问题，根据表3.1中的数据绘制了融合图像评价结果图，如图3.4所示。

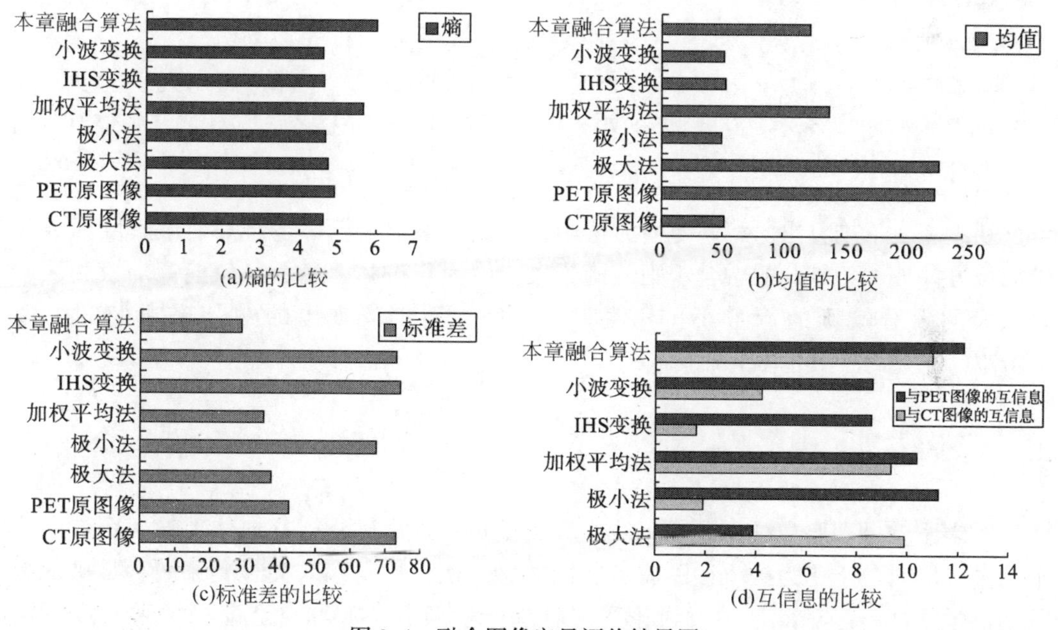

图3.4　融合图像定量评价结果图

由表3.1和图3.4不难看出，本章算法较之应用其他算法得到的结果，信息熵、与CT图像的互信息和与PET图像的互信息显著提升。以信息熵作为评价指标，极大法、极小法、加权平均法、IHS变换、小波变换的融合结果里，信息熵最大的是加权平均法，值为5.6617，最小的是小波变换，其值为4.6361。本章算法信息熵为6.0727，与信息熵最大的加权平均法相比，信息熵提高了7.23%；以与CT图像的互信息作为评价指标，极大法、极小法、加权平均法、IHS变换、小波变换的融合结果里，互信息最大的是加权平均法，值为9.3051，最小的是IHS变换，其值为1.6588。本章算法互信息为10.9779，与互信息最大的加权平均法相比，互信息提高了17.98%。其他几个指标，本章算法都明显优于其他方法，此处不再一一列举。

3.4.3　实验三：双树复小波变换中不同融合规则的比较

融合规则是图像融合过程中的关键技术之一，对融合图像的效果有决定性的作用。该实验以熵为评价指标，对双树复小波变换中不同融合规则下的融合效果进行比较，实验首先利用双树复小波分解非小细胞肺癌 PET 和 CT 图像，其分解层数为 2 层；其次对分解后非小细胞肺癌 PET 和 CT 图像的低频子带全部选择加权平均的融合规则，对高频子带采用所设计的不同融合规则；最后对不同融合规则的熵进行统计，其结果如表 3.2 所示。

表 3.2　不同融合规则熵的比较

第一层高频	第二层高频				
	加权平均	区域能量取大	区域能量加权	区域方差取大	区域方差加权
加权平均	5.8954	5.6901	5.9768	5.9862	5.9964
区域能量取大	5.6534	5.5434	5.6107	5.9708	5.9896
区域能量加权	5.7964	5.4994	5.7834	5.7637	5.7348
区域方差取大	5.7976	5.5245	5.7843	5.7587	5.7648
区域方差加权	5.9863	5.7804	5.5209	5.7807	5.9065
高斯隶属度函数	5.6823	5.8424	5.8876	6.0319	6.0287

从表 3.2 不难看出，相同变换方法中，以熵为评价指标，基于高斯隶属度函数和单纯区域方差取大相结合的融合规则的熵最大，值为 6.0319，基于区域能量加权和区域能量取大的融合规则的熵最小，其值为 5.4994，而本节提出的融合规则得到的熵为 6.0727，明显高于其他融合规则。

3.5　小结

医学图像融合要求结果图像不能失真，要尽可能准确、丰富地体现输入图像所含有的信息；同时由于是为医生诊断服务，因此融合图像应适应人类视觉系统，尽可能地降低图像模糊性。基于此，本章讨论了一种基于双树复小波和自适应高斯隶属度函数的 PET/CT 融合算法。首先，对已配准的非小细胞肺癌的 PET 图像和 CT 图像进行 2 层 DTCWT 变换，得到低频子带和高频子带；进而，考虑各子带特点，分别采用不同的融合规则，其中低频子带采用自适应高斯隶属度函数的融合规则，高频子带则采用两种不同的融合规则，即 3×3 领域窗口和高斯隶属度函数相结合的融合规则和基于区域方差的融合规则，以实现各子带的自适应融合；最后利用三方面实验验证本章算法的有效性和可行性。结果表明提出的方法能达到更好的视觉效果，而且在客观评价中也得到了较好的结果。

第四章　基于 DTCWT 和组合隶属度函数的自适应 PET/CT 图像融合算法

由于医学图像具有清晰度高、细节丰富、器官组织边界交错、模糊等特点，因此 DTCWT 与不同隶属度函数相结合会使得融合图像的评价结果出现差异，进而会对评价结果的可信度产生影响，所以为了降低在隶属度函数选择上的主观性，本章将综合考虑医学图像的特性对高斯隶属度函数、钟形隶属度函数、sigmoid 函数型隶属度函数、三角形隶属度函数和梯形隶属度函数进行组合，本章讨论基于双树复小波变换和组合隶属度函数的自适应 PET/CT 图像融合算法，流程如图 4.1 所示。该算法的思想：首先，对已配准的非小细胞肺癌 PET 图像和 CT 图像进行双树复小波变换，得到低频子带和高频子带；其次，根据低频子带的特点，充分考虑病灶部位在整幅图像中所占的面积较小，合理处理医学图像的背景，对凸显病灶至关重要意义，采用自适应组合隶属度函数的融合规则；而对高频子带系数的选取，根据高频子带反映了图像的细节特性和边缘信息，高频系数的选择对图像的清晰度、边缘失真程度影响大的特点，采用基于区域能量和加权相结合的规则融合高频子带。

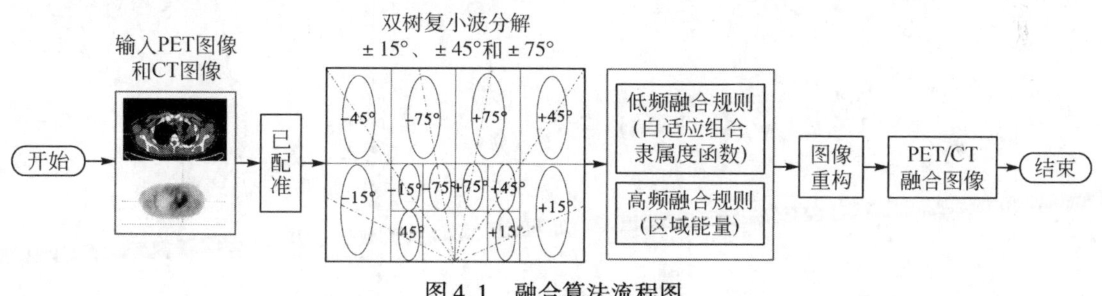

图 4.1　融合算法流程图

4.1　融合规则

4.1.1　低频融合规则

由于医学图像往往涉及人体的各种组织器官，具有数据巨量性、灰度模糊性、结构复杂性、噪声显著性等特点，一般情况下，病灶部位在整幅影像中所占的比例极低，所以在临床诊断中对图像的背景信息要求较高，但在实验中发现采用不同的隶属度函数会产生不同的评价结果，这种差异对评价结果的可信度产生影响，所以为了降低选择隶属度函数的主观性，避免融合系数的固定性，对低频子带采用基于组合隶属度函数的方法，自适应选择加权系数。

设待融合图像 CT 为 $A(i,\ j)$，PET 为 $B(i,\ j)$，大小均为 $M\times N$。对图像 $A(i,\ j)$ 和 $B(i,\ j)$ 分别进行 2 层 DTCWT 分解。

1. 组合隶属度函数的表示

$$F(i,\ j)=\sum_{n=1}^{5} w_n f_n(i,\ j)\quad (n=1,2,\ \cdots,\ 5)\tag{4-1}$$

式中，w_n 是函数 f_n 的权重，f_n 为 5 个隶属度函数，分别是高斯、钟形、sigmoid 函数型、三角形和梯形隶属度函数，其表达式如表 4.1 所示。

表 4.1　隶属度函数

编号	函数	函数式	分布图
1	高斯函数	$f_1(i,\ j)=G(x,\ c,\ \sigma)=e^{-(x-c)^2/2\sigma^2}$	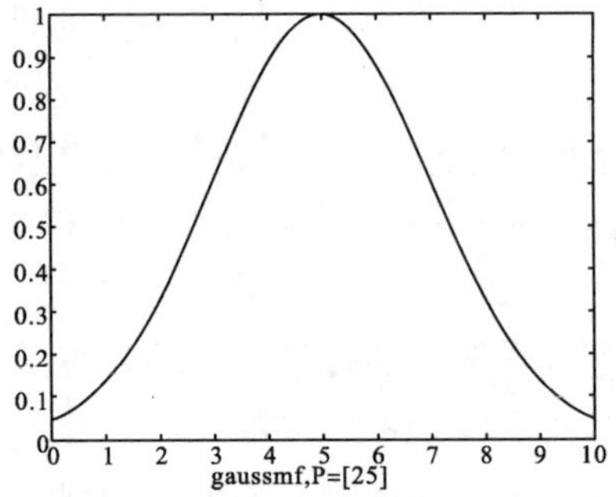 gaussmf,P=[25]
2	钟形函数	$f_2(i,\ j)=f(x,\ a,\ b,\ c)=\dfrac{1}{1+\left\|\dfrac{x-c}{a}\right\|^{2b}}$	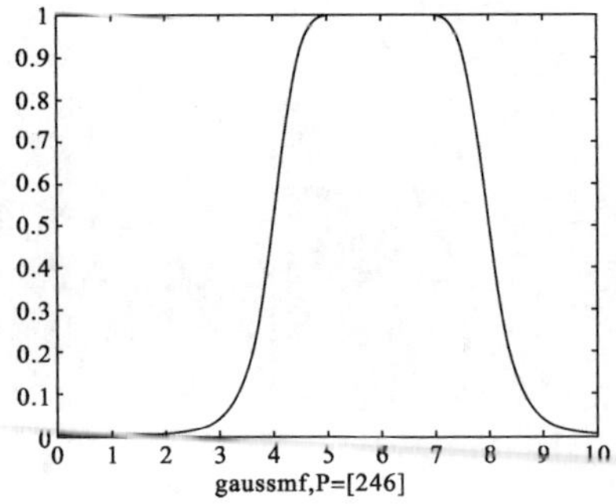 gaussmf,P=[246]
3	sigmoid 函数	$f_3(i,\ j)=f(x,\ a,\ c)=\dfrac{1}{1+e^{-a(x-c)}}$	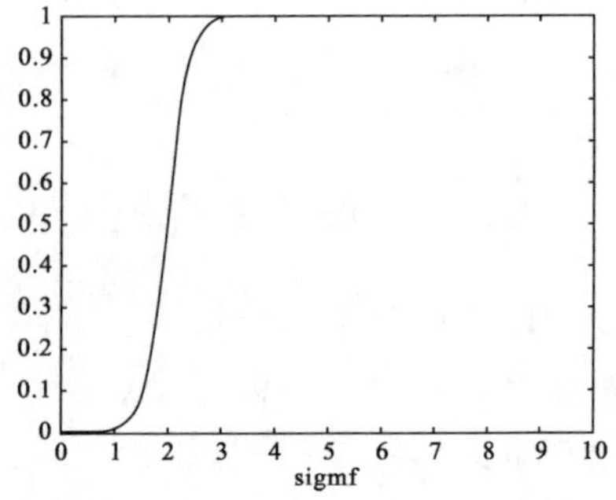 sigmf

续表

编号	函数	函数式	分布图
4	三角形函数	$f_4(i,j)=f(x,a,b,c)=\begin{cases}0 & x\leqslant a\\ \frac{x-a}{b-a} & a\leqslant x\leqslant b\\ \frac{c-x}{c-b} & b\leqslant x\leqslant c\\ 0 & c\leqslant x\end{cases}$	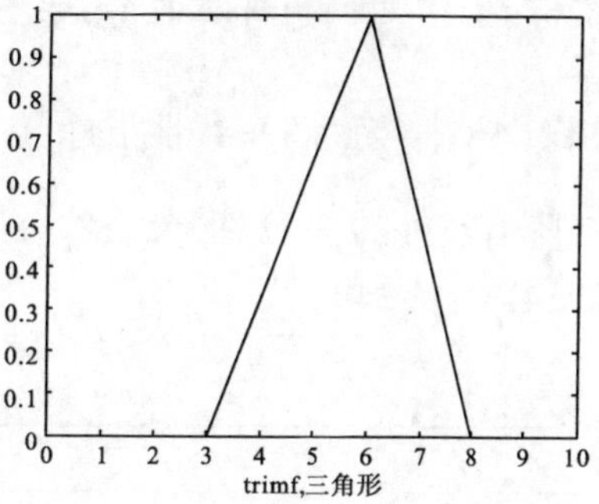 trimf,三角形
5	梯形函数	$f_5(i,j)=f(x,a,b,c,d)=\begin{cases}0 & x\leqslant a\\ \frac{x-a}{b-a} & a\leqslant x\leqslant b\\ 1 & b\leqslant x\leqslant c\\ \frac{d-x}{d-c} & c\leqslant x\leqslant d\\ 0 & d\leqslant x\end{cases}$	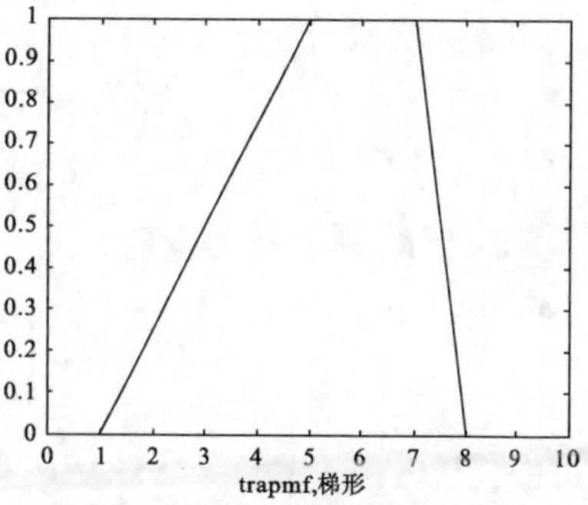 trapmf,梯形

本章利用层次分析法确定各函数的权重 w_n，首先构造判断矩阵 A。比例标度如表4.2所示。

$$A=\begin{bmatrix}f_{11} & f_{12} & f_{13} & f_{14} & f_{15}\\ f_{21} & f_{22} & f_{23} & f_{24} & f_{25}\\ f_{31} & f_{32} & f_{33} & f_{34} & f_{35}\\ f_{41} & f_{42} & f_{43} & f_{44} & f_{45}\\ f_{51} & f_{52} & f_{53} & f_{54} & f_{55}\end{bmatrix}=\begin{bmatrix}1 & 2 & 2 & 2 & 2\\ \frac{1}{2} & 1 & 1 & 1 & \frac{1}{2}\\ \frac{1}{2} & 1 & 1 & 1 & \frac{1}{2}\\ \frac{1}{2} & 1 & 1 & 1 & \frac{1}{2}\\ \frac{1}{2} & 2 & 2 & 2 & 1\end{bmatrix}$$

表4.2 比例标度表

函数比函数	量化值
f_i 与 f_j 的影响相同	1
f_i 与 f_j 的影响稍强	3
f_i 和 f_j 的影响居于上述两个等级之间	2，4

由此可计算 5 个函数的权重向量 $w_n=[0.3270 \quad 0.1413 \quad 0.1413 \quad 0.1413 \quad 0.2492]^{\mathrm{T}}$。

再对其进行一致性检验。判断矩阵中判断质量的标准是用一致性来衡量的。一致性指标 $\mathrm{CI}=\dfrac{\lambda-n}{n-1}$通过计算取得 $\lambda=5.0586$，由此可得 $\mathrm{CI}=\dfrac{5.0586-5}{5-1}=0.0147$。当 $n=5$ 时，查阅表 4.3，得随机一致性指标 RI = 1.12。$\mathrm{CR}=\dfrac{\mathrm{CI}}{\mathrm{RI}}=\dfrac{0.0147}{1.12}=0.0131<0.1$，当 CR<0.1 时，矩阵有较好的一致性。因此，5 个函数的权重向量 w_n 为[0.3270 0.1413 0.1413 0.1413 0.2492]。

表 4.3 RI 的数值

n	1	2	3	4	5	6	7	8	9	10	11
RI	0	0	0.58	0.90	1.12	1.24	1.32	1.41	1.45	1.49	1.51

根据层次分析得到的结果，确定组合隶属函数为

$$F(i,j)=0.3270f_1(i,j)+0.1413f_2(i,j)+0.1413f_3(i,j)+0.1413f_4(i,j)+0.2492f_5(i,j) \tag{4-2}$$

2. 低频融合规则构造

$$C_l(i,j)=\begin{cases}B_l(i,j), & B_l(i,j)<50\\ \omega_A^l A_l(i,j)+\omega_B^l B_l(i,j), & \text{others}\end{cases} \tag{4-3}$$

式中，$C_l(i,j)$为融合后图像的低频子带，$A_l(i,j)$是图像 A 经 DTCWT 分解后的低频子带，ω_A^l 为其所对应的加权系数，$B_l(i,j)$是图像 B 经 DTCWT 分解后的低频子带，ω_B^l 为其所对应的加权系数，其中 $\omega_A^l+\omega_B^l=1$。

通过上述组合隶属函数计算，最终得到的 ω_A^l、ω_B^l 如下：

$$\omega_A^l=\frac{F_A(i,j)}{F_A(i,j)+F_B(i,j)},\quad \omega_B^l=\frac{F_B(i,j)}{F_A(i,j)+F_B(i,j)} \tag{4-4}$$

4.1.2 高频融合规则

高频子带反映原图像的边缘轮廓、纹理等重要信息，因此高频系数的选择与图像的清晰度、边缘失真程度有直接的关系。考虑到图像的局部特征也并不是由单一的像素所表达的，是由局部区域中几个像素共同表现出来，而且各高频系数之间具有较强的相关性，如果选择基于单个像素点的融合规则，则不能很好地反映该区域特征信息。因此，本章对高频子带采用基于区域能量和加权相结合的融合规则，更好地保持图像之间的相关性，保留原图的有用信息，使获得的融合图像具有更好的视觉效果。系数矩阵中以(i,j)为中心的窗口能量表达式如下，其中为了突出中心位置的特点，应用窗口函数 w。

$$E_o^{\xi}(i,j)=\sum_{m\in S}\sum_{n\in T}w(m,n)\left[D_o^{\xi}(i+m,j+n)\right]^2 \tag{4-5}$$

式中，$w=\frac{1}{16}[1 \quad 2 \quad 1;\ 2 \quad 4 \quad 2;\ 1 \quad 2 \quad 1]$，$D_o^{\xi}(i,j)$为图像分解后的高频子带，$o$ 代表图像 A 和图像 B，$\xi=1, 2, 3, \cdots, 6$，分别为±15°、±45°和±75°的 6 个方向。

定义 T_1 为两高频子带对应区域的能量差异：

$$T_1(i,\ j)=\frac{E_A^{\xi}(i,\ j)}{E_B^{\xi}(i,\ j)} \tag{4-6}$$

选定一个阈值 $T[T\in(0,\ 0.5)]$。如果 T_1 小于 T 或者大于等于 $1/T$，则证明两个高频子带在该处的能量差异明显，则选择能量较大的作为结果图像的高频子带系数；否则认为两个高频子带相似度较高，则利用区域能量进行自适应加权计算低频子带融合的系数。

综上所述，高频子带的融合规则为

$$D_F^{\xi}(i,\ j)=\begin{cases} D_A^{\xi}(i,\ j) & T_1(i,\ j)>\dfrac{1}{T} \\ D_B^{\xi}(i,\ j) & T_1(i,\ j)<T \\ \omega_A^{\xi}D_A^{\xi}(i,\ j)+\omega_B^{\xi}D_B^{\xi}(i,\ j) & T\leqslant T_1(i,\ j)\leqslant\dfrac{1}{T} \end{cases} \tag{4-7}$$

利用区域能量最终得到 ω_A^{ξ}、ω_B^{ξ} 如下：

$$\omega_A^{\xi}=\frac{E_A^{\xi}(i,\ j)}{E_A^{\xi}(i,\ j)+E_B^{\xi}(i,\ j)},\quad \omega_B^{\xi}=\frac{E_B^{\xi}(i,\ j)}{E_A^{\xi}(i,\ j)+E_B^{\xi}(i,\ j)} \tag{4-8}$$

4.2　实验及结果分析

为了检验该算法的有效性，本章首先选用了一组已配准的非小细胞肺癌 PET 和 CT 图像融合，原图像大小均为 356 像素×356 像素。

本章做了三个方面的实验，第一个实验是与其他像素级融合算法的比较，第二个实验是图像融合效果的客观评价，第三个实验是 32 例非小细胞肺癌患者的 PET 图像和 CT 图像仿真实验。

4.2.1　实验一：与其他像素级融合算法的比较

在该实验中，本章算法和其他像素级融合算法，如极大法、极小法、加权平均法、IHS 变换和小波变换进行比较，具体实验结果如图 4.2 所示。

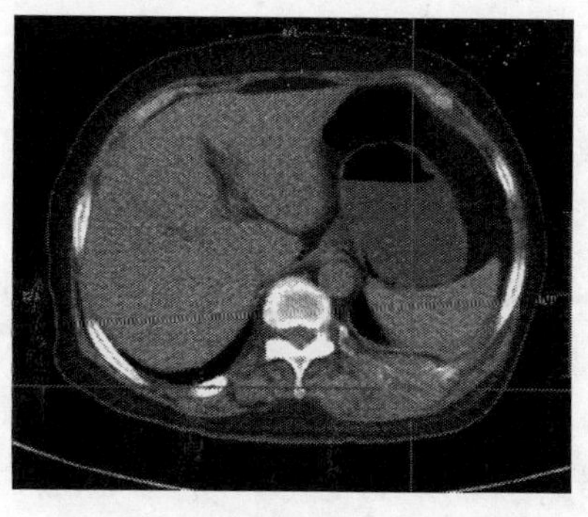

(a)CT图像

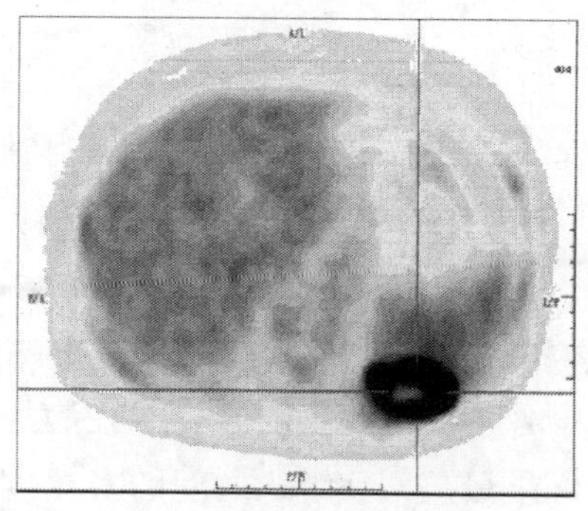

(b)PET图像

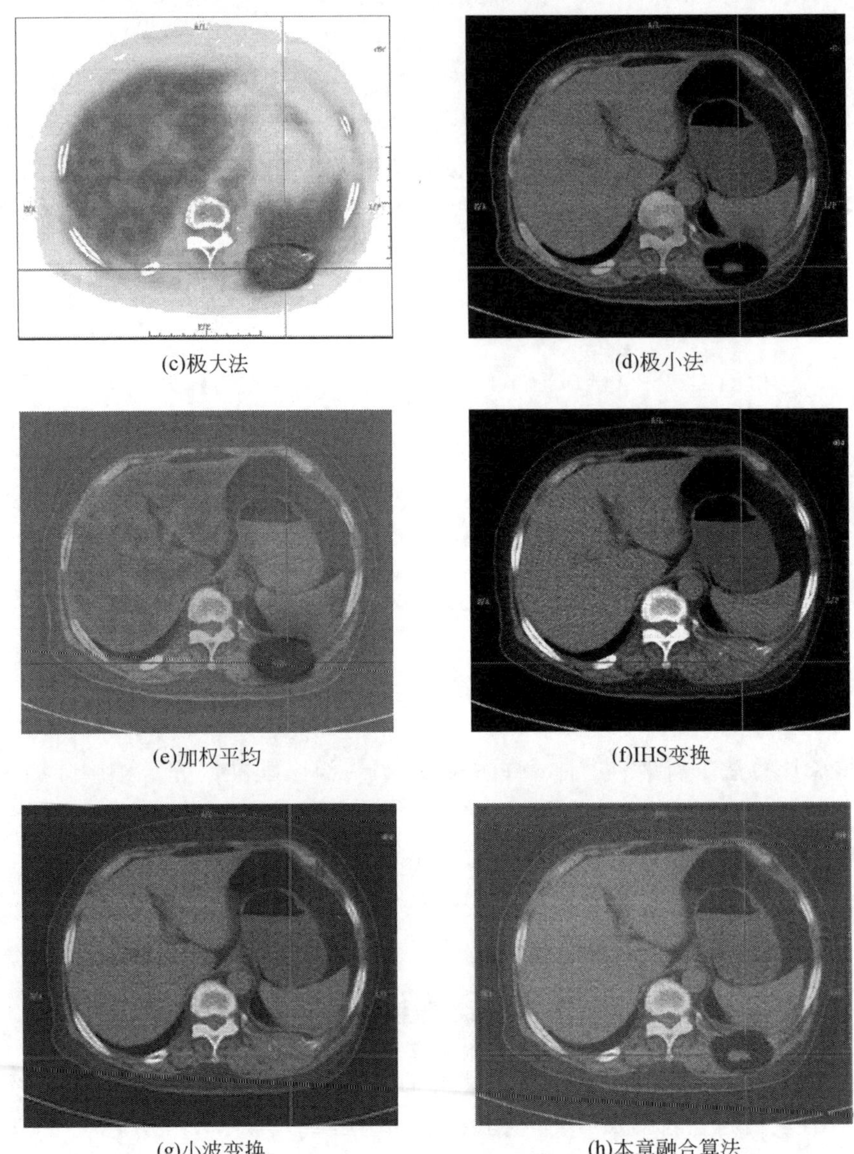

(c)极大法　(d)极小法

(e)加权平均　(f)IHS变换

(g)小波变换　(h)本章融合算法

图 4.2　不同算法融合图像

图 4.2 中，图(a)是患有非小细胞肺癌患者的原始 CT 图像，图像上可见片状密度增高影。图(b)是同一患者的原始 PET 图像，图像上可见 ^{18}F 的放射性聚集。但由于融合方法的不同，得到的最终融合结果也有所不同。主观上可以看出，本章算法和加权平均融合结果最好，将 CT 图像和 PET 图像中的结构很好地融合在了一起，但是加权平均融合结果在细节处不如本章算法，比如在病灶位置、骨骼边缘与软组织之间比较模糊。极大法的融合结果最差，软组织之间的对比度比较低，难以分辨出细节。极小法在病变部位出现了一些原图像中不存在的波动。小波变换和 IHS 变换的融合结果处于中等，而 IHS 变换在图像边缘的视觉效果不如小波变换的融合结果。

4.2.2　实验二：图像融合效果的客观评价

为了定量评价实验一中的六个像素级融合算法的融合效果，本章采用了信息熵、均值、标准差、互信息、信噪比和平均梯度等六个指标进行客观评价。具体如表 4.4 所示。

表 4.4　融合图像评价指标计算结果

	熵	均值	标准差	平均梯度	信噪比	与 CT 的互信息	与 PET 的互信息
极大法	4.8989	218.0577	44.5822	5.1917	71.7350	20.1092	9.7748
极小法	4.6606	51.1303	60.7983	7.0802	43.4406	9.8774	30.3747
加权平均法	5.4021	134.9165	25.4180	5.2054	51.1955	19.4917	30.2039
IHS 变换	5.0404	55.2777	65.1509	8.5035	44.0282	6.6754	22.2091
小波变换	5.8155	81.7506	48.9218	5.7058	46.4746	28.1415	30.1691
本章算法	5.9076	124.9586	36.9925	5.9298	54.9741	30.0006	30.8580

由表 4.4 不难看出，应用本章提出的算法得到的结果图像，较之应用其他算法得到的结果，信息熵、标准差、与 CT 图像的互信息和与 PET 图像的互信息显著提升，值分别为 5.9076、36.9925、30.0006 和 30.8580，其平均梯度低于 HIS 变换，但相对 HIS 变换对病灶的影响很小；信噪比为 54.9741，有效地抑制了噪声。以信息熵作为评价指标，在极大法、极小法、加权平均、IHS 变换、小波变换的融合结果里，信息熵最大的是小波变换，值为 5.8155，最小的是极小法，值为 4.6606。本章算法信息熵为 5.9076，与信息熵最大的小波变换相比，信息熵提高了 1.58%；以与 CT 图像的互信息作为评价指标，在极大法、极小法、加权平均、IHS 变换、小波变换的融合结果里，互信息最大的是小波变换，值为 28.1415，最小的是 IHS 变换，值为 6.6754。本章算法互信息为 30.0006，与互信息最大的小波变换相比，互信息提高了 6.61%。其他几个指标，本章算法都明显优于其他方法，此处不再一一列举。

4.2.3　实验三：32 例非小细胞肺癌患者的 PET 图像和 CT 图像仿真实验

这里对所收集到的 32 例非小细胞肺癌患者的 PET 图像和 CT 图像进行仿真实验，图像的大小均为 356 像素×356 像素。实验使用的步骤和前面所提到的一样，并且和极大法、极小法、加权平均、IHS 变换以及小波变换做比较。最终结果如表 4.5 所示。

表 4.5　32 例非小细胞肺癌患者的 PET、CT 融合图像

编号	CT 图像	PET 图像	本章融合算法	小波变换	HIS 变换	极大法	极小法	加权平均
病例 1	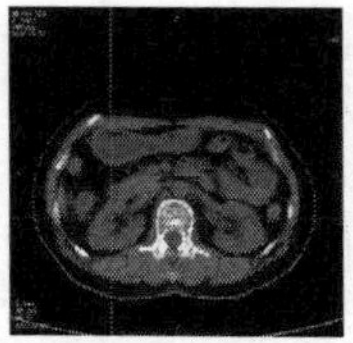	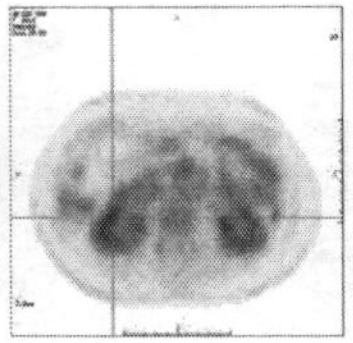	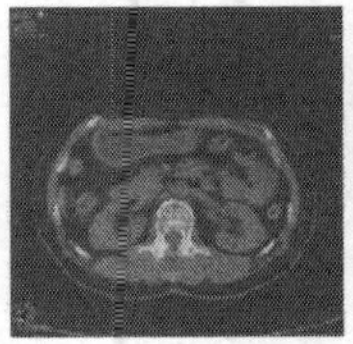	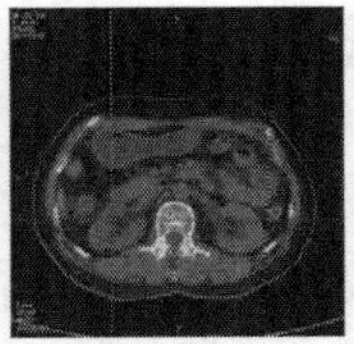	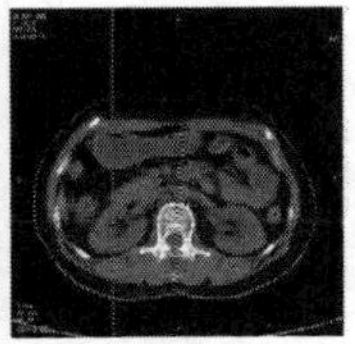	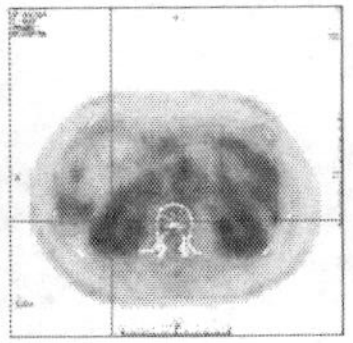	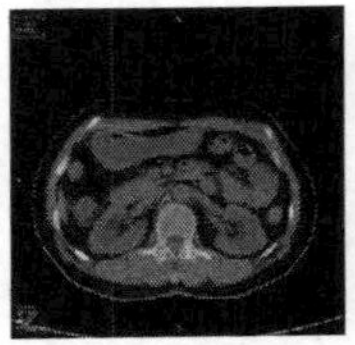	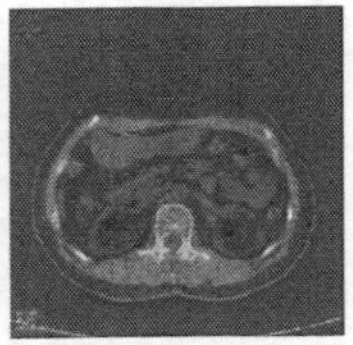
病例 2	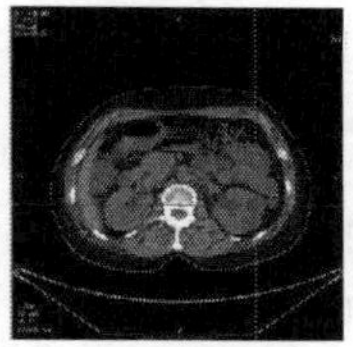	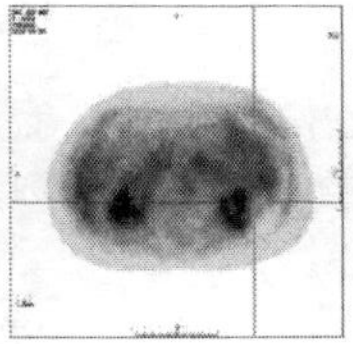	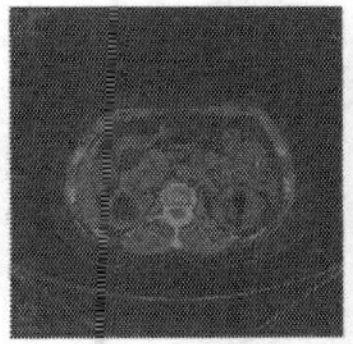	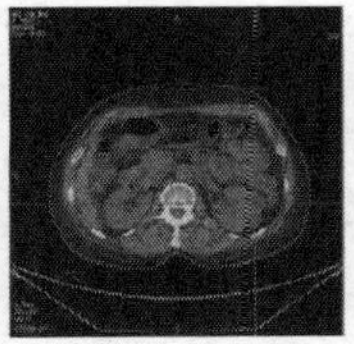	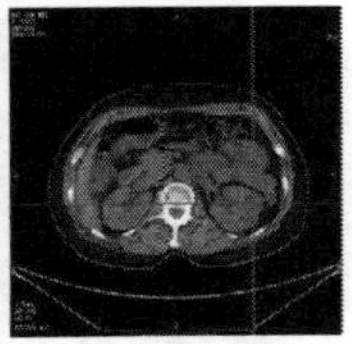	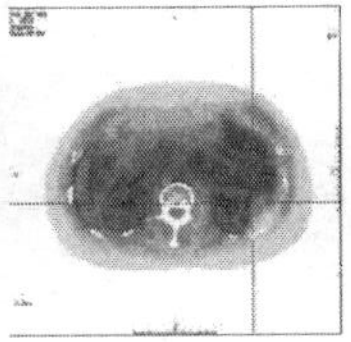	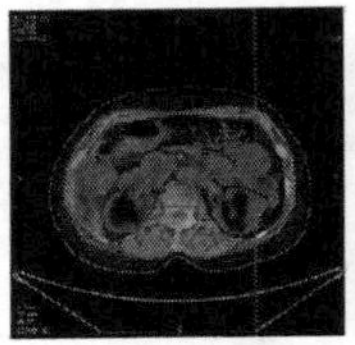	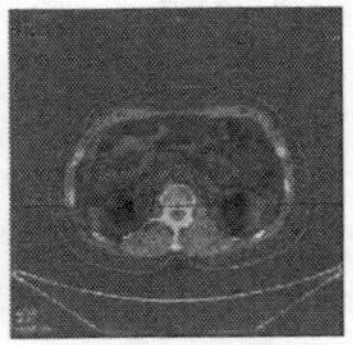
病例 3	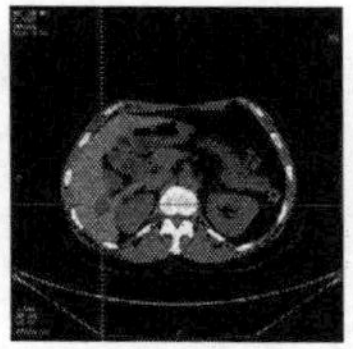	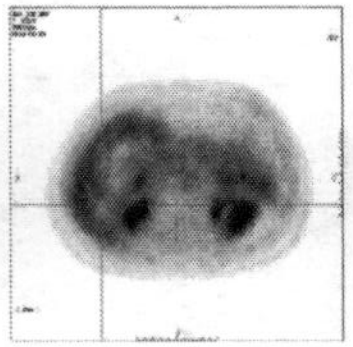	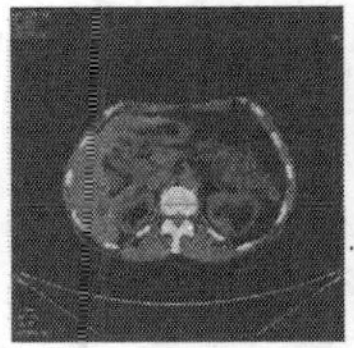	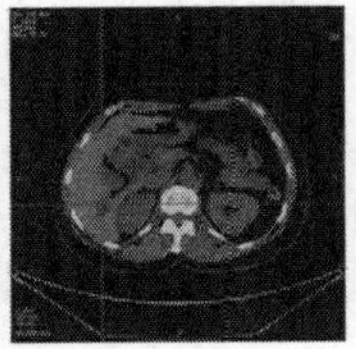	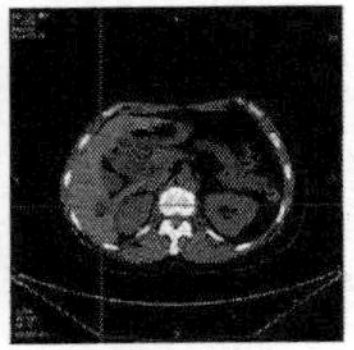	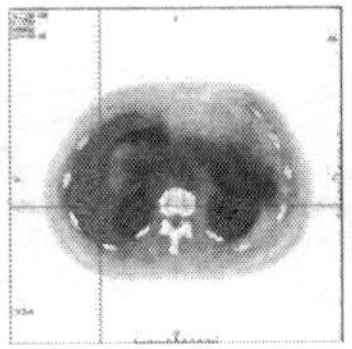	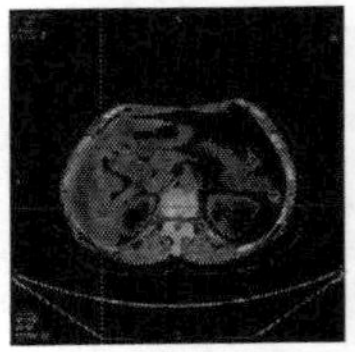	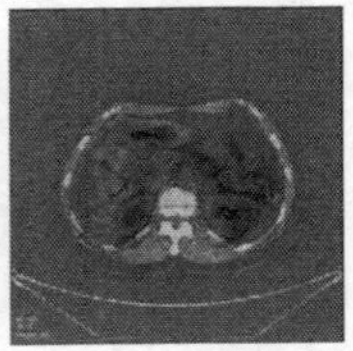
病例 4	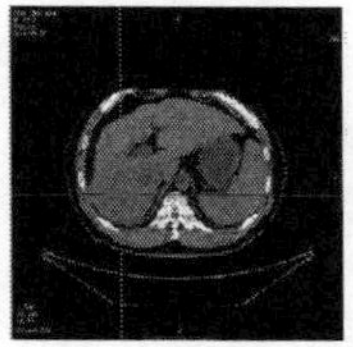	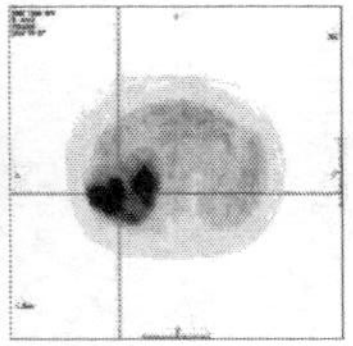	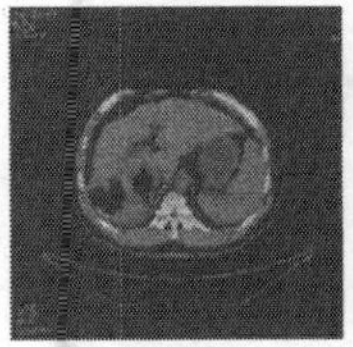	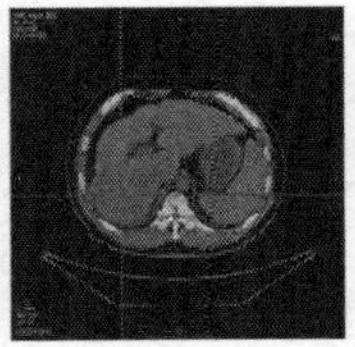	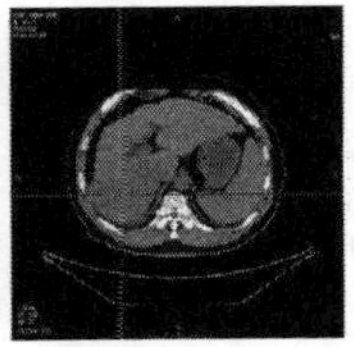	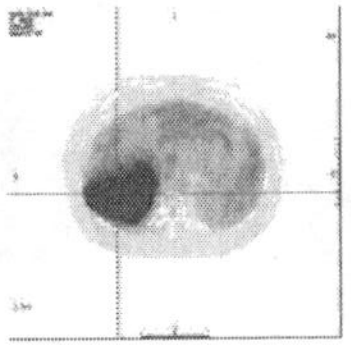	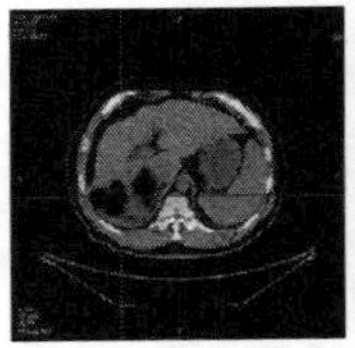	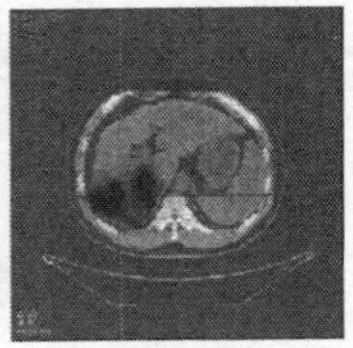
病例 5	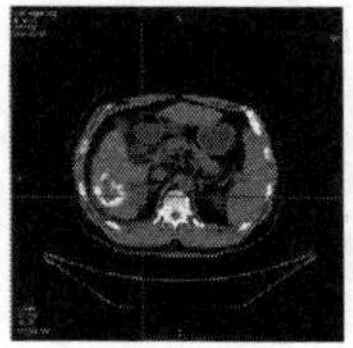	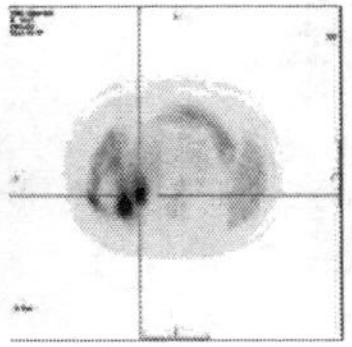	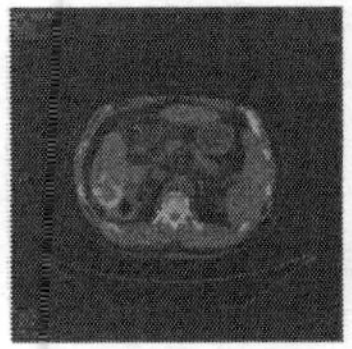	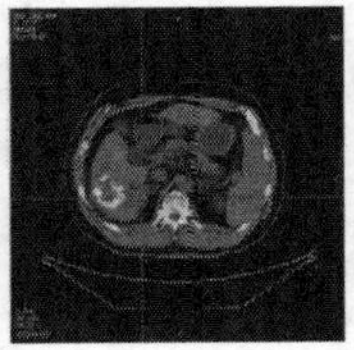	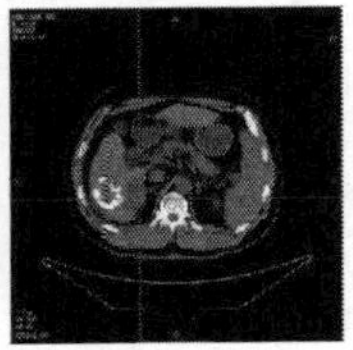	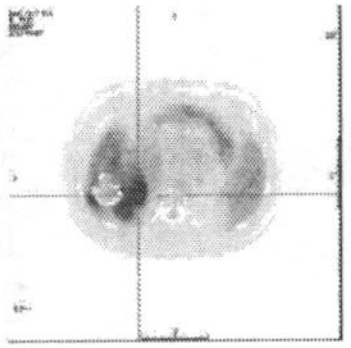	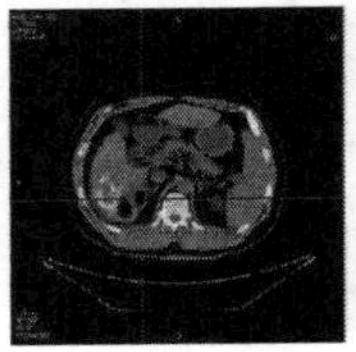	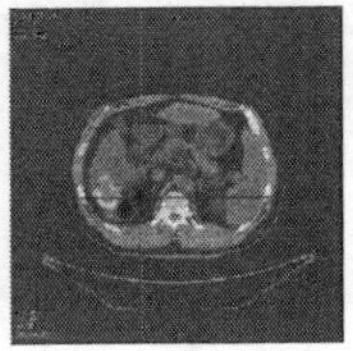

续表

编号	CT 图像	PET 图像	本章融合算法	小波变换	HIS 变换	极大法	极小法	加权平均
病例6								
病例7								
病例8								
病例9								
病例10								

续表

编号	CT 图像	PET 图像	本章融合算法	小波变换	HIS 变换	极大法	极小法	加权平均
病例11	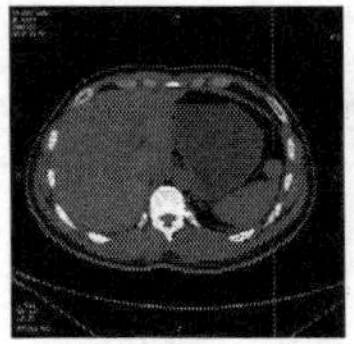	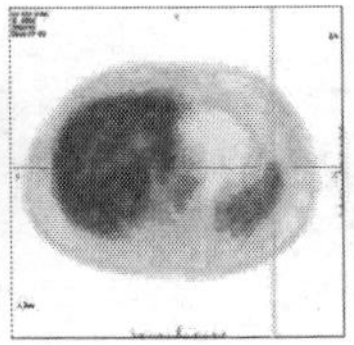	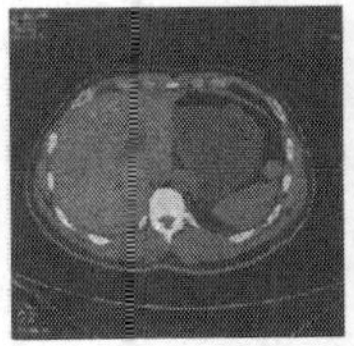	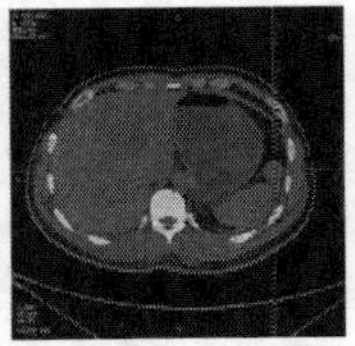	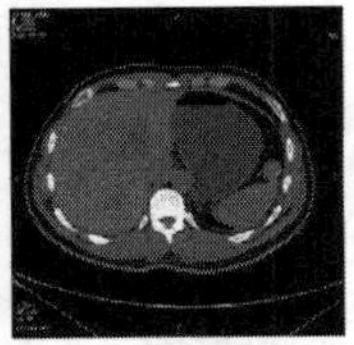	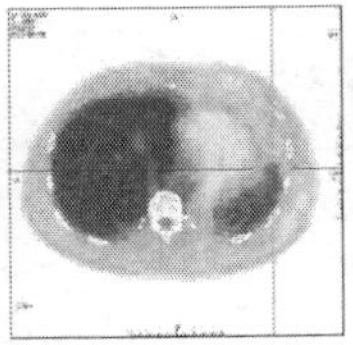	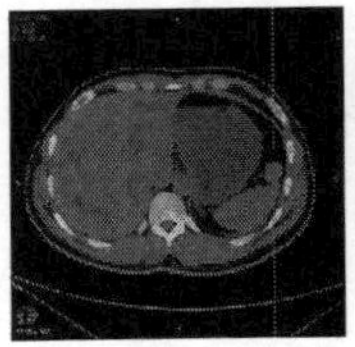	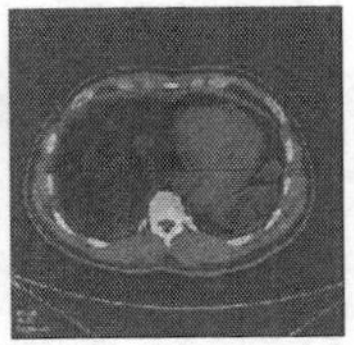
病例12	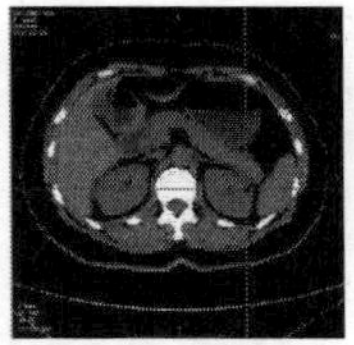	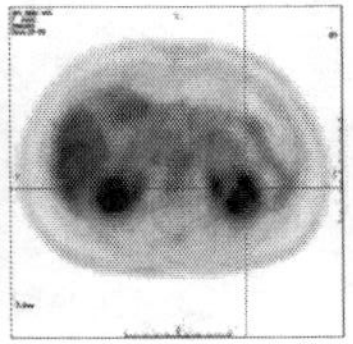	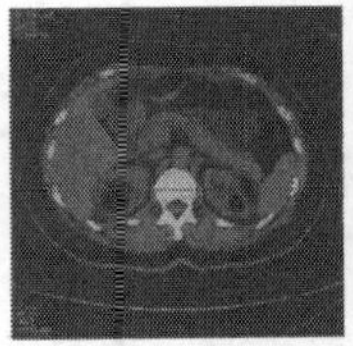	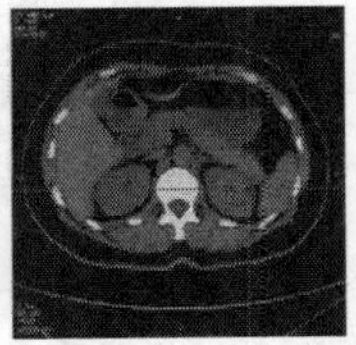	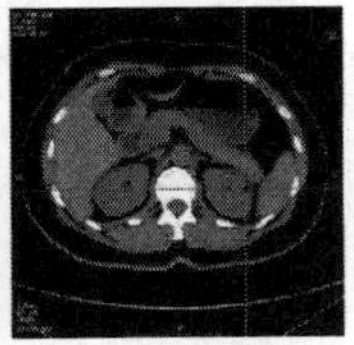	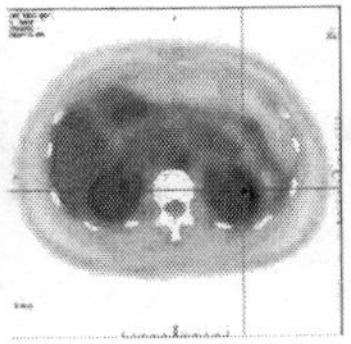	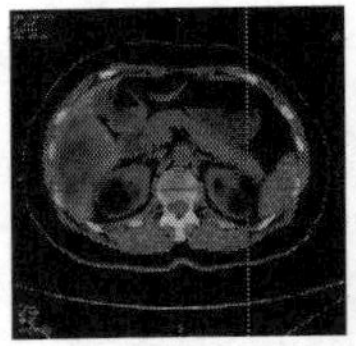	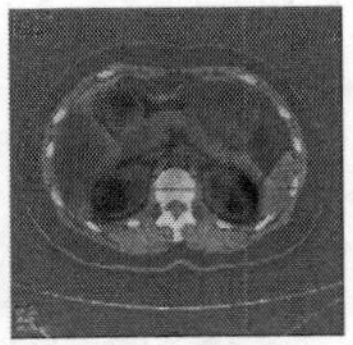
病例13	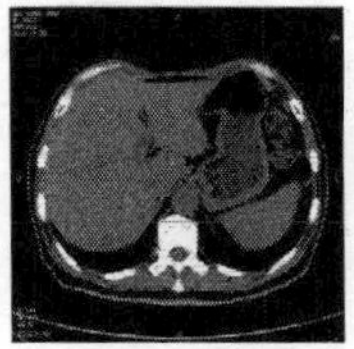	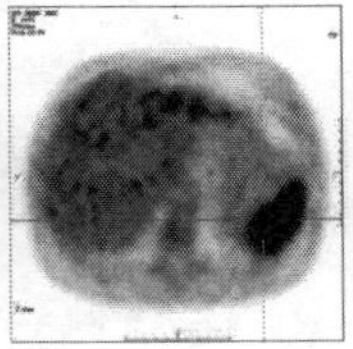	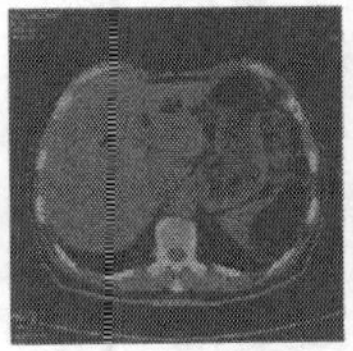	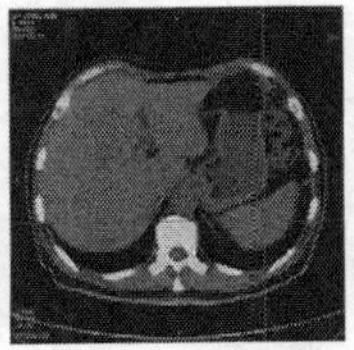	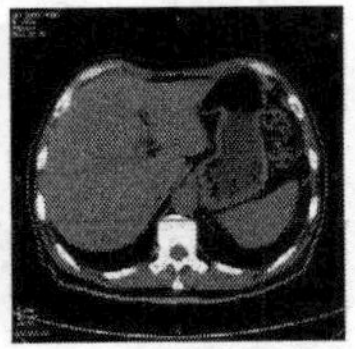	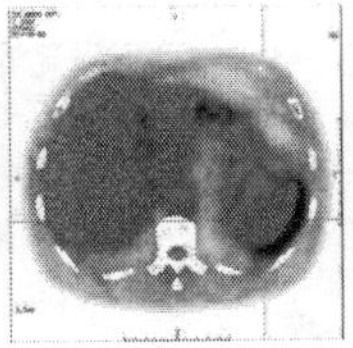	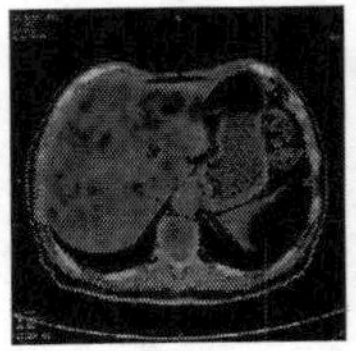	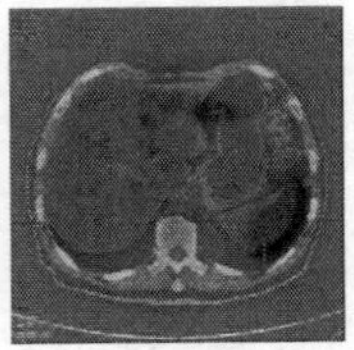
病例14	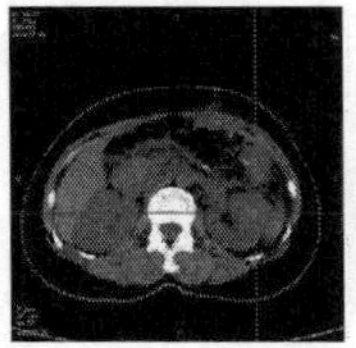	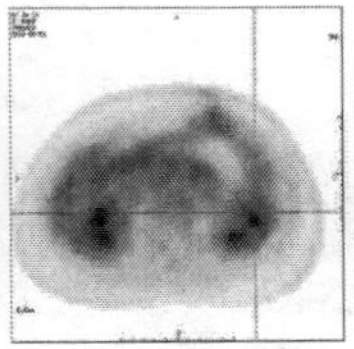	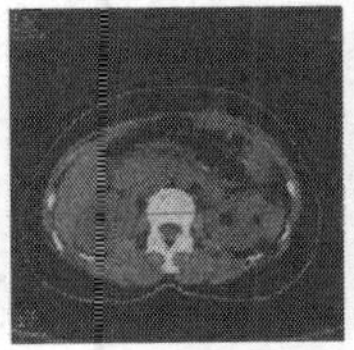	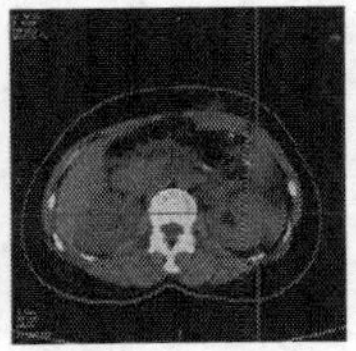	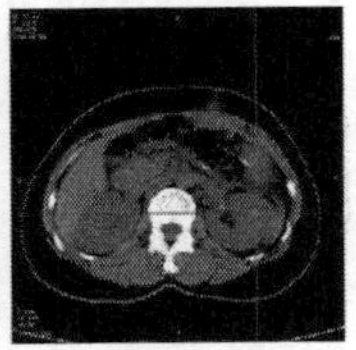	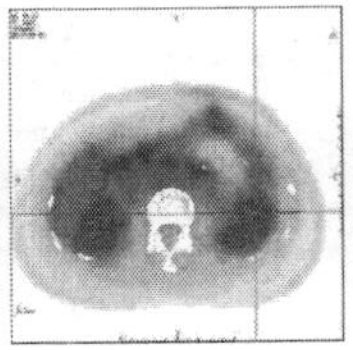	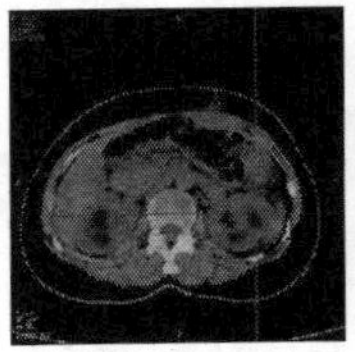	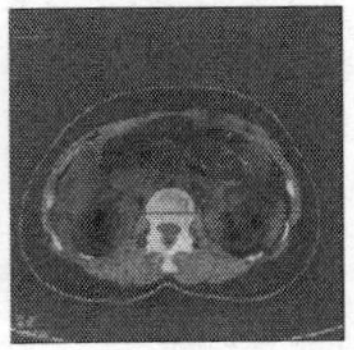
病例15	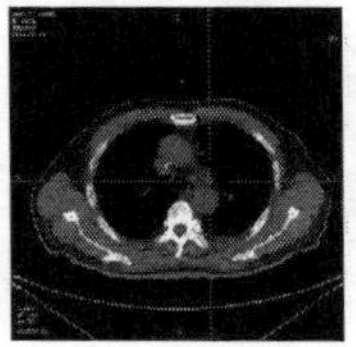	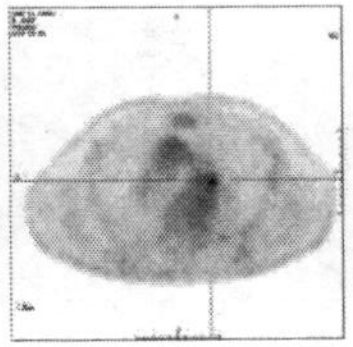	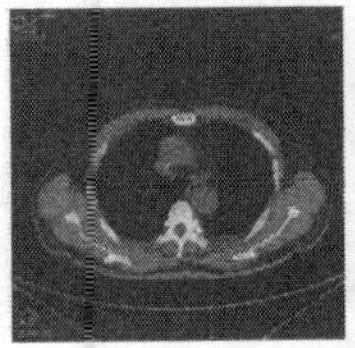	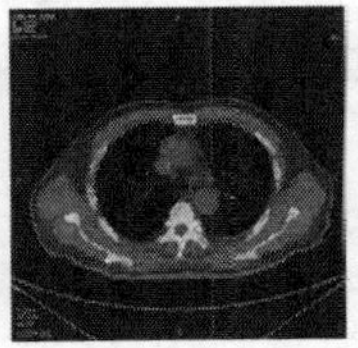	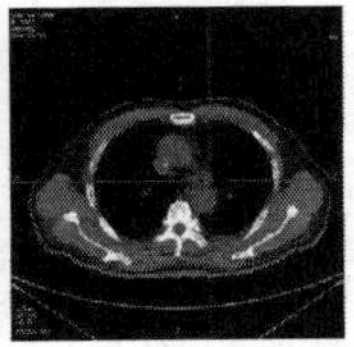	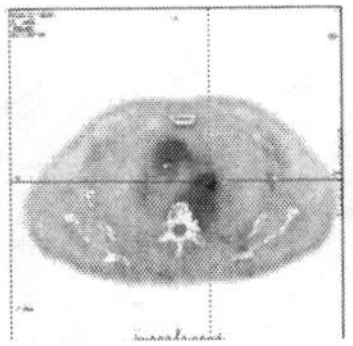	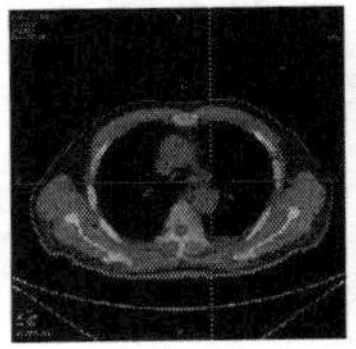	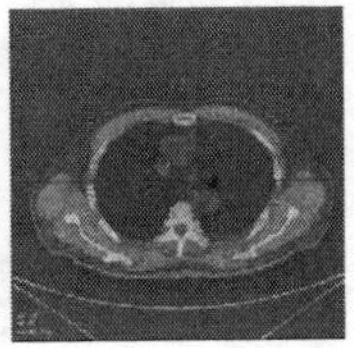

续表

编号	CT 图像	PET 图像	本章融合算法	小波变换	HIS 变换	极大法	极小法	加权平均
病例16	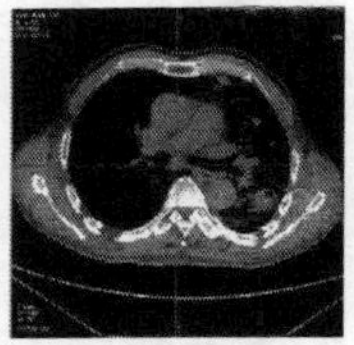	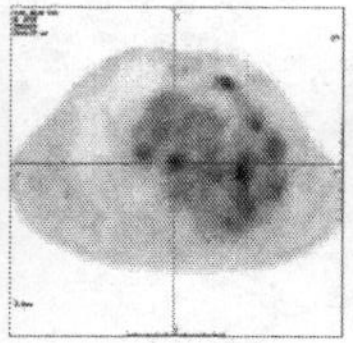	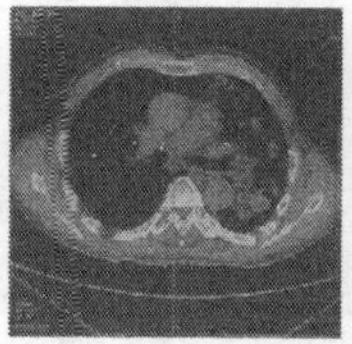	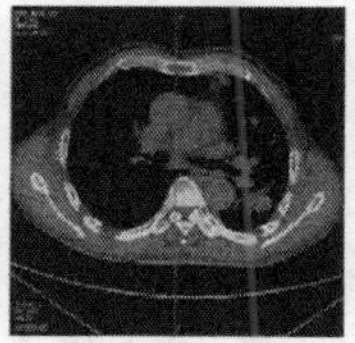	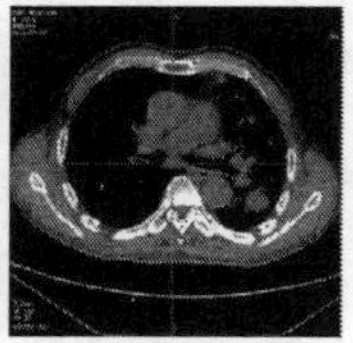	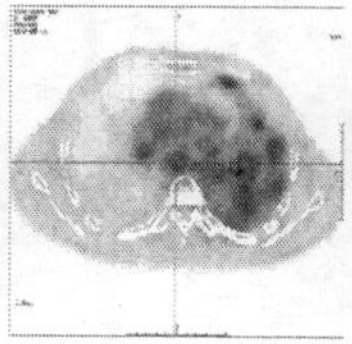	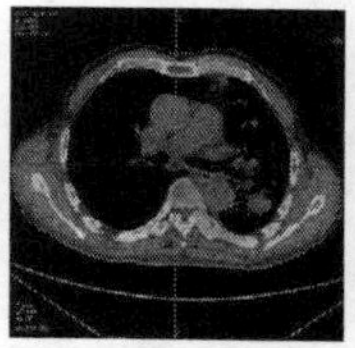	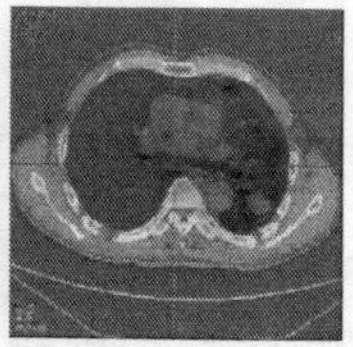
病例17	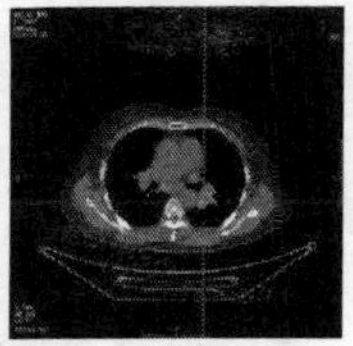	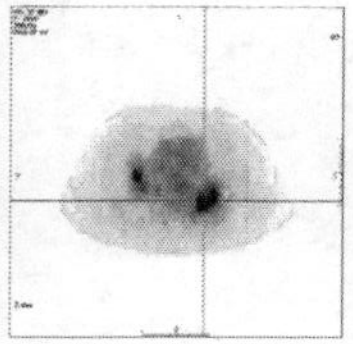	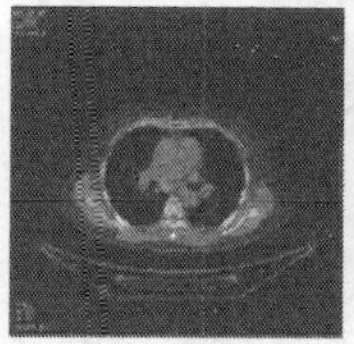	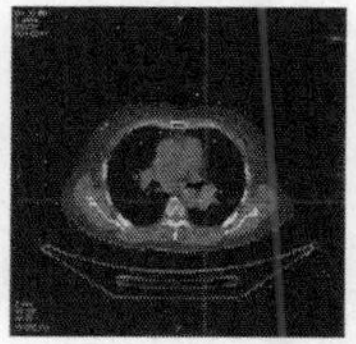	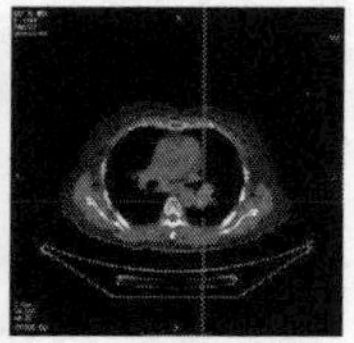	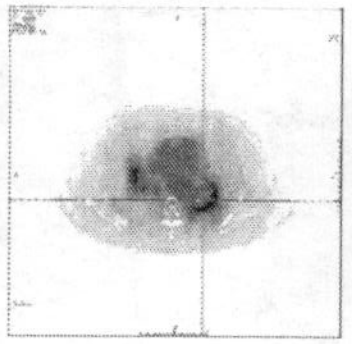	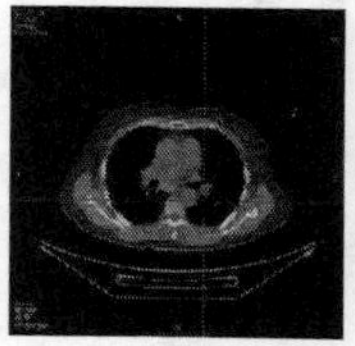	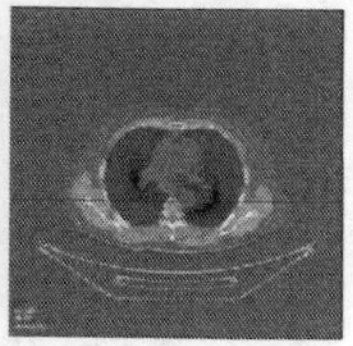
病例18	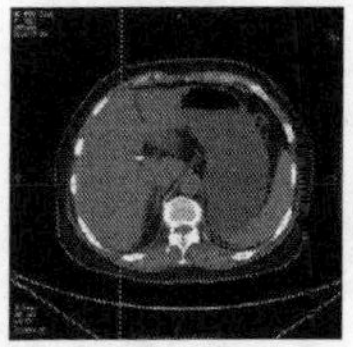	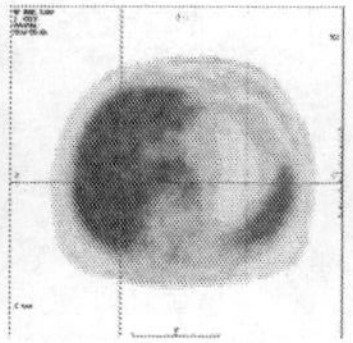	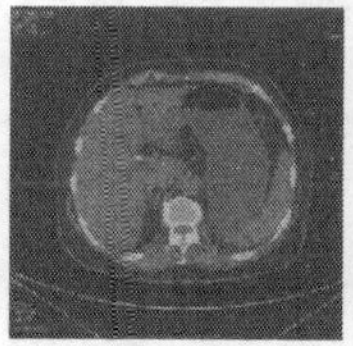	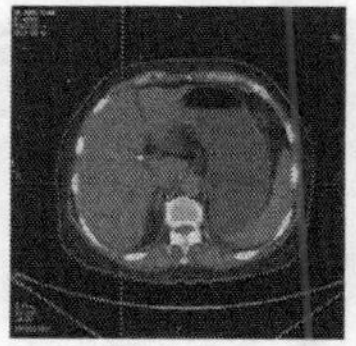	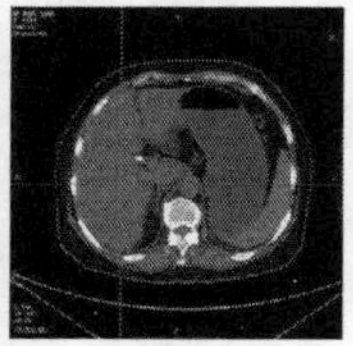	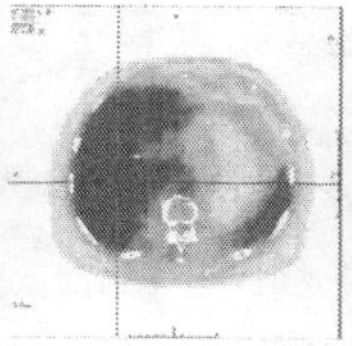	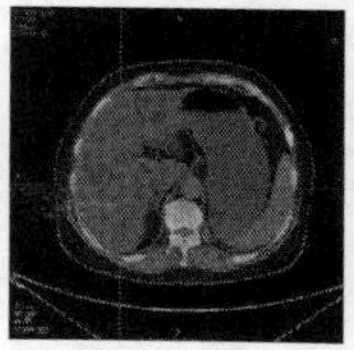	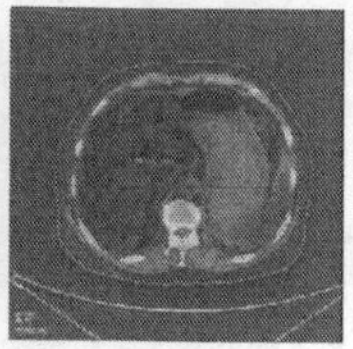
病例19	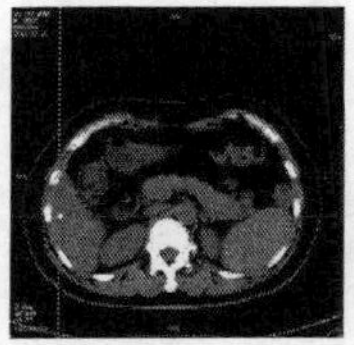	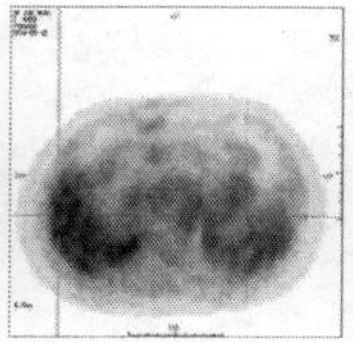	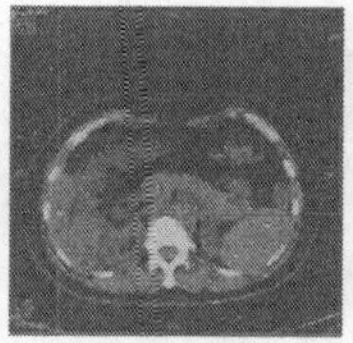	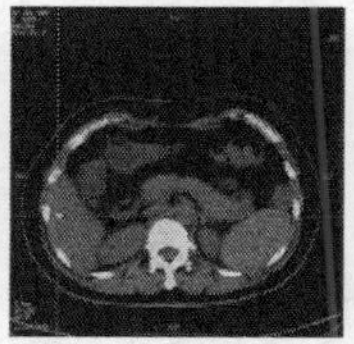	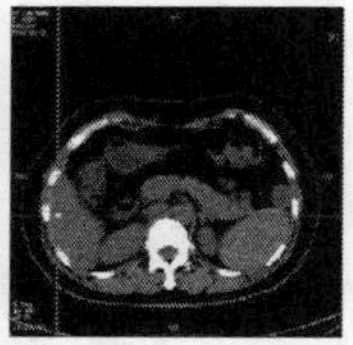	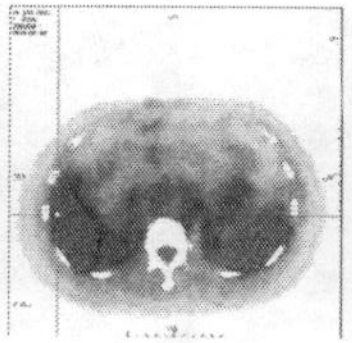	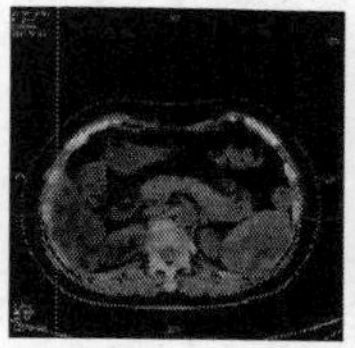	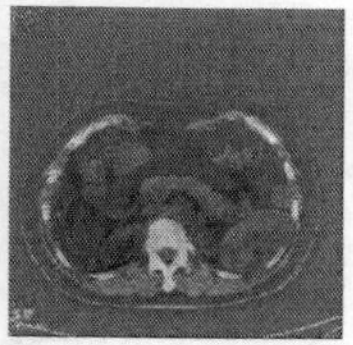
病例20	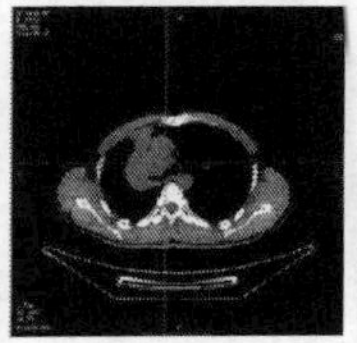	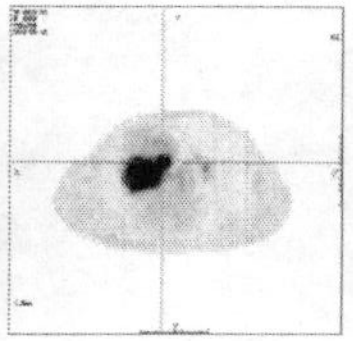	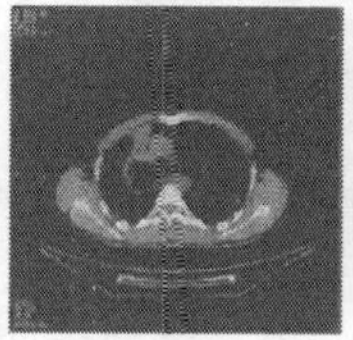	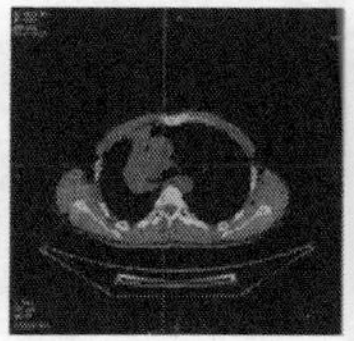	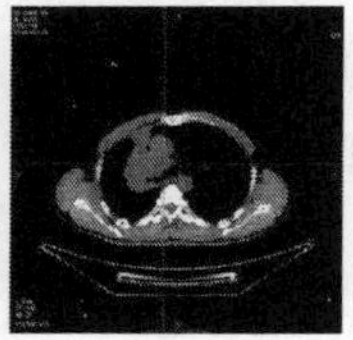	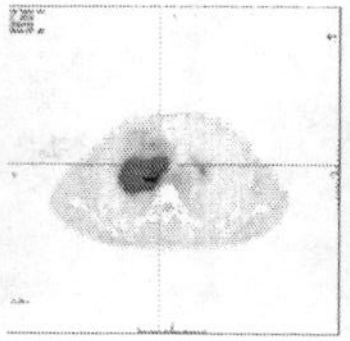	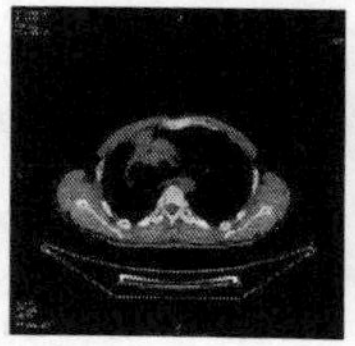	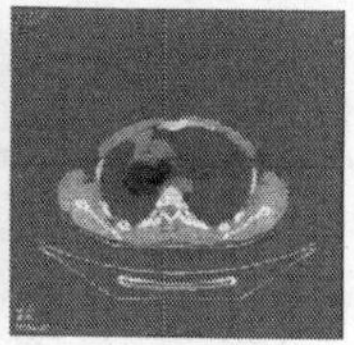

续表

编号	CT 图像	PET 图像	本章融合算法	小波变换	HIS 变换	极大法	极小法	加权平均
病例21								
病例22								
病例23								
病例24								
病例25								

续表

编号	CT 图像	PET 图像	本章融合算法	小波变换	HIS 变换	极大法	极小法	加权平均
病例26	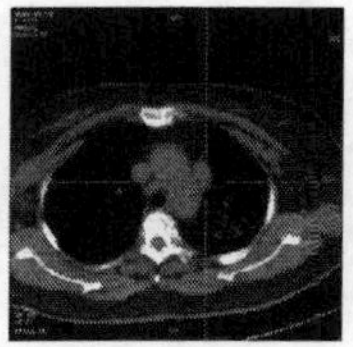	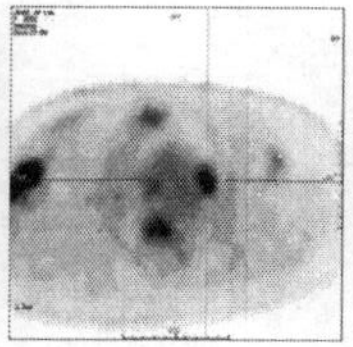	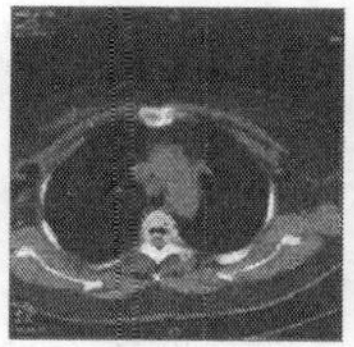	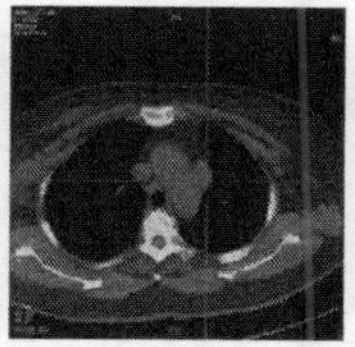	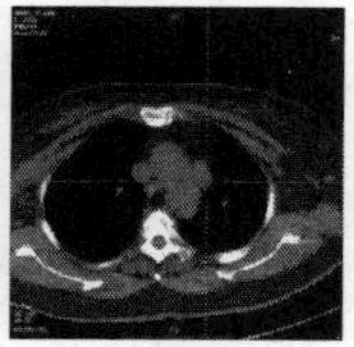	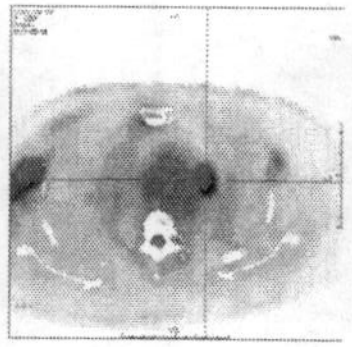	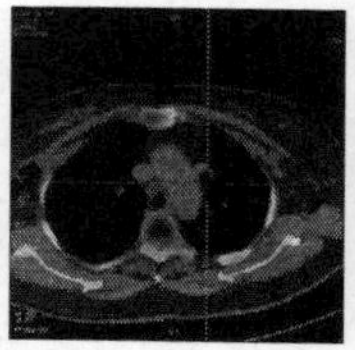	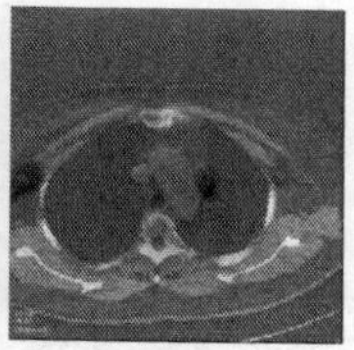
病例27	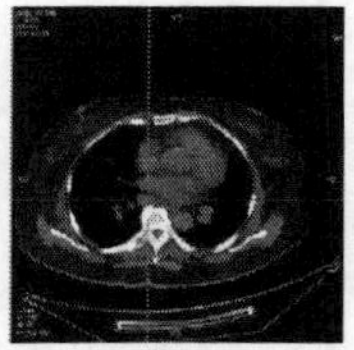	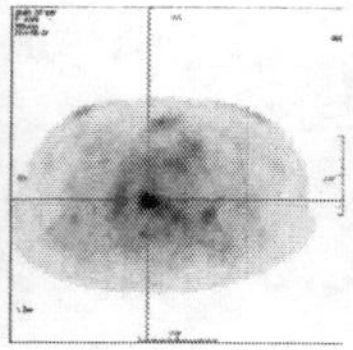	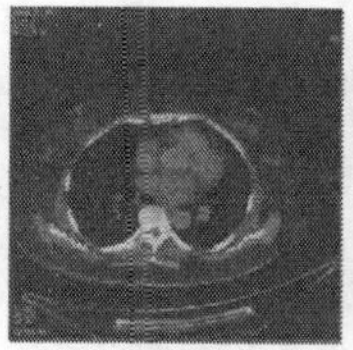	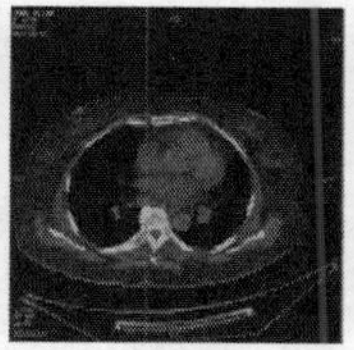	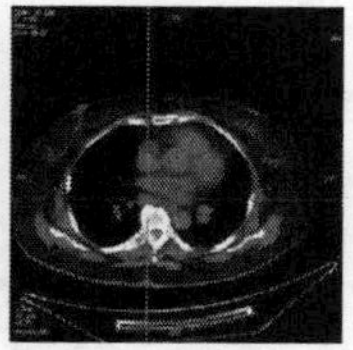	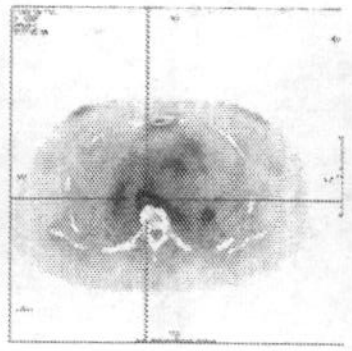	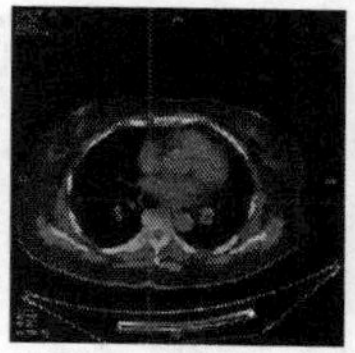	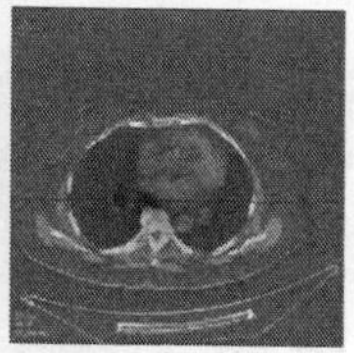
病例28	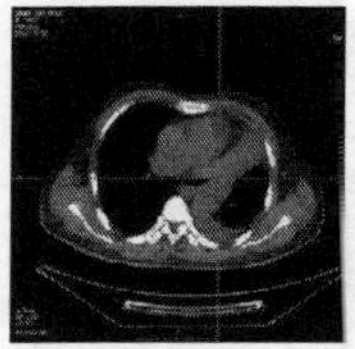	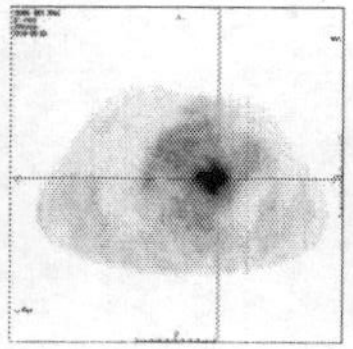	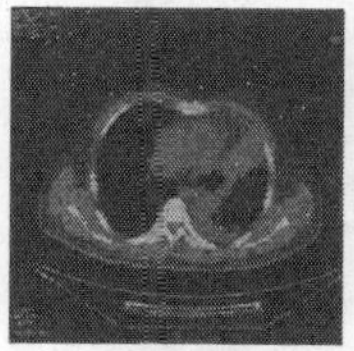	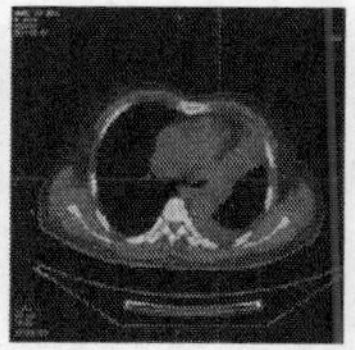	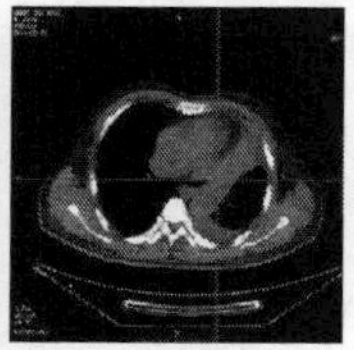	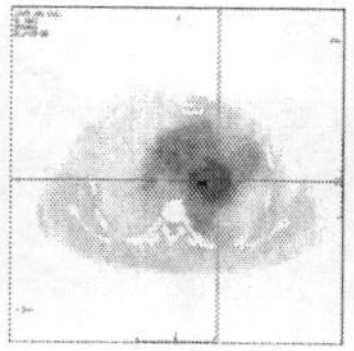	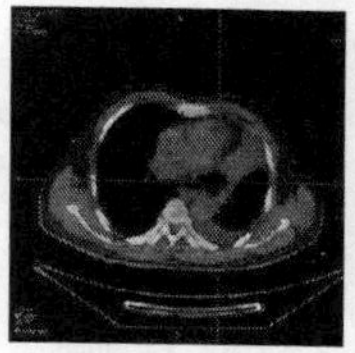	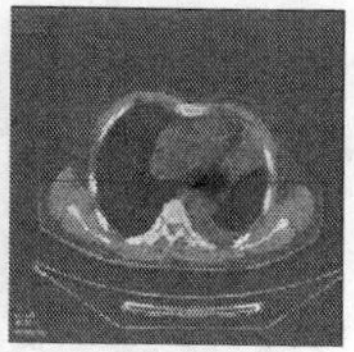
病例29	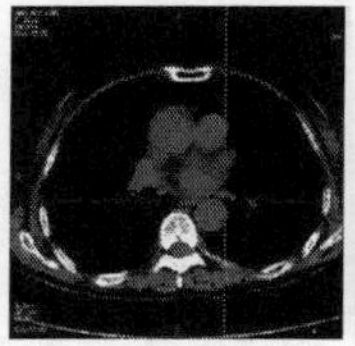	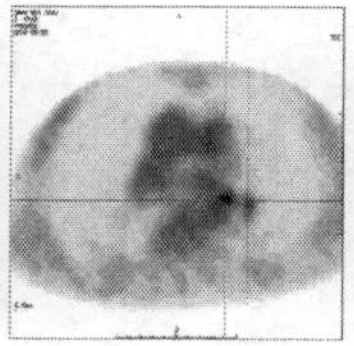	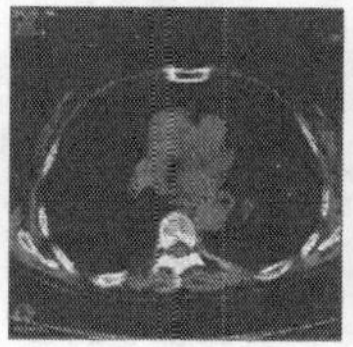	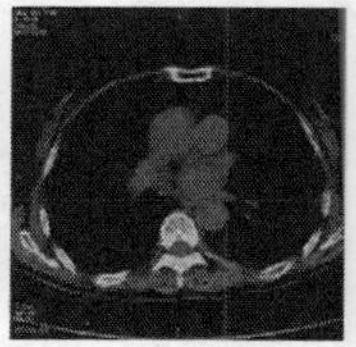	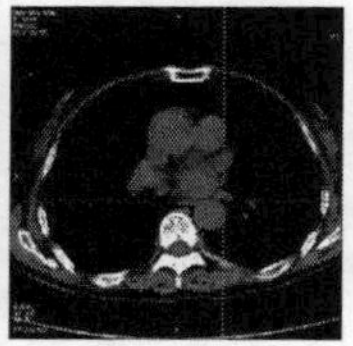	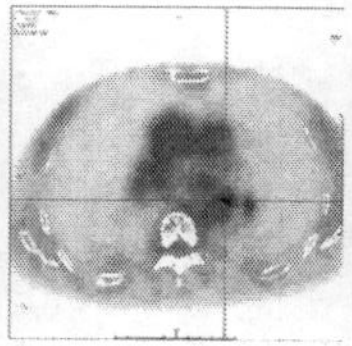	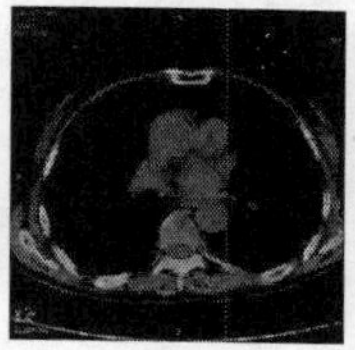	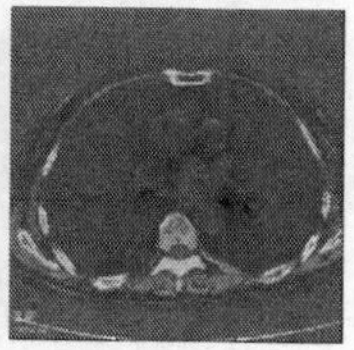
病例30	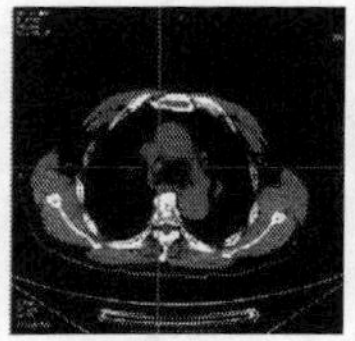	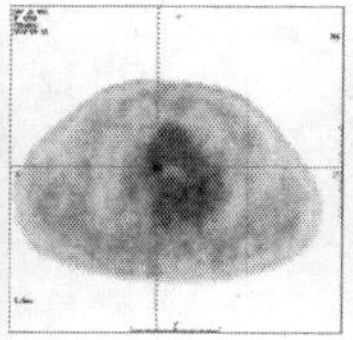	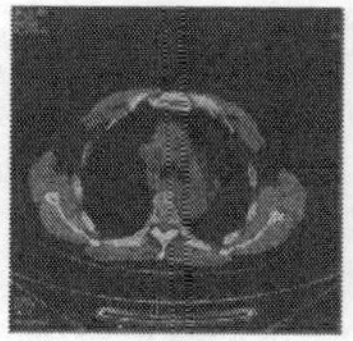	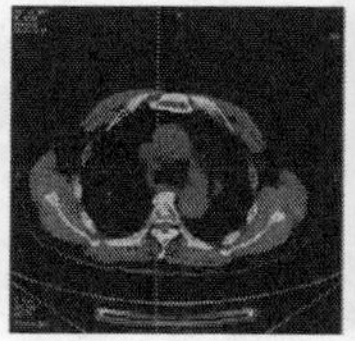	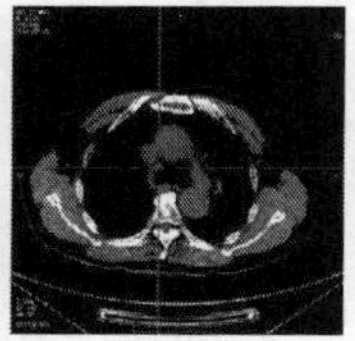	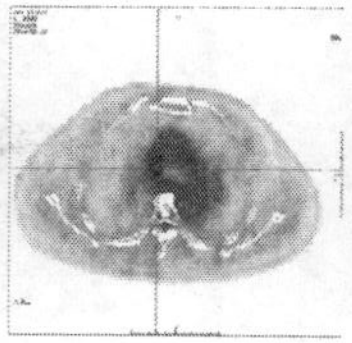	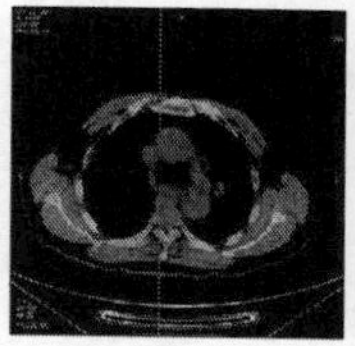	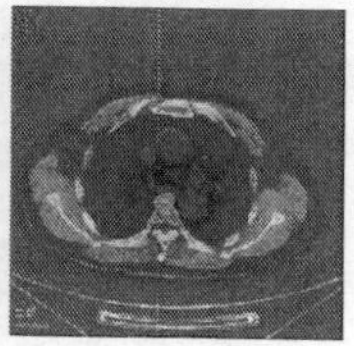

续表

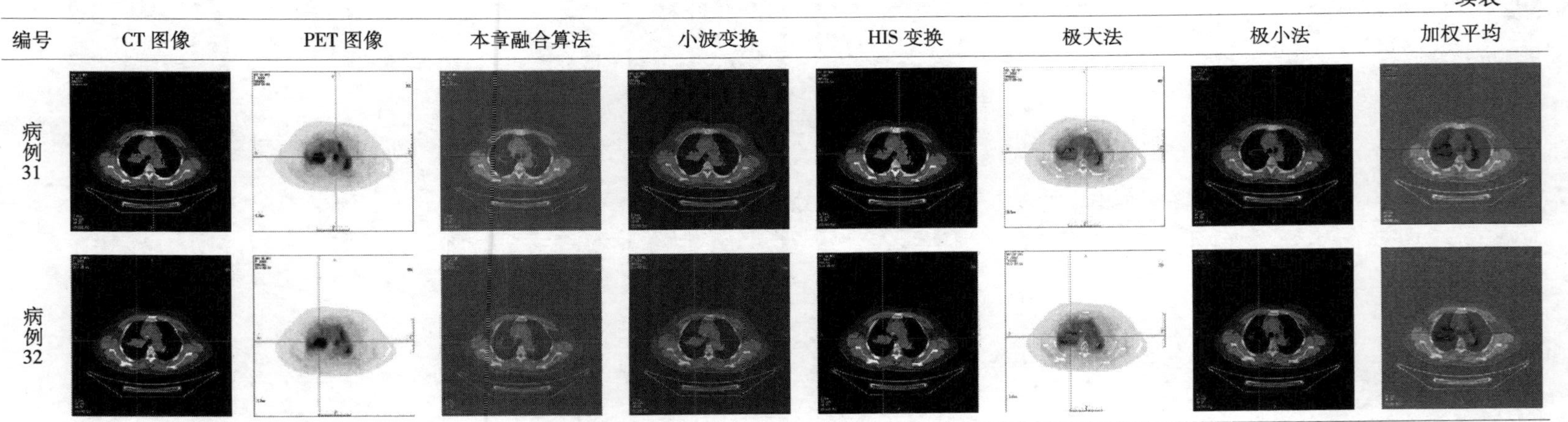

在客观上，对这六种算法即极大法、极小法、加权平均、IHS变换、小波变换和本章融合算法所获取的融合图像采用常用的熵和互信息的方法进行比较（表4.6）。

表4.6　评价指标熵的计算结果

	CT图像	PET图像	极大法	极小法	加权平均	IHS变换	小波变换	本章融合算法
1	3.8315	4.0151	4.4058	4.1278	4.7997	4.5690	4.8308	5.2055
2	3.5662	3.7455	4.0091	3.8198	4.5172	4.0883	4.8288	4.9771
3	2.7243	3.8139	4.1346	2.9046	4.6274	3.3201	4.3456	4.5518
4	3.0058	2.9263	3.2156	3.1474	3.9153	3.3264	4.2701	4.7188
5	2.7918	2.7592	3.1068	2.9885	3.8135	3.1288	4.2105	4.6532
6	3.7177	3.8662	4.1778	3.8774	4.6491	4.2996	5.0077	5.3501
7	2.5198	4.5944	4.8867	2.6073	5.0846	3.3403	3.9832	4.7902
8	3.0204	4.2850	4.6312	3.3170	5.4707	3.7351	4.6539	4.9788
9	4.6307	5.0814	5.4192	4.8907	6.0084	5.4127	5.9260	5.9786
10	2.9376	3.7324	4.0339	3.2150	4.7928	3.6267	4.6728	4.7693
11	3.9488	4.1262	4.4435	4.2508	4.9213	4.5071	5.2440	5.4283
12	3.5026	4.6530	4.9563	3.7796	5.5348	4.1733	5.1938	5.2905
13	4.2239	5.1594	5.4282	4.4220	5.9647	4.9182	5.4159	5.8257
14	3.4400	4.4750	4.7434	3.7156	5.0856	3.9027	4.7808	4.9919
15	3.0719	3.5937	3.9208	3.3338	4.7407	3.5218	4.5103	4.9848
16	3.5620	4.2320	4.5038	3.8958	5.6857	4.2611	5.1225	4.9886
17	2.2899	2.7768	3.0016	2.4458	3.6586	2.6998	3.6367	4.4141
18	4.0209	4.2169	4.4716	4.3400	4.8415	4.4933	5.2105	5.2466
19	3.1237	4.5560	4.8247	3.4079	5.2274	3.8941	4.6772	4.8434
20	2.0605	2.4298	2.6499	2.2094	3.5985	2.5309	3.4416	4.1751
21	2.1485	2.6530	2.8283	2.3149	3.3785	2.5179	3.4604	4.1745
22	5.2512	3.6986	3.7553	5.8490	5.4937	6.0388	5.7497	6.0926
23	2.8316	3.3634	3.7542	2.7839	4.1506	3.2148	4.1608	4.7046
24	3.9906	4.2158	4.5481	4.2986	5.7234	4.5085	5.2889	5.7605
25	3.1333	3.6161	3.9761	3.4332	4.9626	3.8060	4.5347	4.6677
26	4.1841	4.5023	4.8505	4.4846	5.7676	5.0686	5.3778	5.7796
27	3.3995	3.7464	3.9763	3.6941	4.6442	3.9016	4.8406	4.9908
28	3.1994	3.3512	3.6596	3.4620	4.6922	3.6606	4.5408	4.7235
29	2.7175	4.6470	4.9841	2.9406	5.2610	3.5191	4.0004	4.9039
30	2.6850	4.1105	4.3456	2.9524	5.1115	3.1843	4.4188	4.7597
31	2.4291	2.6710	2.9365	2.5725	3.7452	2.7246	3.6852	4.4732
32	2.4843	2.6440	2.8370	2.6461	3.5642	2.8273	3.9036	4.3514

通过表 4.6 和图 4.3 可以看出，与极大法、极小法、IHS 变换和小波变换相比较，本章算法所得到的融合图像的熵都是最大的。与加权平均相比较，本章算法中有 13 副融合图像的熵低于加权平均，熵高于加权平均的融合图像占 60%。

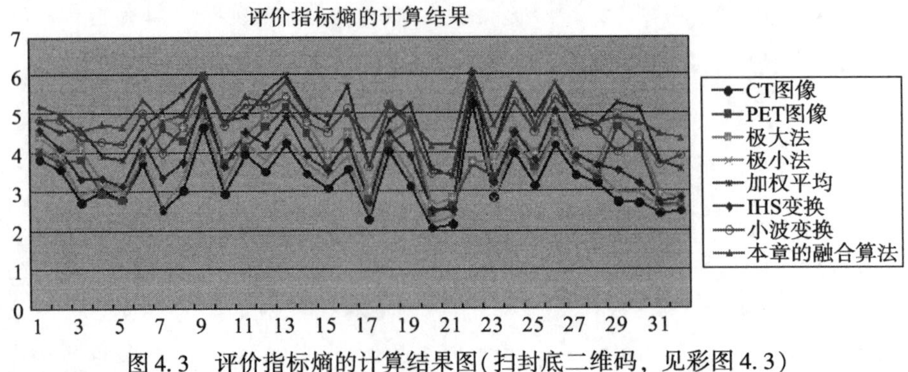

图 4.3　评价指标熵的计算结果图(扫封底二维码，见彩图 4.3)

通过表 4.7 和图 4.4 可以看出，与极大法、极小法、加权平均和 IHS 变换相比较，本章算法所得到的融合图像的互信息都是最大的。与小波变换相比较，本章算法中有 12 幅融合图像的互信息低于小波变换，互信息高于小波变换的融合图像占 62.5%。

表 4.7　评价指标互信息的计算结果

	极大法	极小法	加权平均	IHS 变换	小波变换	本章融合算法
1	24.3077	9.0486	23.5117	6.3556	31.2997	34.6138
2	26.3619	4.8520	26.6308	5.6315	36.7087	36.8367
3	33.1915	6.2581	33.6636	7.0481	36.2905	33.1335
4	27.9225	6.9257	26.8772	6.9523	35.2638	37.2377
5	27.4796	4.3697	32.4027	4.2418	34.3866	36.7252
6	23.6288	5.3823	27.2712	8.9300	29.4003	36.3785
7	23.9695	6.3685	26.5128	5.7057	40.5322	41.0545
8	22.9470	7.5223	22.9482	6.0024	38.3185	35.3807
9	17.7090	5.4774	19.6583	6.3112	25.7167	25.8084
10	24.4495	7.5317	24.2347	5.3288	40.6415	32.6217
11	23.1647	9.1722	20.8888	5.8556	26.9518	30.7815
12	28.4107	7.8165	24.3139	8.5915	33.0800	30.1401
13	16.5436	7.9377	18.0025	6.1446	32.4673	26.9586
14	23.6671	8.0535	25.3032	5.7104	37.3456	32.8761
15	33.4745	7.7000	29.4915	7.6417	38.8134	33.1918
16	22.5027	8.7089	21.6448	6.6517	31.5482	31.9545
17	30.7559	5.9859	26.5986	4.3704	42.5684	40.0617

续表

	极大法	极小法	加权平均	IHS 变换	小波变换	本章融合算法
18	28.4513	8.7486	27.3054	5.9133	31.2874	31.8800
19	26.9002	7.1594	22.6956	8.2643	35.7040	30.7041
20	27.5427	5.7491	32.5670	5.8141	39.7283	42.4345
21	29.2572	5.7687	30.7182	5.7859	41.9537	36.7425
22	24.8101	10.7219	30.6395	12.2741	15.5118	32.7593
23	32.8437	6.1841	25.8290	7.1356	34.1011	34.4829
24	25.9014	5.6256	25.6994	9.9156	29.0276	30.1650
25	28.3850	7.7854	30.8063	7.9939	37.5694	34.4066
26	24.5057	9.5171	24.0580	10.8125	33.7910	33.8533
27	26.5308	8.1942	27.6993	8.5623	26.8691	33.4591
28	24.4886	7.8096	21.9323	7.7448	33.6585	34.6407
29	24.9516	7.0257	26.3278	8.3439	36.8437	37.5631
30	24.8699	4.3938	27.8716	7.0726	39.9783	31.4043
31	30.0723	4.1131	29.3279	4.3280	36.7473	40.3947
32	39.1969	4.3291	37.5881	4.4426	35.2050	36.2442

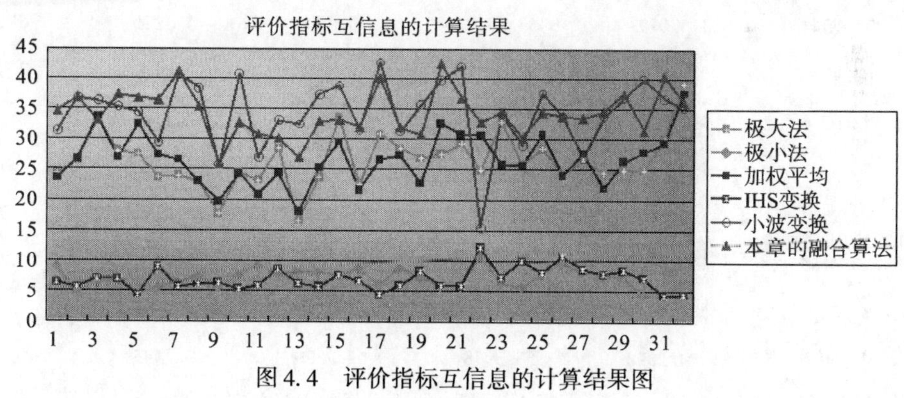

图 4.4　评价指标互信息的计算结果图

上述是六种算法进行的比较，下面主要是与小波变换进行的比较，采用的指标有均值、信噪比和峰值信噪比，其计算结果如表 4.8 和图 4.5 ~ 图 4.7 所示。

表 4.8　评价指标的计算结果

	均值		信噪比		峰值信噪比	
	小波变换	本章融合算法	小波变换	本章融合算法	小波变换	本章融合算法
1	68.5038	118.8189	53.4384	56.4933	3.2662	6.3211
2	67.2729	107.4559	53.1561	55.7464	3.1458	5.7360

续表

	均值		信噪比		峰值信噪比	
	小波变换	本章融合算法	小波变换	本章融合算法	小波变换	本章融合算法
3	59. 5549	110. 6781	52. 8809	55. 6623	2. 9369	5. 7183
4	65. 6902	112. 7906	53. 2105	55. 9613	2. 7462	5. 4970
5	61. 5552	99. 1624	53. 1721	55. 2825	2. 5852	4. 6956
6	67. 3298	129. 7879	53. 0951	56. 7777	3. 0451	6. 7277
7	56. 0902	130. 2082	52. 7414	57. 1461	3. 0871	7. 4918
8	70. 9051	110. 2484	53. 5162	56. 0105	3. 7631	6. 2574
9	84. 8580	146. 3461	53. 7033	57. 6885	4. 7424	8. 7276
10	63. 1055	120. 8499	53. 0833	56. 3746	2. 8658	6. 1571
11	66. 3376	121. 1623	53. 1914	56. 3178	3. 2315	6. 3580
12	69. 3434	104. 9465	53. 2994	55. 5839	3. 6282	5. 9127
13	88. 1301	128. 5579	53. 5044	56. 6174	4. 7915	7. 9045
14	71. 2027	113. 8242	53. 4023	56. 0101	3. 5072	6. 1150
15	66. 9087	114. 9003	53. 3725	56. 1869	3. 0270	5. 8414
16	72. 0640	132. 8964	53. 5121	57. 5993	3. 4623	7. 5496
17	49. 8372	103. 5028	52. 7283	55. 5273	2. 1862	4. 9852
18	75. 7344	115. 0793	53. 5937	56. 0989	3. 6221	6. 1273
19	64. 4955	132. 9062	53. 0937	57. 2110	3. 4930	7. 6103
20	52. 0926	117. 6575	52. 7947	56. 1816	2. 1424	5. 5293
21	70. 8348	111. 1378	53. 5672	55. 8352	3. 0230	5. 2911
22	88. 0744	124. 0145	53. 9583	56. 6122	3. 6177	6. 2715
23	53. 4189	109. 7433	52. 6760	55. 6581	2. 4493	5. 4314
24	82. 7272	127. 4105	54. 2154	57. 3568	3. 9489	7. 0904
25	67. 6020	104. 2898	53. 3978	55. 7326	3. 1443	5. 4792
26	70. 4752	118. 4771	53. 6076	56. 5783	3. 7490	6. 7197
27	55. 9340	110. 4527	53. 0065	55. 9346	2. 7016	5. 6297
28	64. 5692	99. 7160	53. 3027	55. 2982	2. 8158	4. 8113
29	56. 0819	107. 3176	53. 0249	55. 8844	3. 2887	6. 1482
30	62. 5386	96. 9179	53. 2370	55. 0630	3. 1773	5. 0033
31	53. 5000	111. 4099	52. 8523	55. 8527	2. 2716	5. 2721
32	68. 6637	102. 5380	53. 5321	55. 3436	2. 9425	4. 7541

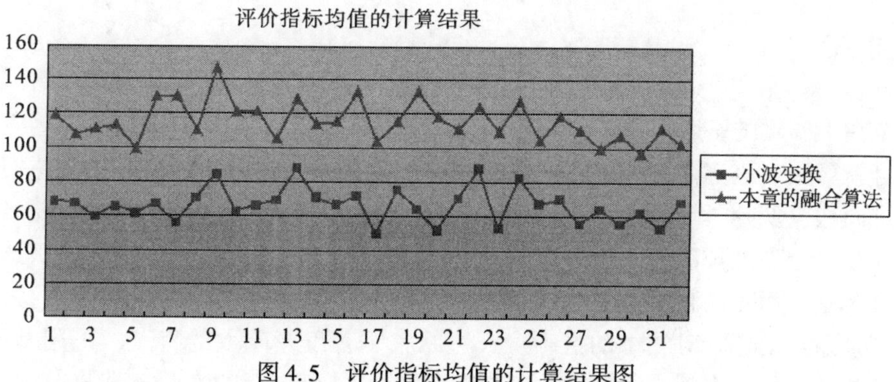

图4.5　评价指标均值的计算结果图

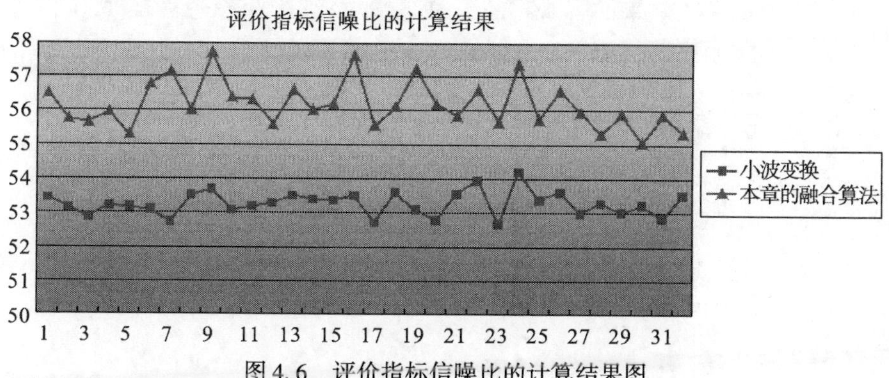

图4.6　评价指标信噪比的计算结果图

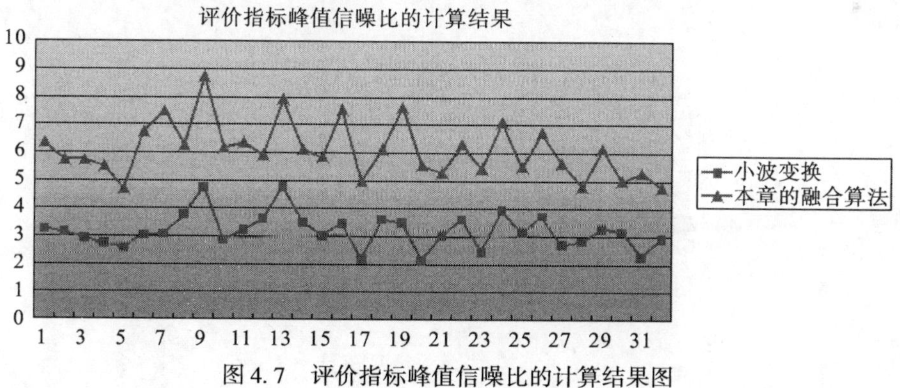

图4.7　评价指标峰值信噪比的计算结果图

通过图4.5~图4.7可以很容易看出，本章的融合算法在均值、信噪比和峰值信噪比上都高于小波变换，更能体现出双树复小波变换的优势，也更进一步验证了本章融合算法的有效性和可行性。

综上所述，本章算法无论从主观评价还是客观评价都更胜一筹，既获得了信息量较高的融合图像，又对原图像中有用信息的提取和综合方面表现出了显著的优势，充分体现出双树复小波变换的应用。融合图像有效地结合了非小细胞肺癌CT图像的功能信息与解剖结构和PET图像的形态信息，有利于医生对病灶的分析和判断，能为临床工作、外科手术和病情诊断等提供有利的医学信息。

4.3 小结

本章在上一章的基础上讨论了一种基于 DTCWT 和组合隶属度函数的自适应 PET/CT 图像融合新算法。该算法首先对已配准的非小细胞肺癌 PET 图像和 CT 图像进行 DTCWT 变换；进而根据低频子带决定了图像轮廓的特点，充分考虑病灶部位在整幅图像中所占的面积较小，合理处理医学图像的背景对凸现病灶至关重要，采用自适应组合隶属度函数的融合规则；而对高频子带系数的选取，根据高频子带反映了图像的细节特性和边缘信息，高频系数的选择对图像的清晰度、边缘失真程度影响大的特点，采用基于区域能量和加权相结合的融合规则进行融合。随后进行了三个方面的实验，即与其他像素级融合算法的比较，图像融合效果的客观评价，32 幅非小细胞肺癌患者的 PET 图像和 CT 图像融合，实验结果表明该算法可以更好地保留和凸现图像中病灶的边缘和纹理信息。

第五章　基于压缩感知和非下采样的 PET/CT 像素级融合

5.1　研究背景和意义

医学图像融合(medical image fusion，MIF)是指将相同或不同医疗成像设备采集的同一部位的两幅或多幅图像，经过一定的空间配准和变换处理，融合成为高质量的图像，在空间位置上达到匹配[91,92]。医学成像包括 X 射线、超声、计算机断层成像(CT)、磁共振成像(MRI)、单光子发射断层成像(SPECT)、正电子发射断层成像(PET)等，可分为解剖型和功能型，医学图像融合能够消除来自不同成像设备的图像之间的冗余信息，将解剖型图像和功能型图像的特点相结合，在融合图像中同时表达出不同模态图像的信息，使融合图像更清晰、准确、完整[93]，即达到部分之和大于整体的效果。

多模态的医学图像融合主要包括 PET/CT、SPECT/CT、SPECT/MRI、PET/MRI、CT/MRI，其中尤以 PET/CT 和 CT/MRI 融合为最近的研究重点[62]。对于肺癌来说，CT 扫描能解决大部分患者的诊断和分期问题，但对软组织分辨率较低的缺陷导致一些早期病变难以定性；PET 在肺癌的早期诊断和疗效评估方面有较高的敏感性和特异性，但是它的空间分辨率较低所以对病灶的精确定位有一定的限制。肺癌的 PET/CT 融合图像可以同时反映病灶的病理生理变化和形态结构，具有灵敏、准确、特异及定位精确等特点，既有利于诊断效能的提高，又能减少或避免漏诊情况的出现，对肺癌的早期诊断、病灶定位、临床分期、制订治疗方案以及疗效评估等方面都有重要的临床应用价值。

本章主要以压缩感知理论为研究对象，开展基于压缩感知的像素级融合方法的讨论。压缩感知(compressed sensing，CS)作为一种新的采样理论，利用了信号稀疏性的特征，通过尽量少的观测数据恢复原始信号[94]，可以避免资源浪费，克服异地传输对带宽的影响。如何把压缩感知与医学图像融合方法相结合已经成为医学图像处理领域中的一个热点问题，将医疗成像设备获取到的数据经过某种稀疏变换后进行压缩测量再做融合处理，降低了患者接受影像学检查时的伤害，而且 PET/CT 影像检查费用较高且难以普遍使用，采用压缩感知理论的优势就体现在此。

随着医疗技术的不断发展，对肺癌的诊治取得了较大的进展，但其术后生存率仍然较低，因此，PET/CT 图像融合对于肺癌的诊断治疗具有重大意义，尤其是对于病灶位置的判断，能够为医生的临床诊疗提供有效的辅助手段。本章基于压缩感知的 PET/CT 图像融合以肺癌为实验对象进行研究，选择肺癌患者的同期 PET 与 CT 影像数据作为病例进行仿真实验，将压缩感知的理论运用到 PET/CT 图像融合的采样工作中，旨在缩减信号采样工作量，提炼出少量数据再进行融合，并提高融合质量。

5.2 压缩感知理论发展现状

Donoho 等提出压缩感知的理论[95,96]之后，国内外一些优秀的综述性文献[97-99]对压缩感知的基础理论、拓展理论、应用前景等进行了详细的介绍和总结。国外一些知名院校如斯坦福大学、麻省理工学院、普林斯顿大学等均成立了压缩感知课题研究组，莱斯大学还开发了专门的压缩感知网络平台[100]，分类整理了具有代表性的学术论文，以分享压缩感知理论在各领域的研究成果以及实际应用情况。国内对压缩感知的研究主要集中于技术的研发。例如：中科院电子学研究所的洪文等主要研究基于压缩感知的雷达成像技术[101,102]，南京邮电大学杨震等在语音信号采集[103]、频谱检测[104]及分布式压缩感知[105]等方面做了很多工作，空军工程大学张群等与西安电子科技大学邢孟道等基于压缩感知对 SAR 成像方法[106,107]和 ISAR 成像方法[108,109]进行了探索。2013 年 NSFC 资助课题关于压缩感知的多达 91 项，其中排名前三的依次为西安电子科技大学、哈尔滨理工大学、清华大学。

众多学者对压缩感知的深入研究使得传统压缩感知理论得到了进一步拓展：结构化 CS[110]旨在将随机测量矩阵更换成更结构化的，并且将传统的稀疏先验扩展到更丰富的信号类型；分布式 CS(DCS)[111]重构时利用信号间的相关性和互相关性，减少观测数目，提高运算效率；Bayesian CS(BCS)从贝叶斯估计的角度对压缩感知理论做了不同阐述[112]；multi-task CS (MCS)[113]通过设置多个任务学习环境，推导出与原始信号相关的稀疏域的后验概率，再经过与任务相关的稀疏系数恢复信号；一种改进的压缩感知理论(modified-CS)[114]，找到满足约束条件和外部稀疏信号，以此获得精确重构的充分条件，为解决凸松弛问题提供了方法。

压缩感知理论同样为医学信息采集和医学图像处理提供了新的方法：威斯康星大学研究了利用压缩感知技术提高磁共振成像的扫描速度[115]；任越美等[116]对压缩感知及其图像处理应用研究进展与展望做了详细综述，包括在医学成像方面的研究现状。目前基于压缩感知的医学图像处理研究较少，一部分在于医学图像的重建[117-120]，一部分在于医学图像的融合，主要研究集中在基本融合框架的各个环节上如何做进一步的改进，一方面在不影响融合质量的前提下降低硬件成本，一方面在减少图像信息损失的同时提高融合质量[121-123]，为临床医生的辅助诊断提供了极大的便利。

5.3 基于压缩感知的医学图像融合

5.3.1 压缩感知理论

压缩感知是要从少量的数据中获取能精确重构原始信号或图像的信息。在该理论框架下，采样速率不再取决于信号的带宽，而在很大程度上取决于两个基本准则：稀疏性和非相干性，或者稀疏性和等距约束性[124]。图 5.1 比较了传统的 Nyquist 与压缩感知在信号采样、压缩以及解压过程的不同。

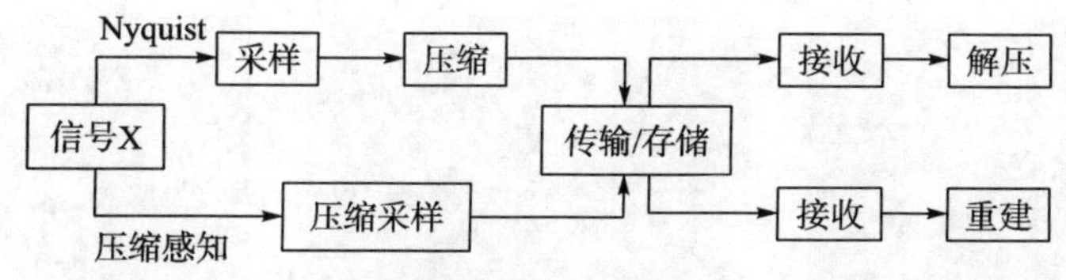

图 5.1　Nyquist 与压缩感知信号采样与压缩/解压过程

压缩感知理论主要包括信号的稀疏表示、测量矩阵和重建算法三部分[125]。信号的可稀疏表示是压缩感知的前提条件。只有选择合适的基表示信号才能保证信号的稀疏度，从而保证信号的恢复精度[126]。利用与变换矩阵非相干的测量矩阵将变换系数线性投影为低维观测向量，所得到的感知测量值用以精确的重构信号或者图像。重构是压缩感知研究中最为重要且关键的部分，而重构信号的主要问题则是重构算法并且该算法要求在可以精确恢复信号的同时，处理过程稳定、计算复杂度低、观测数量少[127]。

1. 稀疏表示

压缩感知的首要条件是信号满足稀疏性，若信号自身或者经过变换后含有大量零值则称信号具有稀疏性[128]。从数学角度而言，假设任一信号 $f(f\in R^N)$，基向 $\Psi_i(i=1, 2, \cdots, N)$，对 f 进行线性变换可表示为

$$f=\sum_{i=1}^{N}\alpha_i\Psi_i \text{或} f=\Psi\alpha \tag{5-1}$$

式中，信号在时域表示为 f，在 Ψ 域表示为 α。若该信号是稀疏的，则上式中 α 的非零值 K 远小于 N。图像只有达到足够稀疏才能保证融合图像的恢复精度。

目前，压缩感知理论中的稀疏表示方法可分为三大类：正交变换、多尺度变换和基于过(超)完备字典的方法。其中，正交变换中常用的小波变换、傅里叶变换、离散余弦变换[图 5.2(a)]等方法大多适用于一维信号，对于包含复杂纹理特征且直线奇异性较突出的图像或高维的视频信号并不能得到最稀疏的矩阵，缺乏普及型。在此基础上，Candès 等先后提出了基于多尺度变换的方法，常用的有 Ridgelet、Curvelet、Contourlet 等，Ridgelet 变换对于直线奇异性函数有较好的稀疏性，但对于图像曲线特征的描述不具有优势；Curvelet 变换相当于一种曲线波，具有高度的各向异性，能对奇异曲线进行自适应匹配；而 Contourlet 变换在 Curvelet 的基础上具有多分辨率和多方向的特点，稀疏基结构类似轮廓段。文献[129]已经证明，相比小波变换以及改进的分层离散余弦变换，Contourlet 变换能更稀疏地表示图像。多尺度几何变换实现了图像的“最优”表示，适用于高维空间数据，针对性强且易于实现。近年来稀疏表示方法主要趋向于对过(超)完备字典的研究，通过提高由多个变换基构造的原子库的冗余性最佳稀疏分解信号。过(超)完备字典的构造方法包括人工构造和字典训练，其中人工构造常用的方法有小波包字典、Gabor 字典、Gabor 感知多成分字典、高斯混合字典等，人工构造的字典只存储能近似表示信号的相关参数，可以节省存储空间但不具有自适应性；而字典训练流行的方法有 Global 字典[图 5.21(b)]、K-SVD [图 5.2(c)]、EK-SVD、DK-SVD 等，字典训练大多是通过迭代更新字典来寻求最稀疏。计算复杂度低，稀疏表示效果好，但是相关理论并不成熟，给研究和应用带来了一定困难。

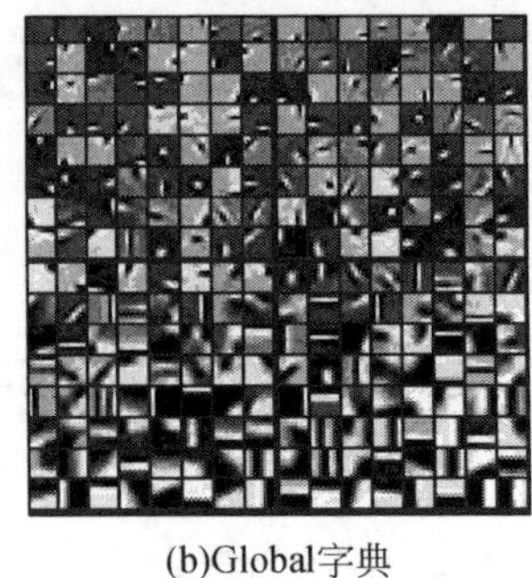

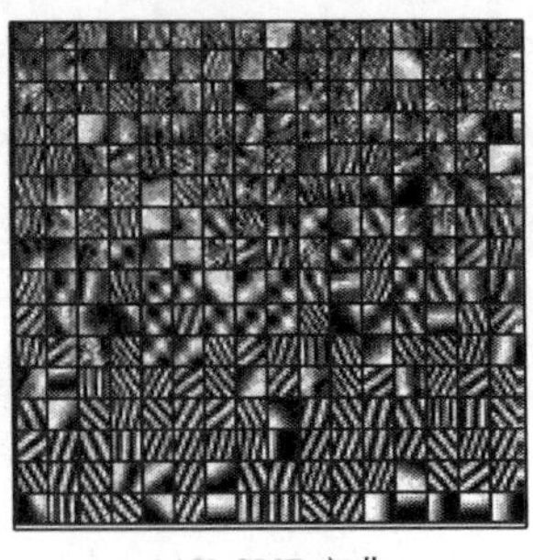

(a)DCT变换 (b)Global字典 (c)K-SVD字典

图 5.2 不同稀疏表示方法示意图

2. 测量矩阵

图像经过稀疏表示后，需要构造一个与稀疏变换基 Ψ_i 非相关的测量矩阵 Φ($\Phi \in R^{M\times N}$)，对图像进行线性投影得到观测值 y，实现信号从 N 维降为 M 维，用以精确的重构信号或者图像。采样过程可表示为

$$y=\Phi f=\Phi\psi\alpha=\Theta\alpha \tag{5-2}$$

其中 Φ 为观测矩阵，$\Theta(M\times N)$ 为感知矩阵。由于 $M\ll N$，上式方程无确定解，但由于信号是 K 稀疏的($K\ll M$)，若感知矩阵 Θ 满足有限等距约束性(restricted isometry property，RIP)，则能够保证解的唯一性，稀疏度为 K 的信号 f 和常数 δ_K 应满足以下表达式：

$$(1-\delta_K)\|f\|_2\leqslant\|\Theta f\|_2\leqslant(1+\delta_K)\|f\|_2 \tag{5-3}$$

式中，常数 $\delta_K\in(0,\ 1)$，称为 RIP[130]。实际应用中很难直接验证矩阵是否满足该性质，此外，还可通过测量矩阵 Φ 与稀疏变换基 Ψ_i 非相关的特性进行判断。矩阵间的相关性定义为

$$u(\Phi,\ \psi)=\sqrt{N}\max_{1\leqslant i,j\leqslant N}|\langle\varphi_i,\ \psi_j\rangle| \tag{5-4}$$

相关性的值越小说明非相关性越强。因此，测量矩阵的构造要使得测量值的数量尽可能的少而且要与稀疏变换矩阵不相关，测量矩阵的设计关联图像稀疏表示和图像重构的效果。

Wan 在文献[131]中比较了星形采样矩阵、双星形采样矩阵和星圆形采样矩阵的采样效果，当采样率为 30% 时图像就可以完成重构，且双星形采样矩阵的重建效果最佳。文献[131]中将 Contourlet 变换与小波变换相结合对图像进行稀疏化，选择双放射形采样矩阵对变换后的系数采样，比单放射形采样得到的低频信息更多，图像重构精度更高。说明经过压缩感知域的图像信息采样确实减少了工作量，并且少量的数据就能够呈现原图像的信息。如图 5.3 所示为五种采样模式。

此后，文献[132]中基于经典的有限几何广义多边形提出一种新的确定性的低存储采样矩阵，测量向量只涉及原信号元素的子集的结构化属性。如图 5.4 所示为直径为 4(8 环)的有限几何广义多边形，以及相应的二分图。

2008 年 Do 等[133]就对当时流行的两类采样矩阵(随机矩阵和部分随机矩阵)的优缺点进行了分析，而目前常用的测量矩阵可分为三类。

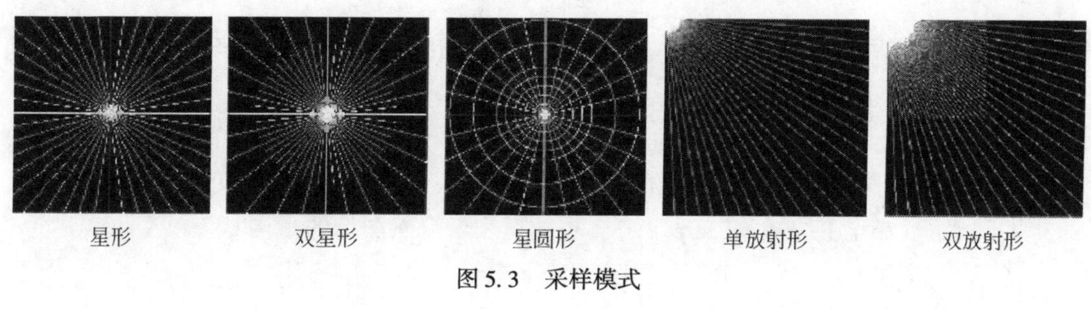

图 5.3 采样模式

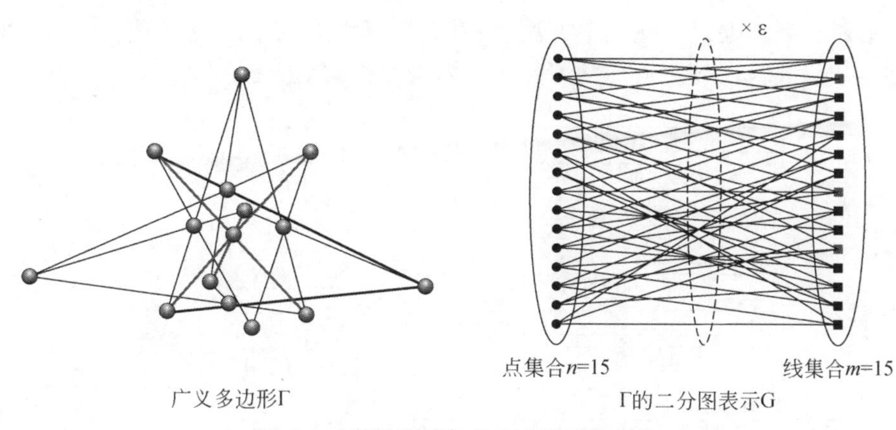

图 5.4 有限几何广义多边形采样矩阵

(1)随机矩阵：包括随机高斯矩阵、随机伯努利矩阵等。由于高斯函数的稳定性，随机高斯矩阵和大多数稀疏矩阵都是非相干的，文献[134]已验证该矩阵满足等距约束性且测量值的数目较少，但是这一类的随机测量矩阵由于自身的不稳定性给实际应用增加了不确定因素，导致硬件实现困难。在此基础上，Do 等[133]将随机高斯矩阵与部分傅里叶变换矩阵相结合使随机测量矩阵结构化，提高了测量矩阵与稀疏矩阵的非相关性，但是计算复杂度高且存储量大。

(2)确定性矩阵：包括多项式矩阵等。确定性测量矩阵易于硬件实现且节省存储空间，但与随机测量矩阵相比，构造时间长且重构效果较差。

(3)部分随机矩阵：包括部分测量矩阵、部分哈达玛矩阵、轮换矩阵等。这一类测量矩阵的优势在于同时包含随机性和确定性，性能较好且易于实现，但是有时不能足够稀疏，重建时需要较多的测量值，运算也较为复杂。在部分哈达玛矩阵的基础上还衍生出了基于正交基线性表示的哈达玛改进矩阵。

学者们不断提出更优化的测量矩阵和测量矩阵的优化算法。例如，新的基于广义轮换矩阵的测量矩阵、基于平衡 Gold 序列的伪随机测量矩阵(PRM)、基于混沌序列的测量矩阵等。此外，各种测量矩阵优化算法的提出使测量矩阵的研究得到更新完善。

3. 重构算法

图像经过稀疏变换和测量矩阵之后得到测量值实现降维，还要利用重构算法恢复到高维图像，重构算法是图像是否能精确重构的关键。其数学表达式为

$$f^{*}=\operatorname{argmin}\|f\|_{0} \quad s.t. \quad y=\Phi f \tag{5-5}$$

上式最小 l_0 范数问题可利用贪婪类算法进行近似求解。此外，可将上述问题转化为更简单的最小 l_1 范数问题进行求解，其数学表达式为

$$f^{*}=\operatorname{argmin}\|f\|_{1} \quad s.t. \quad y=\Phi f \tag{5-6}$$

这在数学上是易处理的凸优化问题[135-137]。在求解范数优化问题的基础上，Candes 等[138]提出了最小全变分模型(min-TV)，更加适用于自然图像的重构。该模型可表达为

$$TV(f)=\sum\sqrt{(f_{i+1,\ j}-f_{i,\ j})^{2}+(f_{i,\ j+1}-f_{i,\ j})^{2}} \quad \text{s.t.} \quad y=\Phi f \tag{5-7}$$

其中，$TV(f)$ 的值是图像离散梯度之和。解决 l_1 范数和 TV 模型的优化问题可选择凸松弛类算法。此外，还可通过一些其他方法重构信号。例如：将 l_0 范数松弛为 l_P 范数求解最优化或使用启发式算法等。目前常用的重构算法如图 5.5 所示。

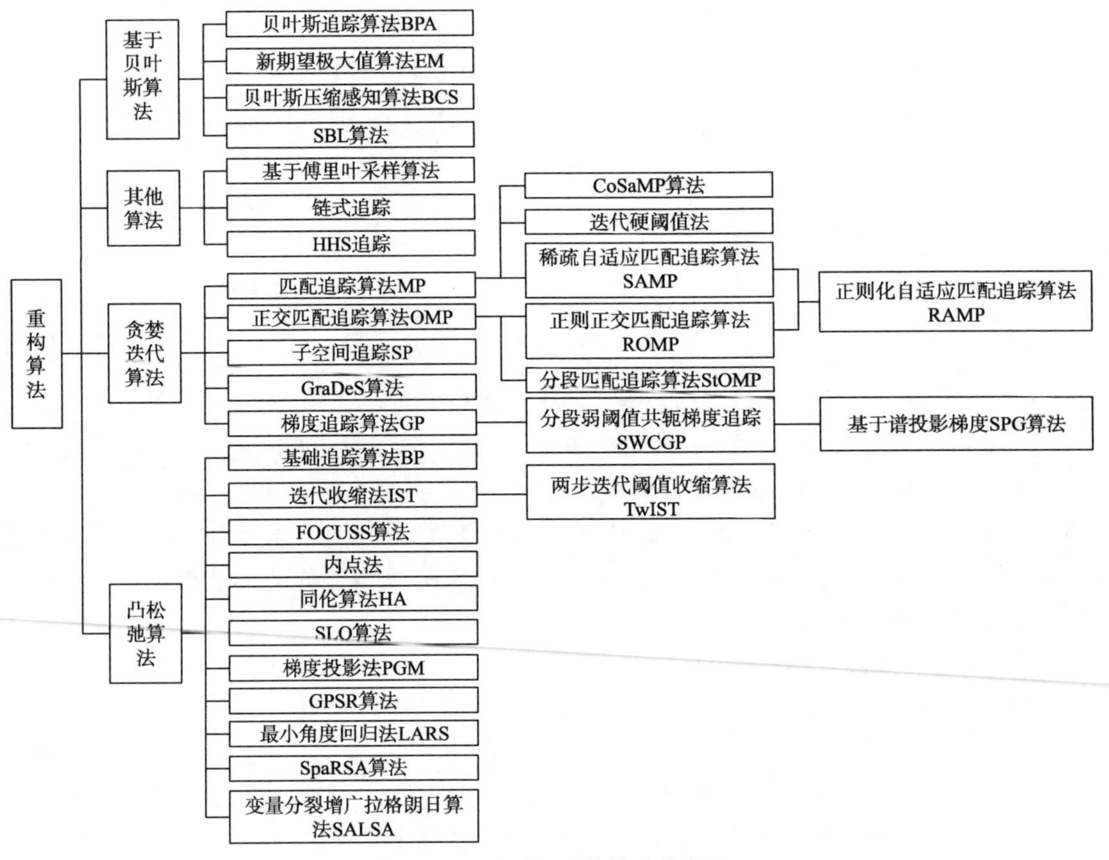

图 5.5 压缩感知重构算法分类图

近年来国内外对重构算法的研究得到了新的突破：费选等利用改进的基于优化加权全变差的复合正则化重构算法使图像的平坦区域和强边得到较好的恢复效果；史久根等将 SAMP 算法和拟牛顿算法相结合，在得到高质量重建图像的前提下提高收敛速度降低算法误差，具有较好的稳定性；Jing 等提出了一种压缩感知重构算法的扩展，将同伦算法以及量子粒子群优化算法相结合形成一种有效的迭代方法，重建精度得到明显提高，

尤其在求解CS逆运算的问题上很有优势；在医学图像重建方面，Yang等提出分两阶段进行MRI图像重构算法，对心脏影像图、脑部矢状图和血管造影的实验都表明了该算法比之传统算法的优越性能。除此之外，人工智能在重构算法中得到了越来越多的应用。例如，基于人工免疫算法的信号重构、基于人工神经网络的重构算法、基于遗传算法的重构算法等。

虽然压缩感知在理论研究和实际应用中取得了一定的成果，但由于该理论提出时间并不长，并没有形成完整系统的理论基础，仍存在许多问题亟待解决。主要包括：如何分解信号使之足够稀疏；自适应的测量矩阵的设计；重构算法的构造以及噪声严重时如何精确快速重构信号的问题，压缩感知具有广阔的应用前景，但是还需在长期的研究过程中不断补充完善。

5.3.2　基于变换域的图像融合

常用的基于变换域的图像融合方法主要包括基于傅里叶变换方法、基于离散余弦变换法和基于多尺度变换的图像融合方法。其中基于多尺度、多分辨率变换的图像融合方法受到越来越多学者的重视，是像素级图像融合方法中的研究热点，其主要思想是，首先采用一定的图像多尺度分解工具对配准好的每个原图像进行多尺度分解，随后获得各个原图像的多尺度分解系数；然后选取合适的融合规则对分解系数进行融合从而得到多尺度融合系数；最后将得到的多尺度融合系数进行多尺度逆变换重构出最终的融合图像。常用的多尺度变换方法主要是基于小波变换的改进和延伸。例如，Do等[139]提出的轮廓波变换(Contourlet)，文献[140]研究了Contourlet变换系数加权的医学图像融合算法，对脑部CT与MRI图像的融合实验表明了算法能够提高融合图像的清晰度。此外，Contourlet变换改进后产生了基于非下采样轮廓波变换(NSCT)理论，文献[141]中对NSCT变换和Contourlet变换的医学图像融合进行了比较，实验结果证明NSCT变换在融合过程中能提高图像的对比度。

1. 非下采样轮廓波变换

Cunha等[142]在2006年提出了非下采样轮廓波变换理论(non-subsampled Contourlet transform，NSCT)。在多尺度、多方向、各向异性的Contourlet变换基础上具有了平移不变性，并且消除了Gibbs现象，是一种冗余的超完备图像稀疏表示方法。在Contourlet的基础上，NSCT去除了塔形滤波器分解和方向滤波器分解后的下采样，以及综合滤波器之前的上采样工作，只对相应的滤波器进行上采样，非下采样轮廓波变换是由非下采样金字塔滤波器组(NSP)和非下采样方向滤波器组(NSDFB)共同组成[143]，源图像首先经过塔形滤波器进行多尺度、多分辨率的变换，得到与源图像大小一致的1个低频子带和1个高频子带，高频子带再经过方向滤波器进行i级方向变换(方向级数可自行设置))，得到2^i个高频图像，这是NSCT变换层级$k=1$的分解过程。随着层级的增加低频子带会在NSP上进行迭代操作，若图像经过层级为k的NSCT变换后将得到1个低频图像和$\sum_{k=1}^{i} 2^{i_k}$个多方向的高频图像，其中k为变换层级，2^{i_k}为对应层级的方向分解数。图5.6为NSCT变换的基本框架图，图5.7为图像经过NSCT变换后方向数为2、4、8的分解示意图，图

5. 8 为原始 Zoneplate 图像经过层级为 1、方向级数为 3 的 NSCT 变换后的子带图像在多方向上的分布。

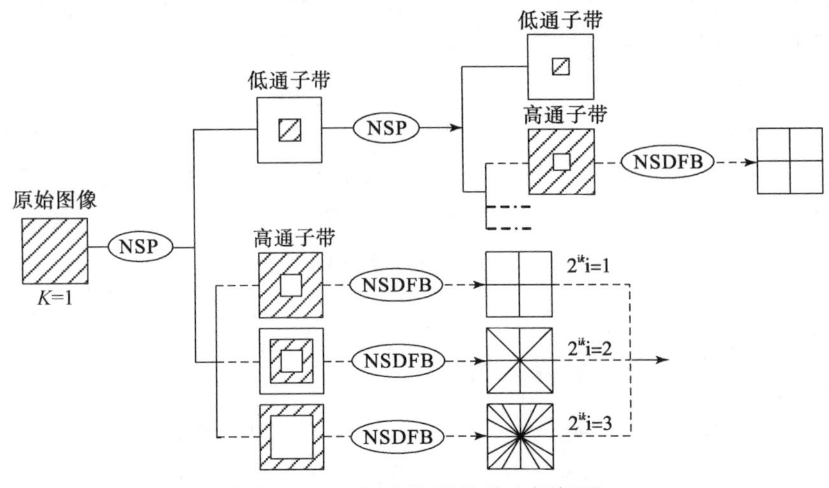

图 5. 6　NSCT 变换子的基本框架图

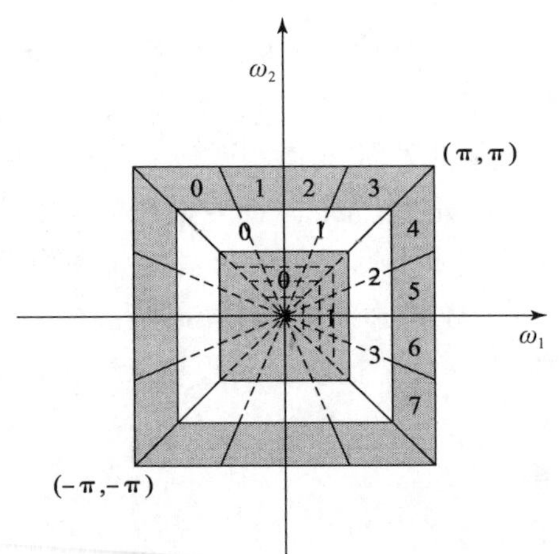

图 5. 7　NSCT 方向分解示意图

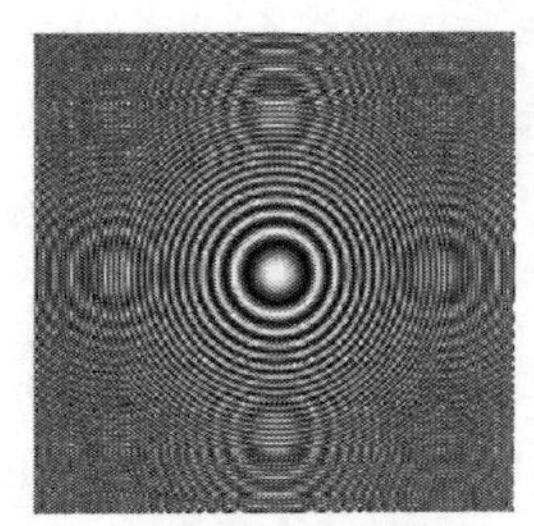

Zoneplate原始图像

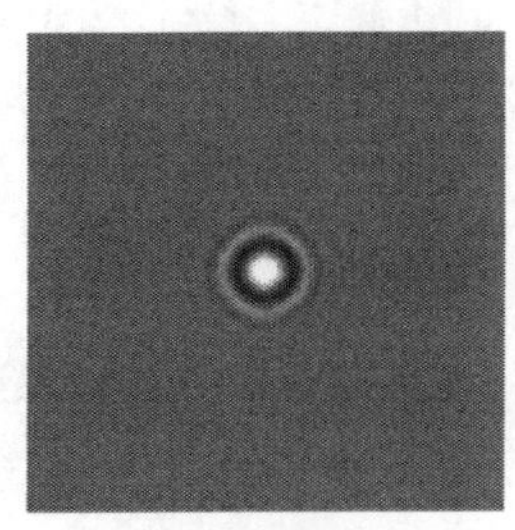

低频图像

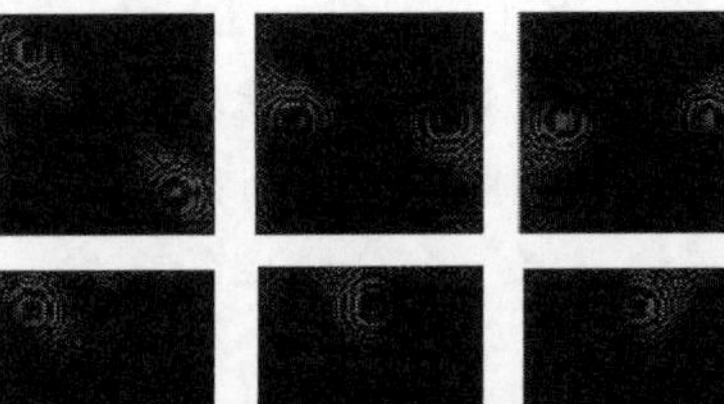

高频方向子带图像

图 5. 8　NSCT 变换子带分解图

NSP 由双通道结构组成，去除掉拉普拉斯金字塔结构中的下采样，而对滤波器采取上采样，完全重构时满足条件为[144]

$$H_0E_0(i)+L_0F_0(i)=1 \tag{5-8}$$

其中，$H_0(i)$为高通分解滤波器，$L_0(i)$为低通分解滤波器，$E_0(i)$为高通重构滤波器，$F_0(i)$为低通重构滤波器。NSDFB 同样由双通道的非下采样方向滤波器组迭代构成，经过扇形方向滤波器组进行分解后，用梅花矩阵 $D=\begin{bmatrix}1 & 1\\1 & -1\end{bmatrix}$对方向滤波器进行上采样后得到象限滤波器，作为下一层方向分解的方向滤波器组。输出的等价滤波器可以表示为

$$k_n:\ U_n^{eq}=U_n(i)U_n(i^Q) \tag{5-9}$$

其中，k 为 NSCT 分解层级数，n 为单个层级的不同方向，$U_n(i)$是扇形滤波器，在此基础上进行上采样得到 $U_n(i^Q)$。

在 NSCT 工具包的 MATLAB 执行文件中，pfilters. m 文件为 NSCT 中的塔形滤波器，其中包括“9–7”双正交小波滤波器、5–3 滤波器、Burt 滤波器以及 pkva 梯形滤波器。dfilters. m 文件为 NSCT 中的方向滤波器，其中包括 Haar 小波滤波器、vk 滤波器、ko 正交滤波器、kos：平滑的 ko 滤波器、lax 滤波器(17×17)、sk 滤波器(9×9)、cd 滤波器、pkva 梯形滤波器、oqf_362 滤波器(3×6)、dvmlp 双正交滤波器、sinc 理想滤波器、dmaxflat：菱形 Maxflat 滤波器。在执行 NSCT 分解与重构时可选择相应的塔形滤波器和方向滤波器。

2. 基于非下采样轮廓波变换的图像融合

图像经过一级 NSCT 变换后会得到 1 个低频子带和多个高频子带，根据稀疏后的高低频子带的特点，针对高低频子带应采用不同的图像融合方法进行融合，其图像融合步骤具体如下：

步骤 1：对已配准的大小为 $N\times N$ 的源图像 A、B 分别进行分解层级为 K 方向级数为 I 的 NSCT 变换，得到 1 个低频子带图像和 $\sum_{K=1}^{I}2^IK$ 个高频子带。

步骤 2：采用低频图像融合规则对低频子带系数进行融合，得到低频融合图像。

步骤 3：采用适合的高频图像融合规则对高频子带进行融合，得到高频融合图像。

步骤 4：融合后的低频图像和高频图像进行 NSCT 逆变换，得到最终的融合图像。图 5. 9为源图像经过分解层级为 1、方向级数为 3 的 NSCT 变换的图像融合框架。

5. 3. 3　基于压缩感知的医学图像融合方法

2008 年，Wan[131] 首先将压缩感知理论应用到图像融合中，文献[145] 中提出了基于熵的加权融合准则的压缩感知图像融合方法，使融合后的向量含有较多的信息，2010 年，Luo[146] 提出了分类融合方法，用数据相似度(DS)作为权值的调节项，融合规则中以观测值的均值大小作为衡量原始图像能量大小的标准。2011 年，Wan 等[147] 进一步论证了压缩感知理论在图像融合应用中的优越性和有效性。基于压缩感知的医学图像融合可以提高了医学图像信息在网络传输过程中的时空效率，为移动医疗、智慧医疗提供技术支持。

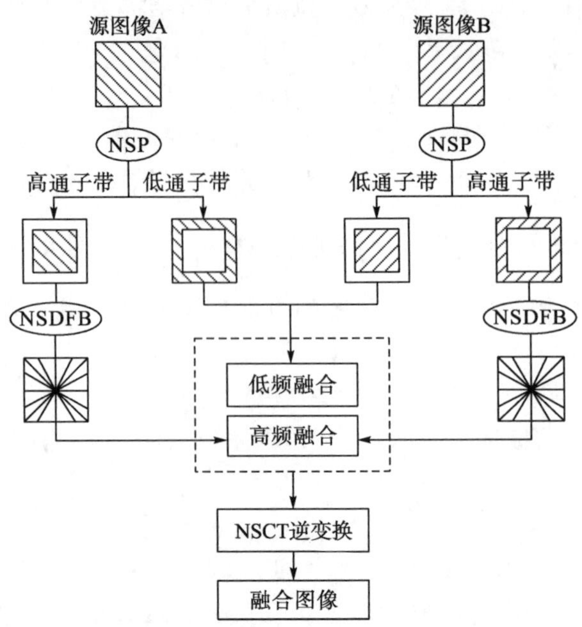

图 5.9　基于 NSCT 的图像融合框架

在压缩感知图像融合中，稀疏分解的方式有很多种，正交基中常用的傅里叶变换基大多数与(双)星形采样矩阵搭配使用。本章中以常用的多尺度稀疏变换为例，源图像分解后的不同频谱图像包含不同原始信息，因此，需要制订相应的融合规则对源图像各自的特征信息进行综合，尤其是针对观测值的特性设计合适的融合算法。基于压缩感知的医学图像融合方法可以概括为四种途径，如图 5.10 所示。

第一种类型：应用测量矩阵对源图像直接进行压缩测量后融合。何国栋等设计了合适的测量矩阵对两幅原始图像进行测量，然后采用加权融合方法融合测量值，该方法能在一定程度上保留图像的重要信息并实现融合，在压缩率为 0.7 时，基本可以较好地实现两类图像的融合重构，但是当压缩率过高(<0.3)时，由于丢失信息过多，融合效果较差，还需要设计有效的融合规则提高融合效果。

第二种类型：在源图像经过稀疏分解后，若低频子带不具有稀疏性，则低频系数直接融合，高频子带进行压缩测量后对测量值进行融合，目前，这种融合路径较为常用。邢雅琼等提出了一种稀疏表示为非下采样 Contourlet 变换的压缩感知图像融合方法，源图像经过非下采样 Contourlet 变换后的低通图像能量比较集中，不具有稀疏性，所以低频系数直接采用广泛使用且便于执行的空间域的加权平均融合方法进行融合，带通图像反映的是图像的边缘或细节等突变特性，具有稀疏性，经过观测矩阵测量后采用基于标准差(SD)的图像融合规则进行融合，融合后的医学图像骨骼和软组织信息得到很好的保存，有利于疾病的临床诊断。孙永明对离散小波压缩感知图像融合方法进行了改进，对稀疏分解后的低频子带求平均，对高频子带的测量值按照绝对值取大的规则进行融合，能更好地利用高频子带的稀疏性。

第三种类型，源图像经过稀疏变换后，通过测量矩阵对高频子带和低频子带进行采

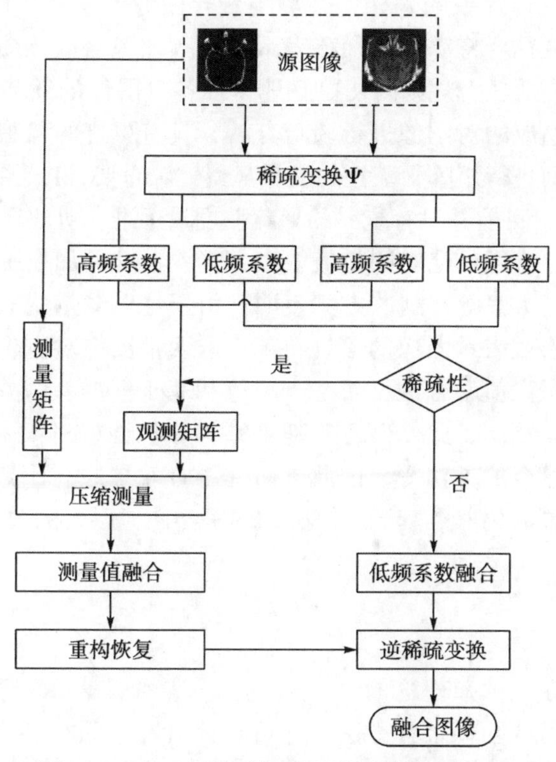

图 5.10　基于压缩感知的医学图像融合路径图

样，根据相应的融合规则融合测量值，再重构出融合图像。Liu 等中对 CT 和 MRI 图像进行离散小波变换后使用高斯随机矩阵压缩测量，高频子带进行加权融合，低频子带选择基于脉冲耦合神经网的融合方法，具有良好的适应性和稳定性；韦瑶将重要性度量(SM)做为融合算子应用于高低频子带的融合。杜鑫选择基于标准差的方法来计算权值，利用观测值之间的相关性并且综合共同信息和互补信息进行融合，能够反映出观测值所隐含图像特征的重要程度。这种类型的融合必须在图像经过稀疏表示后具有足够的稀疏性的前提下使用，可用过完备字典对源图像进行稀疏分解，以得到更稀疏的表示，但是若低频子带不具有稀疏性仍进行压缩测量，对测量值进行融合将导致融合图像信息缺失。

其他类型，如 Zhang Pai 认为对 MRI 与 CT 进行融合，可以降低噪声、提高鲁棒性、保存更多纹理特征，同时发现重建后融合比融合后重建存储和传输的数据更少。但是也有研究者，如 LUO Xiao-yan、LIX、QINSY 称若对压缩感知域的测量值直接进行融合后再重构图像可大幅度提高计算效率，出现这种相反结论的原因可能是对于原图像的选择，以及运用的融合方法不同所造成的。

5.3.4　基于压缩感知的难点讨论

综上所述，不论是遵循哪种路径进行基于压缩感知的医学图像融合，可以确定的是融合过程中稀疏表示方式的选择和融合规则的设计都影响着融合图像的质量。

在稀疏表示方面：一般的正交基并不适于二维图像的稀疏变换，在此基础上的压缩测量无法对稀疏信息进行细致的采样，会影响融合图像的质量，出现噪声或虚假信息；多分辨率多尺度变换往往会将源图像稀疏表示为高频图像与低频图像，要根据不同频谱图像的稀疏性设定相应的融合规则以便更好地呈现各自图像的细节信息；过(超)完备字典包含多个原子可自适应的对图像进行稀疏分解，具有更好的稀疏性，但是缺乏一定的理论依据。因此，如何进行矩阵稀疏性的度量显得尤为重要，l_0范数、l_p范数及稀疏因子 SF 常用来度量稀疏性，目前并没有统一的稀疏性度量标准，对此还需进一步探索。

在融合规则方面：常用的绝对测量值取大方案、标准差加权平均方案、基于均值的方案、基于对应位置的方案等，这些方案表明：由于绝对测量值取大法是对单点进行处理，而单个点并不能有效表示图像的信息特征；取两幅图像对应位置上的系数判决准则优于对应位置分量的最大值融合法；而基于均值和基于标准差的方法都是计算统一的融合算子，融合效果基本相同，此外，还有基于结构相似性(SSIM)确定融合规则的方法、基于对比度与方差相结合的方法等。因此，研究融合效果好、计算复杂度低且能体现观测值物理特性的融合算法仍然是基于压缩感知的医学图像融合的关键问题。

5.4 小结

本章首先论述了压缩感知理论的三个组成部分，稀疏表示、测量矩阵和重构算法。其次阐述了基于变换域的图像融合方法，并重点针对常用的非下采样轮廓波变换进行详细的理论概述，总结出基于非下采样轮廓波变换和压缩感知的图像融合算法的具体流程，进而阐述了利用压缩感知降低图像融合过程中数据存储量的特点将压缩感知理论应用于 PET/CT 图像融合的技术路线。

第六章　基于非下采样轮廓波变换和压缩感知的 PET/CT 融合算法

6.1　基于非下采样轮廓波变换和压缩感知的 PET/CT 融合算法

以肺癌患者的 PET 图像和 CT 图像作为研究对象，将压缩感知理论与多尺度变换相结合的方法应用于 PET/CT 融合，通过仿真实验获得医学信息更加完整丰富的肺癌 PET/CT融合图像，为医学诊断提供有利依据，并提高诊断准确度。

利用压缩感知和多尺度变换相结合的方法，本节讨论了一种基于非下采样轮廓波变换和压缩感知的 PET/CT 图像融合算法，并应用这种算法融合肺癌患者的 PET 图像和 CT 图像，运用主观和客观的方法对融合图像的效果进行评价。通过仿真实验验证融合算法的有效性。

(1) 首先对肺癌患者的 PET 及 CT 图像分别进行单层 NSCT 变换，分解后分别得到 1 个低频图像和 8 个方向的高频图像。

(2) 变换后的低频图像大多是逼近信号且稀疏性较差，可直接进行融合以保持图像大量背景信息。

(3) 变换后的高频图像主要呈现原始图像的细节信息，相比于低频图像的稀疏度，高频图像的稀疏性更好，对高频系数进行压缩采样能得到更好的重构精度。因此，采用高斯随机矩阵对高频图像进行压缩测量，根据符合测量值物理特性的融合规则进行融合，然后利用正交匹配追踪算法重构融合后的高频图像。

(4) 最后，重构后的高频融合图像与融合后的低频图像经过 NSCT 逆变换得到最终的融合图像。

6.1.1　关键技术

1. 低频融合规则

源图像经过 NSCT 变换后的低频图像主要包含源图像的近似分量，稀疏性很小，本章选择直接进行融合。由于 PET 与 CT 在成像机制上的不同，PET 与 CT 图像的灰度差较大，通常出现互斥特性，代谢旺盛的恶性病变组织在 PET 图像中表现为较暗区域，而骨骼及脏器的分布在 CT 图像中能得到清晰的呈现，如果采用基于像素的简单平均融合算法会降低融合图像的对比度，使重要目标信息淡化[148]。本章中，首先对两幅源图像 PET (A) 和 CT (B) 经过单层 NSCT 变换的低频图像进行取极小值融合，融合后的图像再与 PET 的低频图像进行融合，即

$$L^B = \min\{L^A(i,\ j),\ L^B(i,\ j)\} \tag{6 1}$$

L^A和 L^B分别为 PET 和 CT 的低频图像分解系数。在此基础上选择模糊集理论中的高斯型隶属度函数计算融合算子，通过自适应加权的方法对低频子带进行融合。高斯型函数的表现形式为

$$\text{gaussmf}(x,\ [\sigma,\ c]) = \exp\left(-\frac{(x-c)^2}{2\sigma^2}\right) \tag{6-2}$$

其中，c 和 σ^2 分别代表低频分解系数的均值和方差。根据上式计算出 PET 的低频图像 L^A 与取极小值后低频图像 L^B 的隶属值 $G_{i,j}^A$ 和 $G_{i,j}^B(i \in m,\ j \in n)$，以此求出自适应融合算子如下：

$$\begin{cases} \omega^A = \dfrac{G_{i,j}^A}{G_{i,j}^A + G_{i,j}^B} \\ \omega^B = 1 - \omega^B \\ L^F(i,\ j) = \omega^A L^A(i,\ j) + \omega^B L^B(i,\ j) \end{cases} \tag{6-3}$$

式中，ω_A 和 ω_B 分别为低频图像 L_A 与 L_B 的融合算子，即权重值；$L^F(i,\ j)$ 为最终融合后的低频子带系数。

2. 高频融合规则

PET 与 CT 图像经过 NSCT 变换后得到 8 个方向的高频子带，包含了源图像在不同方向上的细节信息且稀疏性较好。由于压缩感知对图像信息的压缩采样是线性变换过程，高频系数转换为观测值以后仍然具有观测值越大包含图像信息量越大的特点，只是随机测量矩阵和 NSCT 变换矩阵之间存在不相关性，因此，高频系数的融合规则不能根据像素间的关系进行设置[149]。本章中，对高频子带分别进行压缩测量，尽可能保留源图像的边缘特征，采用线性加权的方法基于平均梯度和区域能量计算权值：平均梯度包含了图像细节信息和纹理特征的变化特征，更适合用于高频的细节分量；计算区域能量的方法能体现出高频测量系数的局部特征，因此高频融合规则将测量值的共同信息和互补信息进行综合，使得重构恢复后的高频融合图像信息更加丰富。

首先，构造高斯随机测量矩阵对两幅源图像的高频子带系数 $H^I(I=A、B)$ 进行线性测量，得到相应子带系数的测量值 Y^A、Y^B。

其次，根据平均梯度与区域能量计算公式：

$$\begin{cases} \text{Grad}^I(i,\ j) = \dfrac{1}{m \times n} \displaystyle\sum_{i=0}^{m-1} \sum_{j=0}^{n-1} \sqrt{\dfrac{\left(\dfrac{\partial f(i,\ j)}{\partial x}\right)^2 + \left(\dfrac{\partial f(i,\ j)}{\partial y}\right)^2}{2}}\ (I = A,\ B) \\ E^I(i,\ j) = \displaystyle\sum_{(i,\ j) \in \Omega(m,\ n)} \omega(i,\ j)\ |H^I(i+m,\ j+n)|^2 (I = A,\ B) \end{cases} \tag{6-4}$$

得到高频子带的平均梯度为 Grad^I 和能量 $E^I(I=A,\ B)$，根据高频子带的平均梯度计算高频子带测量值 Y^A、Y^B 的权重 ω_{YA} 和 ω_{YB} 分别为

$$\begin{cases} \omega_{YA} = \text{Grad}_{YA}(i,\ j) / [\text{Grad}_{YA}(i,\ j) + \text{Grad}_{YB}(i,\ j)] \\ \omega_{YB} = \text{Grad}_{YB}(i,\ j) / [\text{Grad}_{YB}(i,\ j) + \text{Grad}_{YB}(i,\ j)] \end{cases} \tag{6-5}$$

最后，根据高频子带测量值的融合规则表达式：

$$Y^F(i, j)=\begin{cases}H^A(i, j), & E^A>E^B \text{ and } \mathrm{Grad}^A>\mathrm{Grad}^B \\ H^B(i, j), & E^A<E^B \text{ and } \mathrm{Grad}^A<\mathrm{Grad}^B \\ \omega_{YA}H^A(i, j)+\omega_{YB}H^B(i, j), & \text{else}\end{cases} \tag{6-6}$$

对PET和CT图像分解后的高频子带测量值进行融合，再采用正交匹配追踪算法重构高频融合图像。

6.1.2　实验结果及分析

1. 实验环境

硬件环境：仿真硬件平台为Pentium(R) Dual-Core CPU E6700，3.2GHz，2.0GB内存，操作系统为Windows 7。

软件环境：软件Matlab R2012b。

实验数据：采用两组肺癌经配准后的PET及CT图像，如图6.1所示，均为灰度图像，大小均为256像素×256像素。

NSCT变换参数设置：滤波层级为1，方向级数为3，其中NSP结构采用“9-7”双正交小波分解，NSDFB采用“pkva”梯形滤波器。

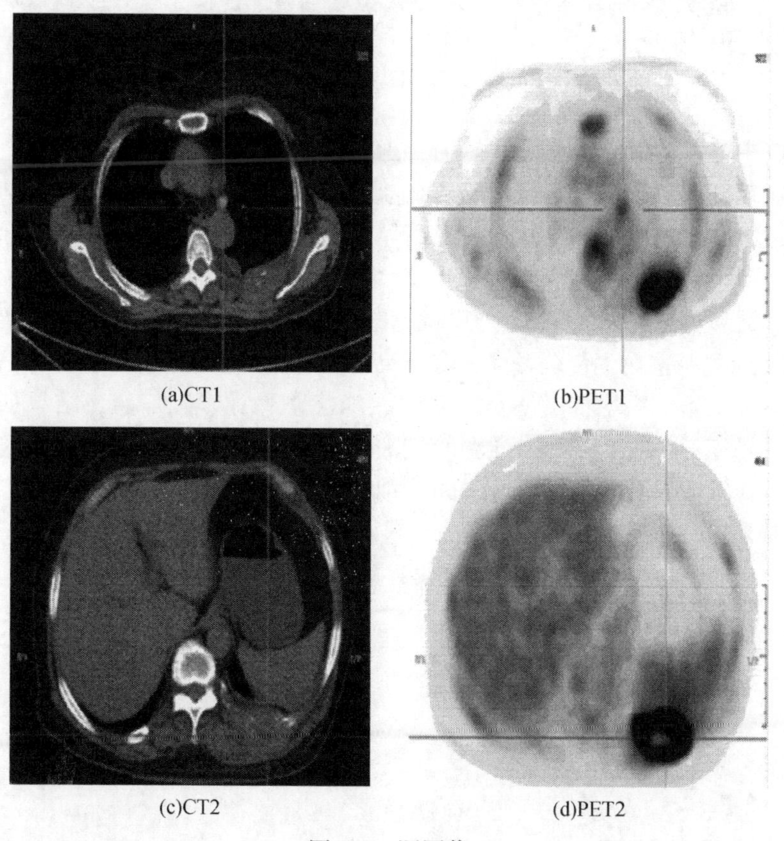

(a)CT1　(b)PET1

(c)CT2　(d)PET2

图6.1　源图像

2. 实验一：压缩测量采样率对融合结果的影响

对第一组源图像CT1[图6.1(a)]和PET1[图6.1(b)]进行压缩测量，采样率分别设置为 10%、20%、30%、40%、50%、60%不等，对高频子带进行降维操作后融合，并对采样率为 10%和 40%时的融合图像的同一细节部位进行了放大，融合结果如图 6.2 所示。

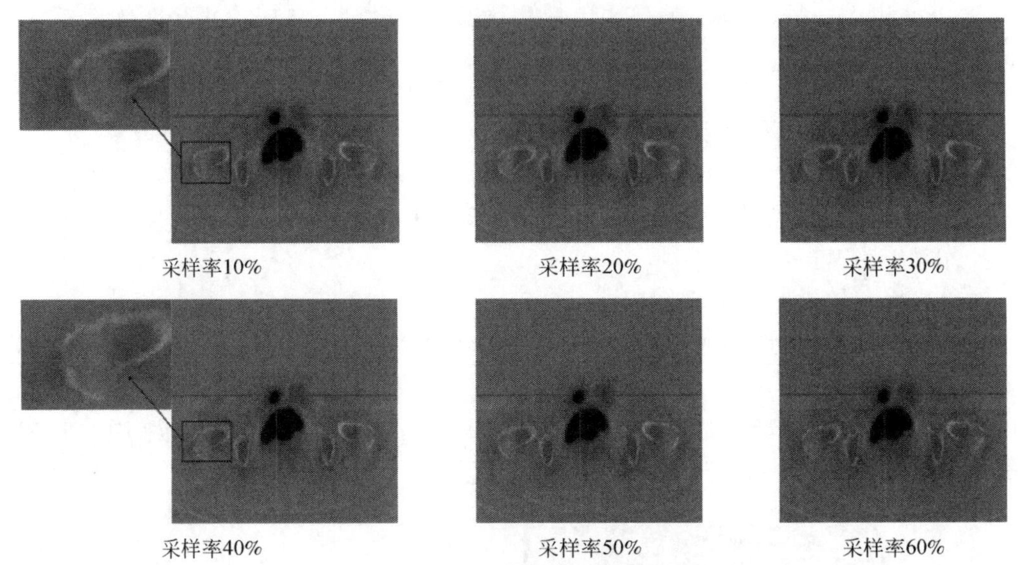

图 6.2 不同采样率的融合图像

从图 6.2 中可以看出采样率为 10%时，融合图像的边缘信息部分丢失，从图中放大部分可以看出纹理细节较为模糊，在水平方向上出现类似水波的纹路，当采样率为 40%时，对同一部位放大后发现，图像并没有出现明显干扰，患者的骨骼和内脏的空间分布以及代谢旺盛的病灶部位仍然清晰可见。相比于 NSCT 传统的融合方法，对数据量为256×256 的高频图像的融合运算可减少到 26×256，压缩测量对数据的降维大大降低了图像融合的数据量；采样率为 50%时可基本达到传统融合方法下高频图像全部数据融合的效果。融合图像的客观评价指标：标准差、平均梯度、空间频率、峰值信噪比、互信息，结果如表 6.1 所示，与主观视觉效果相对应的，随着采样率的增加评价指标的值也在逐渐提高，提高的幅度并不明显，但是在融合效果图中可以看出图像细节信息更加丰富完整，融合图像质量逐步提高，压缩感知采样率的减小实现了图像融合过程中存储空间缩减的目的。

表 6.1 不同采样率下本节融合算法客观评价指标数据

采样率	标准差	平均梯度	空间频率	峰值信噪比	互信息
10%	22.0679	2.0765	5.5442	11.9695	1.9029
20%	22.0870	2.1129	5.6989	11.9751	1.9106
30%	22.0975	2.1163	5.7848	12.0377	1.9352
40%	22.0989	2.1177	5.7879	12.1626	1.9517
50%	22.1012	2.1190	5.8184	12.2907	1.9585
60%	22.1022	2.1213	5.8294	12.3008	1.9690

3. 实验二：与其他压缩感知图像融合方法的对比

为了验证非下采样轮廓波变换的优越性，将本节算法与其他压缩感知图像融合方法进行对比，对比方法分别为基于小波变换的压缩感知图像融合(W-CS)和基于 Contourlet 变换的压缩感知图像融合(CT-CS)。待融合图像为第二组 PET 和 CT 源图像，即：CT2(c)和 PET2(d)，W-CS 试验中稀疏变换矩阵选择小波正交基，融合规则是加权平均的方法；CT-CS 实验中高低频融合规则与本章算法相同，三种方法的实验中测量矩阵均为高斯随机矩阵，重构算法均为正交匹配追踪算法，采样率分别设置为 30%、50%、70%。表 6.2 为本节算法和 W-CS、CT-CS 算法下得到的融合图像在客观评价指标下的数据。

融合图像的评价方法一般包括主观评价和客观评价。主观评价对于图像质量检验来说最为可靠，尤其是在医学图像融合中，对临床医生的辅助作用很关键，但是主观评价需要设备、人员组织和严格的环境条件协同作用，在实际应用中较难实现。因此，本节选择客观评价指标来度量融合图像的质量和性能，包括标准差、平均梯度、空间频率、峰值信噪比、互信息、信息熵。

从表 6.2 中的数据可以看出，在不同的采样率下，本节算法融合图像的标准差、平均梯度、空间频率、图像清晰度、互信息均高于其他两种算法，CT+CS 算法下的融合图像的峰值信噪比和信息熵优于本算法与 W-CS 算法，可能是由于 Contourlet 变换会产生频谱叠加现象的原因，图像的灰度变化和边缘波动程度较大，使得图像信息量变大造成的；而本节算法和 CT-CS 方法的指标数据均优于 W-CS 算法，可知多尺度、多分辨率的稀疏变换能使图像较小波变换更加稀疏，且保留多方向的细节信息。

表 6.2　不同采样率下客观评价指标数据

采样率	组别	标准差	平均梯度	空间频率	峰值信噪比	互信息	信息熵
30%	NSCT-CS	23.0702	4.1479	12.6270	17.3883	1.9136	5.9361
	CT-CS	21.1061	2.6852	12.2729	21.2729	1.0059	6.1594
	W-CS	20.7420	3.3926	10.7026	21.5381	1.1686	6.0997
50%	NSCT-CS	23.2797	4.2051	13.7213	17.7694	1.9947	5.9114
	CT-CS	22.0952	3.1276	13.2495	21.2495	1.0249	6.1582
	W-CS	20.8932	4.0368	10.2461	19.5634	1.3552	6.0344
70%	NSCT-CS	23.3791	4.6511	14.1909	18.0062	2.0543	5.8864
	CT-CS	22.2506	3.4084	13.6085	21.6529	1.0429	6.1538
	W-CS	20.9459	4.2396	11.7979	19.7711	1.5466	6.0039

4. 实验三：与其他多尺度图像融合方法的对比

为检验压缩感知理论在图像融合中的优势，本节算法将分别与 NSCT 变换图像融合和 Contourlet 变换图像融合进行比较，本节算法的采样率定为 50%，NSCT 变换与 Contourlet 变换的低频融合规则均为加权平均法，高频融合规则均为局部区域能量最大法。如图 6.3 为融合结果图像，表 6.3 为三种融合方法在客观指标上的比较，图 6.4 为客观指标测试数据柱状图。

从融合图像的视觉效果可以看出本节融合算法将 PET 与 CT 图像各自的特征综合呈现在一副融合图像中，患者肺部横断面的骨骼和脏器组织较为清晰，尤其是癌细胞代谢旺盛的病灶部位得到了更完整的保留，提高了病灶部位与毗邻组织的对比度，为病灶的

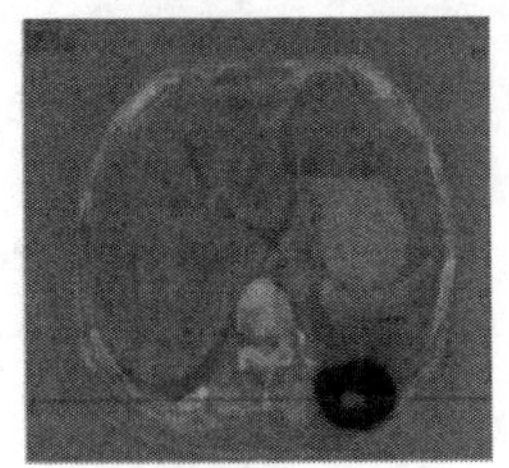
本节算法(NSCT-CS)

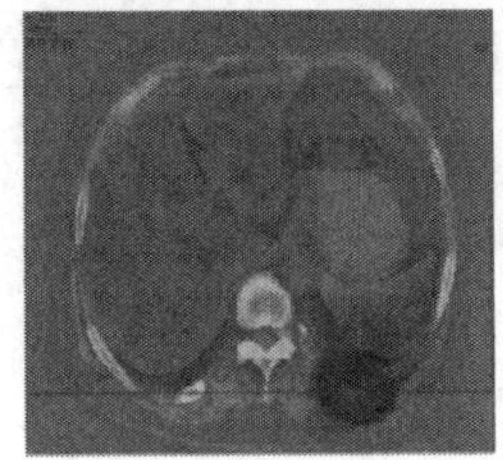
NSCT融合方法

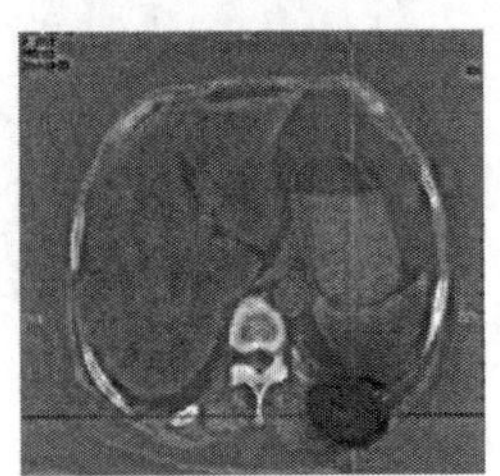
Contourlet融合方法

图 6.3　三种方法的融合图像

精确定位提供高质量的影像依据。但是，相比于 NSCT 图像融合方法和 Contourlet 图像融合方法所得到的融合图像，本节算法的融合图像中骨骼亮度并不高，而且图像左上角信息标注的地方数字有些模糊，融合算法仍可做进一步改进以得到更好的视觉效果。

表 6.3　三种方法客观评价指标数据

组别	标准差	平均梯度	空间频率	峰值信噪比	互信息	信息熵
NSCT-CS	23.2797	4.2051	11.7213	17.7694	1.9947	5.9114
NSCT	6.8847	0.1846	2.0117	19.7351	1.6117	5.8847
Contourlet	6.4521	0.1082	1.3057	23.6170	1.3057	6.6521

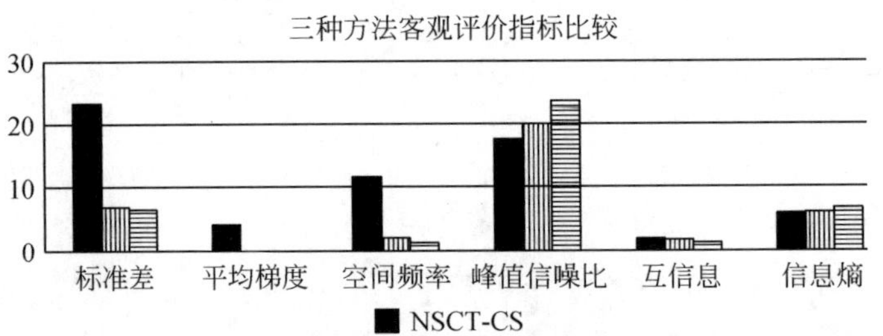

图 6.4　三种方法客观评价指标柱状图

从表 6.3 和图 6.4 中可以看出，本节算法得到的融合图像的标准差为 23.2797、平均梯度为 4.2051、空间频率为 11.7213，均远大于另两种多尺度的图像融合方法得到的结果；互信息为 1.9947，相对于另外两种方法提高的并不是十分明显；而峰值信噪比和信息熵的值均小于 NSCT 图像融合方法和 Contourlet 图像融合方法的结果，与实验二同理，Contourlet 产生频谱混叠现象，所以峰值信噪比和信息熵为三种方法中最大；本节算法中结合了多尺度变换和压缩感知理论，多尺度变换使图像表达更加稀疏，压缩感知对高频图像的处理更加具体细致，在综合原始图像信息能力上有较好的优势，仅用高频图像 50% 的数据就能融合出高质量的 PET/CT 图像。

6.1.3　小结

医学图像具有较大稀疏性，针对非下采样轮廓波变换能实现图像最优稀疏表示的特点，本节讨论了一种多尺度非下采样 Contourlet 变换域为基础的肺癌 PET/CT 压缩感知图像融合方法。实验结果表明采样率为50%时可基本达到传统融合方法下高频图像全部数据融合的效果；与其他压缩感知图像融合方法和其他多尺度图像融合方法相比，该算法融合图像的标准差、平均梯度、空间频率和互信息均为最高。本节算法的融合图像能有效呈现出源图像的细节、纹理以及轮廓特征，病灶部位信息也更加丰富完整，在视觉效果和客观评价方面都证明了本节算法是切实有效的，尤其在低采样率情况下本节算法更具优势，压缩感知域图像融合有利于降低融合过程中运算复杂度，为移动医疗、智慧医疗提供了技术支持。

6.2　基于压缩感知和NSCT-PCNN的PET/CT自适应融合算法

6.2.1　脉冲耦合神经网络

脉冲耦合神经网络（PCNN）自20世纪90年代由Eckhom提出的一种基于猫的视觉原理构建的简化神经网络模型，具有同步脉冲激发现象、阈值衰减及参数可控性等特性。由于其具有生物学特性的背景、以空间邻近和亮度相似集群的特点，因此在数字图像处理等领域具有广阔的应用前景。它是由多个神经元互联而成的反馈性神经网络，具有全局的耦合性和同步脉冲性。标准的PCNN神经元一般由接收部分、调制部分和脉冲发射器3部分组成。PCNN神经元是一个复杂的非线性动态系统，参数设置较为复杂，因此在实际应用中通常使用简化的PCNN模型。图6.5是PCNN模型的结构图。

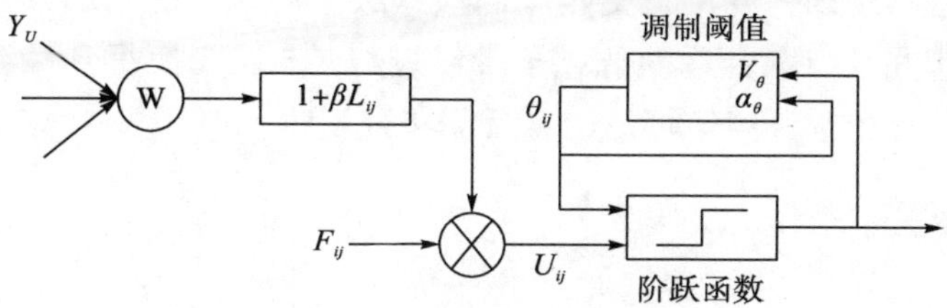

图6.5　PCNN简化模型示意图

PCNN在用于二维图像处理时，可以看成是一个单层的横向连接的神经网络，且网络中的神经元数和处理图像的像素个数相等，且存在一一对应的关系。PCNN神经元在图像处理时的数学表达式为

$$F_{ij}^k(n)=S_{ij}^k \tag{6-7}$$

$$L_{ij}^k(n)=\exp(-\alpha_L)L_{ij}^k(n-1)+V_L\sum_{a,\ b}W_{ij,\ ab}Y_{ab}(n-1) \tag{6-8}$$

$$U_{ij}^k(n)=F_{ij}^k(n)(1+\beta L_{ij}^k(n)) \tag{6-9}$$

$$\theta_{ij}^k(n)=\exp(-\alpha_\theta)\theta_{ij}^k(n-1)+V_\theta Y_{ij}^k(n) \tag{6-10}$$

$$Y_{ij}^k(n)=\begin{cases}1, & U_{ij}^k(n)>\theta_{ij}^k(n)\\0, & U_{ij}^k(n)\leqslant\theta_{ij}^k(n)\end{cases} \tag{6-11}$$

式中，k为图像的分解层数；n为迭代次数；S_{ij}^k为神经元的外部输入；F_{ij}^k、L_{ij}^k分别为神经元的反馈输入和连接输入；β为连接强度；W为连接权重；U_{ij}^k、Y_{ij}^k分别为神经元的内部

状态信号和外部输出；α_L、α_θ 分别为时间衰减常数；V_L、V_θ 分别为阈值放大系数。

6.2.2　算法思想

这里给出一种基于 CS 和 NSCT-PCNN 的 PET/CT 医学图像融合算法，算法流程如图 6.6 所示。

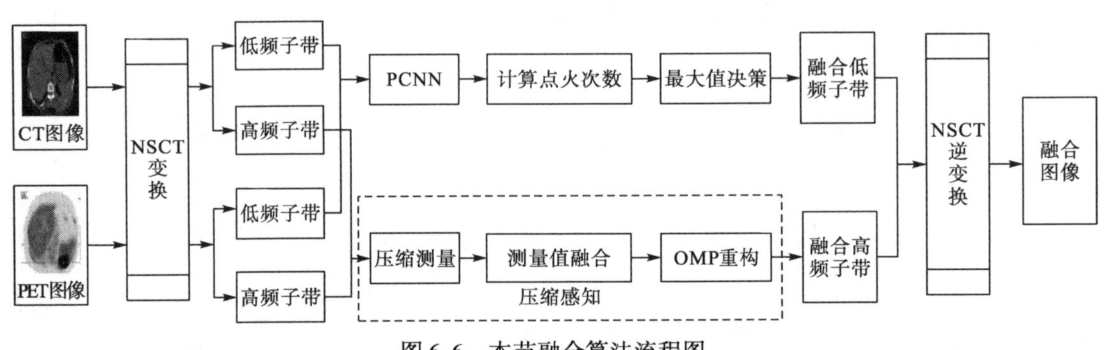

图 6.6　本节融合算法流程图

首先对已经配准的 PET 和 CT 图像分别进行单层 NSCT 变换，吴巧玲等已证明仅用单层 NSCT 变换就可重建出高质量图像。通过 NSCT 分解后得到 1 个低频子带和 8 个方向的高频子带。进而，根据不同子带的特点，分别采用不同的融合规则。其中低频子带采用 PCNN 融合算法，由于分解后的高频具有稀疏性，因此采用在压缩感知理论下对高频系数绝对值取大的融合规则，利用正交匹配追踪算法重构融合后的高频图像。然后将融合后的高频子带重构并且与融合后的低频子带经过 NSCT 逆变换得到最终的融合图像。最后，通过对比实验充分验证本节算法的可行性和有效性。

6.2.3　关键技术

1. 低频融合规则

由于医学图像成像机制的不同，PET 图像提供的代谢信息对比度低，CT 图像空间分辨率高但含噪声干扰大，影响了图像的视觉效果[15]，这要求图像融合规则的设计充分考虑医学图像的特点。源图像经过 NSCT 变换后的低频子带包含了源图像的大部分能量[16]，简单的基于像素的融合规则如平均法应用于低频子带，会降低融合中的计算复杂度，但同时图像的对比度也会减弱，导致融合图像的边缘变得模糊。因此本节在低频子带中采用 PCNN 的融合规则，将经过 NSCT 变换后的低频子带系数作为 PCNN 的外部输入来激励神经元，进而产生神经元脉冲，一次脉冲输出即为一次点火。最后根据计算得到的点火次数来确定图像融合的系数。设 $C_{A,S}(i,\ j)$ 和 $C_{B,S}(i,\ j)$ 为源图像经过 NSCT 变换后在 S 层上的低频子带系数，$T_{k,S}(i,\ j,\ n)$ 表示神经元 $(i,\ j)$ 在第 S 层分解后的低频子带系数经过 n 次迭代后产生的总的点火次数。

其实现过程如下：

(1) 将 $C_{A,S}(i,\ j)$ 和 $C_{B,S}(i,\ j)$ 作为 F 通道的输入来激励 PCNN；

(2) 网络初始化，$L_S(i,\ j,\ 0)=0$，$U_S(i,\ j,\ 0)=0$，$T_S(i,\ j,\ 0)=0$；

（3）利用公式(4)～(8)计算出各个中间结果；

（4）利用 $T_S(i, j, n)=T_S(i, j, n-1)+Y_S(i, j, n)$ 来计算点火次数；

（5）设定一个迭代次数 N_{max}，当 $n<N_{max}$ 时，迭代执行（3）～（4），直到 $n=N_{max}$ 时迭代结束。其中得到 $C_{A,S}(i, j)$ 和 $C_{B,S}(i, j)$ 在 (i, j) 处的点火次数分别为 $T_{A,S}(i, j, N_{max})$ 和 $T_{B,S}(i, j, N_{max})$。对于低频子带融合系数的设定，根据不同源图像产生的脉冲数加权的方法来确定，设源图像的脉冲权重值分别为 ω_A 和 ω_B，计算式为

$$\begin{cases}\omega_A=\dfrac{T_{A,S}(i, j, N_{max})}{T_{A,S}(i, j, N_{max})+T_{B,S}(i, j, N_{max})}\\ \omega_B=1-\omega_A\end{cases} \tag{6-12}$$

则低频子带的融合系数为

$$C_{F,S}(i, j)=\omega_A C_{A,S}(i, j)+\omega_B C_{B,S}(i, j) \tag{6-13}$$

2. 基于压缩感知的高频融合规则

源图像进过非下采样 Contourlet 变换后的多方向高频子带包含了图像的轮廓信息和细节特征，PET 与 CT 图像经过 NSCT 变换后得到 8 个方向的高频子带，针对高频子带具有稀疏性的特点，选择基于 CS 框架下的融合规则。由于压缩感知对图像信息的压缩采样是线性变换过程，经过压缩测量后的系数值无法直观反映图像的空间信息，因此简单的基于像素的图像融合规则并不能应用于压缩测量值的融合。本节中，对 8 个高频子带分别进行压缩测量后，采用广泛使用且操作简单的系数绝对值取大的方法进行融合。设 $H_i^A(x, y)$ 和 $H_i^B(x, y)$ 为 NSCT 变换后的第 i 个高频子带的系数，经过高斯测量矩阵后对高频子带进行线性测量后得到相应的测量值为 $Y_i^A(x, y)$ 和 $Y_i^B(x, y)$。采用公式(6-14)的融合规则对测量值进行融合，最后对融合后的高频子带采用正交匹配追踪算法进行重构：

$$Y_i^F(x, y)=\max(\mathrm{abs}(Y_i^A(x, y), Y_i^B(x, y))) \tag{6-14}$$

6.2.4　仿真实验及分析

1. 实验环境及参数设置

硬件环境：仿真硬件平台为 Pentium(R) Dual-Core CPU E6700，3.2GHz，2.0GB 内存，操作系统为 Windows 7。

软件环境：软件 Matlab R2012b。

实验数据：实验采用一组肺癌经配准后的 PET 及 CT 图像，图像大小为 256 像素×256 像素。验证实验则采用三组其他肺癌配准后的 PET 及 CT 图像，图像大小为 356 像素×356 像素。

NSCT 变换参数设置：滤波层级为 1，方向级数为 3，其中 NSP 结构采用“9-7”双正交小波分解，NSDFB 采用“pkva”梯形滤波器。压缩测量选取 50% 的采样率。

PCNN 参数设置：多次实验结果表明，实验中 PCNN 参数设置为 $\alpha=0.45$，$V_L=1$，$V_\theta=20$，$\beta=0.2$，$\alpha_\theta=0.2$，$\alpha_L=0.45$，$N_{max}=100$，$w=\begin{bmatrix}0.707 & 1 & 0.707\\ 1 & 0 & 1\\ 0.707 & 1 & 0.707\end{bmatrix}$ 时，图像融合效果较好。

2. 实验结果及分析

实验一：与多尺度图像融合算法的比较

为了检验压缩感知理论在图像融合中的优势，将分别与 NSCT 变换图像融合和 Contourlet 变换图像融合进行比较，本节算法的采样率定为 50%，图 6.7(c)采用 Contourlet 变换的融合方法，图 6.7 (d)采用 NSCT 变换的融合方法，图 6.7 (c)和图 6.7 (d)的低频融合规则均为加权平均法，高频融合规则均为局部区域能量最大法。图 6.7 (e)为 NSCT 变换，低频采用 PCNN 的融合规则，高频采用取极大值的方法，图 6.7 (f)为本节算法的融合图像。

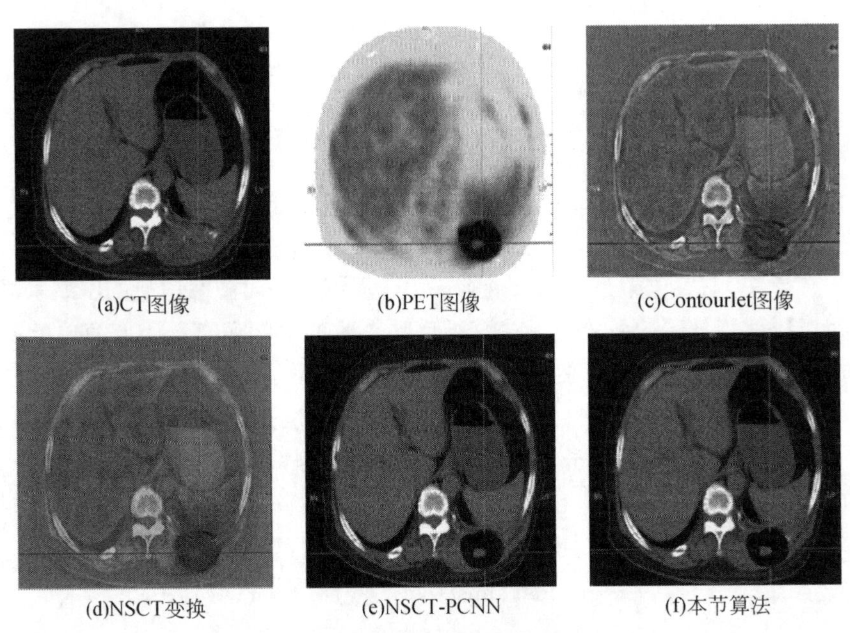

图 6.7　不同算法的融合结果

对融合图像的评价主要从主观视觉效果和客观指标的角度出发，由图 6.7 不难看出，本节融合算法得到的融合图像的清晰度、边缘轮廓、纹理信息比其他融合算法的融合效果更好，质量更高，并且融合图像清楚反映了病灶的轮廓以及与组织和器官的毗邻关系。同时为了定量评价不同客观指标下融合图像的质量，本节选取标准差(SD)、平均梯度(MG)、空间频率(SF)、清晰度(MC)、互信息(MI)、信息熵(IE)以及边缘信息($Q^{AB/F}$)来客观地分析融合图像的效果，如表 6.4 所示。

表 6.4　四种方法客观评价指标数据

组别	SD	MG	SF	MC	MI	IE	$Q^{AB/F}$
Contourlet	6.4521	0.1082	1.3057	1.0274	1.3057	6.6521	0.4956
NSCT	6.8847	0.1846	2.0117	1.1228	1.6117	5.8847	0.3825
NSCT-PCNN	52.2447	7.3725	18.1461	7.315	4.98	7.7164	0.5718
本节算法	52.532	7.4486	18.2951	7.3905	4.9725	7.2464	0.5783

通过客观评价指标可以看出，本节方法所得到的融合图像在 SD、MG、SF、MC、$Q^{AB/F}$均优于其他三种方法，MI、IE 略低于 NSCT-PCNN 方法。由此可以看出，本节算法不仅提高了融合图像的质量，同时有效降低了存储空间及计算复杂度。主观视觉和客观评价指标上一致表明本节算法的图像融合效果较好，进一步验证了该算法的优越性。

实验二：与基于压缩感知的多尺度变换图像融合方法的对比

为验证本节采取的低高频子带融合规则的有效性，将本节融合算法分别与基于压缩感知的 NSCT 变换和 Contourlet 变换的其他融合规则的融合效果进行比较，图 6.8(b)为 NSCT 变换，图 6.8 (a)为 Contourlet 变换，图 6.8 (a)、图 6.8 (b)的融合规则均为低频融合规则（均为加权平均法），高频融合规则均为局部区域能量最大法。表 6.5 为三种融合方法在客观指标上的比较。

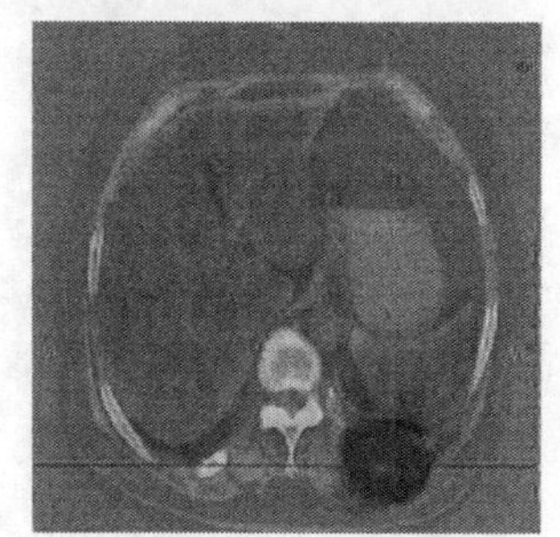
(a)Contourlet-CS

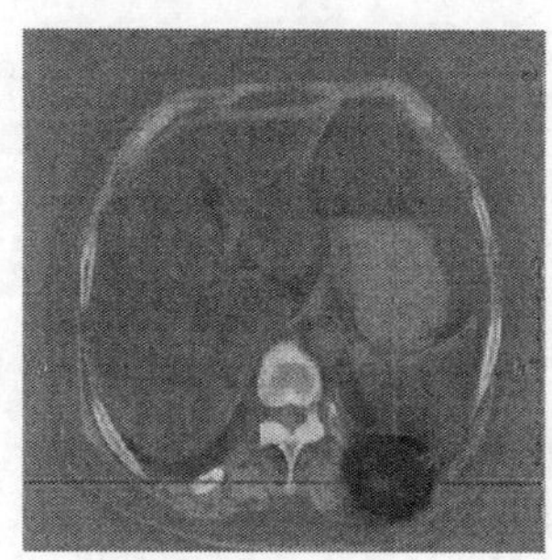
(b)NSCT-CS

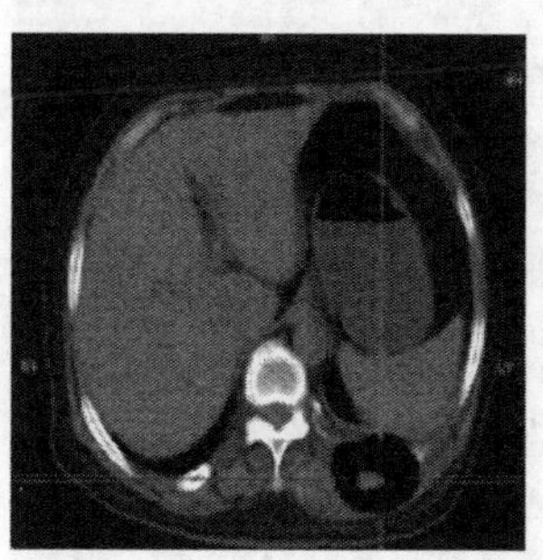
(c)本节算法

图 6.8　压缩感知理论下不同算法的融合结果

表 6.5　三种方法客观评价指标数据

组别	SD	MG	SF	MC	MI	IE	$Q^{AB/F}$
Contourlet-CS	21.7583	5.4788	14.7366	6.6676	2.2534	6.0723	0.3088
NSCT-CS	21.8090	4.1588	12.4601	5.1406	2.6442	5.9783	0.3081
本节算法	52.5320	7.4486	18.2951	7.3905	4.9725	7.2464	0.5783

首先对以上三种方法从主观视觉方面评价可知，图 6.8 (b)有明显的频谱叠加现象，细节信息丢失，图 6.8 (a)的清晰度较差。而图 6.8 (c)无论从对比度、清晰度以及亮度方面都明显优于其他两种方法。其次在客观评价中，由表 6.5 不难看出，本节算法中所有的指标值都明显高于其他两种融合方法。本算法的标准差比其他两种方法中最大的提高了 2.4 倍，空间频率提高了 24.15%，信息熵提高了 19.34%，平均梯度提高了 35.95%，图像清晰度提高了 10.84%，互信息提高了 88.05%，边缘信息提高了 87.27%。由此可以看出，本节算法得到的融合图像在细节信息和融合效果上都有明显的提高，充分说明了该算法的有效性。

实验三：其他肺癌 PET/CT 图像融合图像

为了说明本节算法具有很好的鲁棒性，通过对其他几种肺癌的 PET/CT 图像进行融合检验，如图 6.9 是三种肺癌患者的 PET/CT 图像，结果显示本节算法能很好的应用于其他图像的融合中。融合图像即包含了 CT 图像中病灶的轮廓信息，又包含了 PET

图像中病灶的代谢情况，融合效果较好，同时客观指标值也验证了本节算法的优势（表 6.6）。

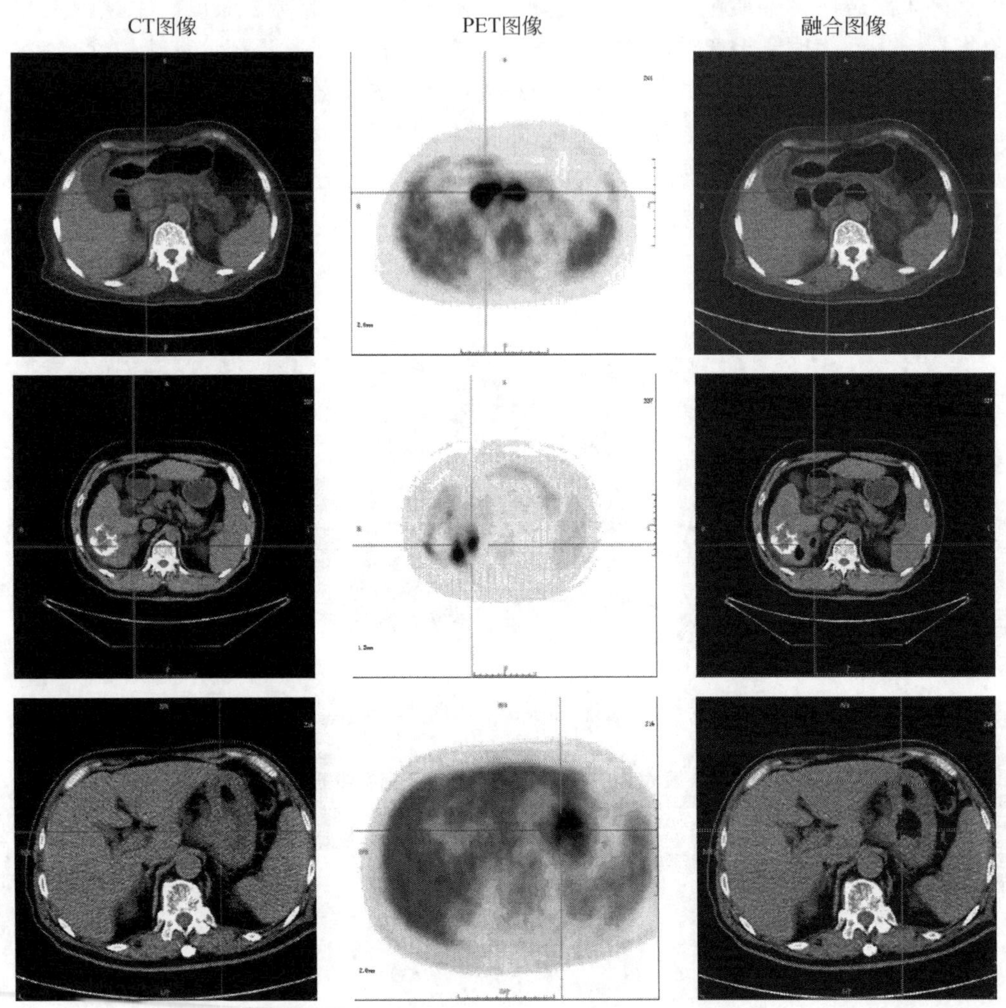

图 6.9 其他肺癌疾病 PET/CT 图像融合结果

表 6.6 三种融合图像的客观评价指标数据

组别	SD	MG	SF	MC	MI	IE	$Q^{AB/F}$
1	62.1400	10.5873	30.1759	10.5279	2.1207	3.0382	0.4806
2	59.4774	12.1425	35.6100	12.0744	1.4845	2.0842	0.5251
3	71.6579	16.2480	36.7592	16.1569	2.012	2.9537	0.5450

通过以上实验证明，本节算法无论在主观评价还是客观指标上都有明显的优势，同时验证实验也说明了该算法的鲁棒性，适用于其他疾病的 PET/CT 图像的融合，为精确的病灶定位及手术治疗提供了有利的影像依据。本节算法结合了非下采样 Contourlet 变换和压缩感知理论的优势，即避免了 Contourlet 变换产生的频谱叠加现象，又去除了高频子

带的冗余信息，减少了计算复杂度。低频采用PCNN的融合规则，充分考虑了点火次数与低频的灰度值的关系，有效保留了图像的边缘及过渡区域的信息，使图像更清晰，这充分体现出压缩感知和非下采样轮廓波变换的优势。融合图像有效地结合了肺癌患者CT图像的功能信息与解剖结构和PET图像的生理病理信息，有利于医生对病灶的分析和判断，为临床工作、外科手术和病情诊断等提供有效的影像学信息。

6.3　总结与展望

医学图像的融合是对待融合图像所包含的互补信息和冗余信息的充分利用，其目的是使得融合图像更符合人眼的视觉特性，更好地在图像中显示病灶部位，以便于医护人员对疾病的进一步分析、诊断、治疗及预防。医学图像具有较大的稀疏性，将压缩感知理论应用于医学图像融合技术中，为解决融合过程中时间复杂度高、存储数据量大的问题提供了新方法。第五和第六章所涉及的内容主要包括肺癌PET/CT图像融合背景和意义、压缩感知理论及PET/CT图像融合技术的国内外发展现状、基于变换域的图像融合、基于压缩感知的医学图像融合、图像融合质量的评价、基于压缩感知和非下采样轮廓波的PET/CT融合算法和基于压缩感知和直方图距离的自适应PET/CT图像融合算法。尽管目前已经取得了一定的成果，但这仍然需要进一步的改进和完善。就当前的研究现状分析，在医学图像融合的领域中还有很多的问题需要更进一步的研究和完善。

(1)进一步研究PET/CT医学图像的融合算法，以获得高效的PET/CT融合图像，减少重构后医学图像中有用信息的丢失，提高融合图像的精确性。

(2)基于压缩感知的医学图像融合方法的框架已初步形成，但是系统有效的融合模型并没有建立，通用性较弱。

(3)虽然现有的医学图像数据量庞大，但是针对每个患者诊疗期间完整的影像资料十分稀少，而且主要集中在一些常见的重大疾病。例如，患者同期的CT、PET、MRI图像数据，在保证同部位、同病期的前提下很难获得。

(4)如何将像素级PET/CT图像融合算法到三维图像甚至多维融合，或者多幅图像融合中，其中主要涉及的是图像的配准以及变换方法的选择。

(5)如何更稀疏的表示医学图像；如何构造能精确感知少量有用数据且满足相关条件的测量矩阵；在误差较强的情况下设计有效的、低复杂度的重建算法[150]。融合规则要根据测量值的物理特性进行设计，目前常用于压缩感知域的融合规则大多不具有突出的创新性。

(6)对于医学图像融合质量的评价缺乏统一的标准，尤其是如何进行主观评价到目前仍没有定论，而且客观评价是对整幅融合图像进行指标评价，并不能有力地证明融合方法的好坏，更无法进行病灶部位融合效果的判断。因此，建立有效的医学图像融合质量评价体系还有待进一步研究。

(7)医学图像融合在医疗中的应用前景十分广阔，远程医疗是当前信息时代和网络时代的产物，是实现全球医学资源的共享的一种便捷方式。例如，将多模态医学图像融合成多参数的形式，进行人体模型仿真，并将其配准到手术中的真实器官上，可有效指导制订远程手术操作计划，有利于手术的顺利实施[151]。

总的来说，高质量的医学融合图像对疾病的诊断、治疗、预后和疗效观察均有重要的意义，而且随着融合技术的成熟和完善，图像融合将逐渐普及到临床应用中，为医生和患者提供有力的辅助手段。

第七章　基于粗糙集的特征级融合肺结节检测算法

肺癌已成为世界范围内发病率及死亡率最高的恶性肿瘤，早期发现是提高肺癌治疗效果的有效手段，同时由于肺癌的早期形态通常表现为肺结节(lung nodule))，因此肺结节的准确检测在肺癌治疗中的重要性日益凸显。计算机断层扫描成像(computed tomography，CT))为临床诊断提供了多角度、可视化、高质量的胸部医学影像，但是随着CT在肺结节检测中的广泛应用，产生的CT数据过载以及影像结果判读主观性等因素，都导致临床误诊率居高不下[152]。

本章以肺部CT影像为研究对象，从分割算法、感兴趣区域(region of interest，ROI)的特征描述与提取、特征属性的约简、分类器的设计四个方面出发，针对CT图像中肺结节分割时较少考虑肺结节的空间分布、特征级融合过程中存在特征结构不合理和特征表达不紧致三个主要问题，讨论一种基于粗糙集特征级融合的肺结节检测算法，从而在降低影像科医生阅片工作量的同时提高肿瘤诊断正确率。

7.1　绪论

7.1.1　研究背景和意义

近年来，随着空气质量的恶化、一手烟和二手烟危害的加深、职业因素的影响等原因，肺癌已成为世界范围内发病率及死亡率最高的恶性肿瘤[153]，并且呈不断的上升趋势，严重威胁着人类的健康。研究发现，肺癌患者的治愈很大程度上取决于肿瘤的早期发现与明确诊断，肿瘤早期手术切除后的5年生存率达70%，然而，由于肺癌发病早期并无明显的临床表现，75%的肺癌患者就诊时已属于中晚期，肺癌患者就诊时已有淋巴转移、骨转移、肾脏转移等，其术后的5年生存率仅10%～15%[154]，正是由于缺乏有效的及时检测手段，使得肺癌防治具有较大的难点[155]。因此，为了提高肺癌患者的生存率，研究有效的早期准确检测方法已成为肺癌治疗工作的当务之急[156]。

从X射线用于临床透视进行疾病诊断开始，随着医学成像技术的不断发展和成像设备的日益丰富，医学图像在临床上的应用也从常规的观察和诊断逐步深入到临床活动全过程，成为医学及生命科学领域必不可少的重要工具，CT技术也成为最能够凸显肺部疾病征象的影像学手段[157]，现有的多层螺旋CT能够显现以往胸片难以发现的肺部结节状小病灶，这些直径不超过30mm的肺部类圆形病灶在临床上被称为肺结节，其中直径不超过20mm的结节被称为肺小结节(small pulmonary nodule)，而直径小于10mm的结节被称为肺微小结节(pulmonary micro-nodules)。肺结节是肺癌的早期表现形式，其中部分恶性结节极易发展为肺癌，因此肺结节的准确检测在肺癌治疗中的重要性日益凸显[158]。传统的影像诊断方式通常依赖于成像设备输出到显示设备上的影像信息来进行观察、判别，然而随着计算机技术的不断发展以及肺癌等高发病率肿瘤对医学影像检查的需求，医生面临的 CT 影像数据也成指数级不断增长，工作负荷会逐渐难以承受。与计算机专业学科交叉的 CAD 技术是生物医学研究领域中十分重要的一部分，它能够从海量的医学影像中提取出具有重要参考价值的图像特征数据，经过初筛后针对待定信息结合影像医生的二次判断实现疾病的双重判断，从而在降低医生工作量的同时辅助医生作出准确的定性判别结果[159]。因此，为了提高肺癌早期诊断的准确性、减少医生的工作量，辅助医生对病人的医学影像数据进行定量分析，对肺部 CT 影像的肺结节准确检测成为目前 CAD 领域研究的重要内容[160]，目前，国内外许多大学和研究机构对结节分割、检测、分类等开展了大量的研究[161]，医疗界对用于帮助肺癌诊断的辅助系统有着极大的需求。

7.1.2 肺结节检测研究现状

CAD 的概念由 Ledley 于 1966 年首次提出，它是利用计算机图形学和机器学习技术对医学影像进行处理和目标分类，能够在减少影像科医生阅片时间和工作量的同时，提高疾病诊断的准确率，从而提高影像医生的工作效率[162]。本节主要对肺结节的检测算法的研究现状和特征级融合方法的研究现状进行探讨，以便分析出目前相关算法研究中存在的问题。

1. 肺结节检测算法的国内外研究现状

自 20 世纪 90 年代以来，基于 CT 图像的肺结节检测研究逐渐成为计算机辅助诊断领域的重要研究内容，国内外许多大学和研究机构对肺结节检测模型的构建开展了大量的实验工作，如 Santos 等[163]首先基于区域生长法分割出肺实质，并根据高斯混合模型和海森矩阵从肺实质中分离出 ROI，然后选取 Tsallis 熵和香农熵作为描述特征，利用支持向量机(support vector machine，SVM)对肺结节和非结节区域进行分类识别；Netto 等[164]首先利用增长型神经气体(growing neural gas，GNG)进行聚类粗分割，然后根据三维距离变换把肺结节从含有血管、支气管的组织中分离出来，最后利用 SVM 在提取的形状特征和纹理特征集合的基础上实现对肺结节的有效识别；Ye 等[165]首先综合模糊阈值、高斯矩阵、平均曲率、海森矩阵等算法进行 ROI 的分割提取，然后选用局部形状特征和局部散度信息作为 ROI 的特征表达，最后采用加权的 SVM 进行肺结节的识别检测；Tan 等[166]首先基于 Li 等[167]提出的血管和结节增强滤波器进行肺结节的分割，然后根据基于高斯模板计算的散度定位肺结节的聚类中心，实现 ROI 的提取，最后采用基于遗传算法的分类器、人工神经网络(artificial neural networks，ANN)、SVM 三种分类器对比分析肺结节的检测效果；Cascio 等[168]首先利用区域增长算法和形态学操作提取出 ROI，然后基于 3D 弹簧模型进行样条曲面重建，以便于提取相关的三维灰度特征和形状特征，最后采用 ANN 进行肺结节的检测。Lee 等[169]提出了遗传算法模型匹配(genetic algorithm template matching，GATM)的方法，首先用于肺部结节区域的粗检测，然后结合区域的形状以及灰度的梯度特征规则剔除结节误判区域；Wu 等[170]首先基于肺结节数据构建概率统计模型，利用模型判断 CT 图像中的候选结节是否与其他肺部组织相连，然后通过一个统一的特征集和分类器，对肺结节、血管、胸腔和肺实质形成完全自动化的三维像素分割，并用一个概率分类器来确定候选节点和肺组织结构的关系；Kuruvilla 等[171]首先将肺实质从 CT 图像中分离出来，并由分割结果计算出统计参数(如均值、标准差、偏度、峰值、第五标准差和第六中心矩))，最后使用 BP 神经网络取得了较好的分类结果。

由肺结节检测算法的研究现状可知，尽管肺结节 CAD 模型所采用的构建方法不同，但基本上都包含以下三个重要步骤：肺结节 ROI 分割、特征提取和选择、候选区域的分类识别。其中，ROI 分割是特征级融合的前提，为特征级融合的进一步研究提供了重要研究对象，但是目前肺结节 ROI 分割算法还存在一定的不足，主要表现为大多数基于二维图像的分割算法会丢失 ROI 的空间结构信息，不利于其三维特征的提取，并且分割算法设计时较少考虑肺结节与其他组织的毗邻关系，对不同类型的肺结节采用相同的分割算法容易导致分割误差过大，因此设计有效的分割算法提升 ROI 的分割精度是有必要的。特征提取和选择以及目标的分类识别可以归结为图像特征级融合方法的主要内容，为进一步分析肺结节检测算法中存在的问题，下面对特征级融合方法的国内外研究现状进行讨论。

2. 特征级融合方法的国内外研究现状

ROI 分割出的区域包括结节区域和非结节区域，为了从这些候选区域中识别出肺结节，需要提取一些候选区域的相关特征作为分类识别的参考依据。虽然大量的特征信息能够更加全面接近表达图像的本质内容，但是随着特征信息量的增多，就会出现特征冗余，从而目标识别的性能并不一定最优，因此需要对提取的特征集合进行选择。基于特征描述的目标的分类需要通过分类器完成，常用的分类器由基于规则的、基于模板的、基于神经网络的、基于统计模型的等。总的来说，以特征选择技术为核心，结合特征提取、模式识别等技术，目前常用的特征级医学图像融合方法可分为基于模糊集的方法、基于粗糙集的方法、基于 D-S 证据理论的方法、基于神经网络的方法、基于主成分分析的方法，下面将对以上各种方法的应用现状作进一步分析说明。

(1) 基于模糊集的方法

模糊集(fuzzy set)是用数学的思维和方法处理模糊性现象，模糊集理论在医学领域的应用包括医学数据分类[172]、疾病诊断[173]等，其中的模糊决策理论也适合特征的优化选择问题。由于传统模糊集在处理实际对象的模糊性和不确定性方面具有一定的局限性，因此逐渐发展出二型模糊集、区间值模糊集、直觉模糊集及区间值直觉模糊集等改进的理论模型，在医学图像处理上出现了一些的应用，如 Qiu 等[174]将改进的二型模糊 C 均值算法用于 MRI 图像分割，弥补了传统算法对噪声信息的过度敏感；Bigand 等[175]提出了限制阈值或参数数量的新型区间值模糊算法用于图像滤波，能够在保留图像细节的基础上更好地降低噪声信息；Balasubramaniam 等[176]利用直觉模糊集中的最大、最小操作，提出的新型直觉模糊集图像融合算法，在各种性能指标方面均优于传统算法；目前区间值直觉模糊集的研究主要集中在决策分析方面[177]。除了对模糊集理论自身的改进外，模糊集同其他软计算方法的结合也是模糊集理论的研究热点，如模糊集结合粗糙集构建数据分类模型[178]，并实现特征规则提取[179]；模糊集与神经网络构建多维数据预测系统[180]。通过分析经典模糊集理论的优缺点可以发现，减少模糊逻辑理论对主观经验的过分依赖以及与其他融合方法相结合是模糊集理论模型发展的重要方向。

（2）基于粗糙集的方法

粗糙集(rough set)理论作为一种刻画不确定性和不完整性的软计算数学工具，具有提取信息高效、无需先验知识、易于结合其他智能方法等优点，使其在图像滤波、图像增强、图像分割、特征提取中得到了广泛应用。王国胤等[181]基于粒、元素、子系统、论域、关系、集合、近似空间等内容对粗糙集模型的扩展进行了探讨，目前常用的粗糙集模型有传统 Pawlak 粗糙集模型，引入分类误差的变精度粗糙集模型，模糊集与粗糙集相结合的模糊粗糙集模型、粗糙模糊集模型，引入概率论的概率粗糙集模型等，如 Ashish 等[182]基于粗糙集理论提出了一种脑核磁图像的去噪方法，这种去噪方法在医学图像处理方面具有良好的适用性；Ningler 等[183]提出的改进变精度粗糙集模型能有效实现脑电图数据的属性约简；Pramod 等[184]提出的新型模糊粗糙集算法在特征选择及多特征数据集分类的应用上具有良好性能；Ji 等[185]将广义粗糙模糊 C 均值算法应用于脑磁共振图像分割，该方法具有良好的鲁棒性及去噪能力；概率粗糙集通常被用于解决决策分析方面的问题[186]。为提升粗糙集在医学图像处理发面的能力，目前粗糙集的主要研究内容为属性约简与特征提取算法，而与支持向量机、神经网络、模糊集等软计算方法的结合也是其重要研究方向，如概率粗糙模糊集、变精度概率粗糙模糊集及贝叶斯粗糙模糊集用于决策分析[187]；模糊粗糙集与粒度神经网络结合实现无监督的特征选择[188]等。

（3）基于 D-S 证据理论的方法

D-S 证据理论(D-S evidence theory)是一种处理、测量和组合不确定性的有力工具，在图像处理及决策分析上有十分明显的优势，如基于 D-S 证据理论噪声检测器的滤波器能有效抑制脉冲噪声以及脉冲、高斯混合噪声[189]；基于 D-S 证据理论的方法可有效用于皮肤检测[190]。现有的证据理论方法大多基于 D-S 证据理论的进行改进，尚未形成较为独立的扩展模型，如毛海岑等[191]基于改进的 D-S 证据理论实现了具有差异性的滤波结果融合；姚丽莎等[192]基于 D-S 证据理论的多特征融合规则对小波域内的高频分量进行图像融合，该算法在保留图像信息的基础上降低了融合过程中的不确定性。D-S 证据理论与其他理论方法的结合可有效提高数据处理及决策分析能力，如 D-S 证据理论与粗糙集理论被用于属性约简[193]，D-S 证据理论与模糊集理论相结合应用于医学诊断[194]，通过 D-S 证据理论与神经网络对煤层地形预测[195]。目前，D-S 证据理论仍然存在许多不足，主要从组合规则和证据源两方面进行改进：在组合规则上对冲突信息进行规则重新分配；在证据源上利用证据间的距离证据源的固有特征进行量化，降低“坏”证据的权重[191]。

（4）基于人工神经网络的方法

人工神经网络(artificial neural network，ANN)是通过学习的方式对给定数据进行分析、分类的数学模型，具有良好的大规模分布式并行存储和处理能力、高度鲁棒性及容错能力以及自适应和自学能力，对于解决具有不确定性、模糊性的医学图像处理问题极其有效。人工神经网络的典型模型包括自组织映射(self-organizing map，SOM)神经网络、脉冲耦合神经网络(pulse coupled neural network，PCNN)、BP(back propagation)神经网络、自适应共振(adaptive resonance theory，ART)神经网络、Kohonen 神经网络、Hopfield 神经网络、径向基函数(radical basis function，RBF)神经网络，近年来的研究大多集中在运用神经网络提高特征分类速度和准确性以及实现图形分割、去噪、数据融合等方面，如 Hemanth 等[196]将改进的人工神经网络应用于脑磁共振图像分类，提高了分类速度和分类质量；Torbati 等[197]提出的移动平均数自组织映射神经网络在肿瘤图像区域选择与分割方面均优于传统方法；Bhattacharyya 等[198]运用自组织神经网络模型实现了二进制图形的有效去噪。尽管人工神经网络有良好的学习能力，但对数据的质量和学习算法收敛度的准确性过于敏感[199]，为提升人工神经网络的鲁棒性，从而提升图像融合质量及效率，方法模型的交叉应用成为图像融合的重要研究方向，如小波变换系数结合脉冲耦合神经网络实现了良好的图像融合效果[53]；小波变换、压缩感知和脉冲耦合神经网络构建的新型融合算法具有良好的稳定性和灵活性[200]。根据近年的研究成果不难发现，神经网络更多的应用于分类识别，而用于特征选择的研究发展较为迟缓，但考虑到神经网络应用于特征分类的高效性以及特征选择算法的优越性，基于神经网络的优化必定能够为特征级图像融合的发展注入新的活力。

（5）基于主成分分析的方法

主成分分析(principal component analysis，PCA)是一种基于统计特性的提取方法，在数据处理方面具有保熵性、去相关性、易于能量重新分配等优点，通常用于医学图像处理中的数据降维、图像融合及目标识别等方面。主成分分析方法的应用层次比较宽松，不仅常常被用于像素级图像融合，而且在特征级图像处理上的应用也得到了众多学者的关注，算法通常根据具体的应用不断被改进，如 Hansen 等[201]基于内核 PCA 提出了一种高效的图像去噪方法；He 等[202]基于 PCA 和 HIS(Intensity，Hue，Saturation)变换实现了具有高保真效果的多模态大脑图像融合；曾岳等[203]利用改进的二维主成分分析(two-dimensional principal component analysis，2DPCA)方法提取人脸特征。仅仅使用 PCA 很难满足图像处理的各种不同需求，因此，PCA 也通常与线性判别分析、独立成分分析等方法形成优势互补，实现人脸识别、图像分类等操作[204,205]，通过对各种方法对比与分析可以发现，传统的主成分分析在应用上存在许多不足，如提取的图像灰度特征具有环境敏感性，拥有较高的时间复杂度等，因此，提高特征融合的基础上压缩算法处理时间以及加强与其他融合方法的协同工作是主成分分析算法改进的重要方向。

通过以上综述可知，ROI 的特征提取和选择以及分类识别是特征级融合理论的重要组成部分，这两部分内容直接决定了候选区域中肺结节的分类识别性能，国内外的学者也在这两个方面做了广泛的研究，但目前仍然存在以下不足：

1)提取特征集合量化 ROI 时，特征无法完全解释肺结节的病理特征和医学征象之间的对应关系，并且存在特征结构设计不合理的问题，较少考虑全局特征和局部特征、二维特征和三维特征的结合，并且容易忽视特征分量刻画的准确性；

2)特征数据融合时，特征表达的紧致性是一个棘手的问题，较少考虑剔除特征冗余、保留有效特征，而且无需先验知识的特征级融合方法很少被应用，通过对以上几种特征级融合方法的特点分析，粗糙集相比于其他方法有较为明显的优势。

3)分类识别时，分类器的选取难以与数据特性相匹配，并且未经过优化的分类器在应对复杂的医疗数据时，难以最优的提升分类器的分类性能。

7.2 肺结节检测基础知识

医学图像融合技术可充分利用不同类型的医学图像对病灶信息描述的冗余性和互补性，综合同一病灶的单源或多源图像像素或特征信息，融合后数据表达诊断结果的可靠性、稳定性及容错能力均有大幅提升[2]，从而为临床诊断提供更加有力的证据支持。根据数据融合处理体系不同，融合级别可以划分为三个层次：像素级融合、特征级融合、决策级融合[206-210]。像素级医学图像融合是以图像配准为基础，对多模态医学图像直接进行像素层面处理的低层次融合，主要优点是融合精度高、噪声少、原始信息充足，有利于医学影像的进一步分析、处理与理解，同时也为更深层次的融合和分析奠定了基础，但其处理开销大，实时性较差。决策级融合是最高层次的融合，其任务是完成局部决策的融合处理，提取和选择图像的特征信息进行数据融合，以多种判别方法进行最终的决策分析，其优点是所需数据量较少，抗干扰能力强，但对特征提取要求较高，故决策级融合的代价最高。特征级图像融合是介于像素级融合和决策级融合中间层次的融合，在像素级融合的基础上，对从原始图像中抽取的特征信息进行综合分析及融合处理，并使用模式相关、统计分析的方法进行目标识别，特征级融合的优点在于可观的信息压缩，便于实时处理。由于所提出的特征直接与决策分析有关，因而融合结果能最大限度地给出决策分析所需要的特征信息，提取的特征可有效用于医学图像融合[62]，因此，进行特征级融合研究具有重要的应用价值。为充分理解特征级融合的原理并为进一步的深入研究做支撑，本章主要对特征级融合涉及的相关知识进行阐述。

7.2.1 肺部 CT 图像的特点

医学影像技术的发展为临床诊断提供了动态、立体、多模态的医学显像[62]，医学图像的多模态性是由医学影像设备成像原理的不同引起的。根据成像原理的不同，通常医学图像有两种表现方式：一是解剖结构图像，如 CT、磁共振成像(magnetic resonance imaging，MRI)等；一是功能结构图像，如正电子发射计算机断层显像（positron emission tomography，PET)、单光子发射计算机断层成像术(single-photon emission computed tomography ，SPECT)等。解剖结构类图像拥有较高的空间分辨率，能够提供人体脏器和组织的解剖结构信息，但无法反映组织、器官的功能信息；功能结构类图像能够提供脏器功能的代谢信息，但空间分辨率较差，无法显示病变组织的解剖细节。并且，CT 也以其分辨率高、成本低、技术成熟等优点成为临床上检查和病理研究的主要手段。因此，为了提取有效的 ROI 特征信息，本章以肺部 CT 图像作为研究对象。

为了 CT 图像中肺部提取出来，首先需要对肺部组织在肺部 CT 图像中的结构分布进行分析。肺实质部分主要由支气管、小支气管、肺泡管及肺泡等组织组成：在胸腔内，左右肺组织由支气管连至气管，肺部和胸壁肌肉层由薄薄的胸膜隔开。肺动脉的主要功能是把静脉血液输送到肺部，然后在肺泡壁形成微血网，接着与非气泡进行气体交换，最终从肺静脉将带气的血液送回心脏，每个肺部都有两条肺静脉及成千上万的微血管。一方面，肺泡包裹着空气，而且有着很薄的皮囊，这种相对较薄的组织灰度值与空气接近，都有着很低的灰度值，在CT图像中表现为左右两块大体积的低灰度值区域。另一方面，相对微血管较粗的血管则有较高的灰度值，在CT图像中表现为灰度较高的两个树状组织，胸腔外血管灰度值与胸膜接近。

7.2.2　特征级融合肺结节检测算法模型

通过对肺结节检测算法的现状分析，算法模型工作主要包括三个部分：ROI分割、特征提取和选择以及分类识别，再结合图像获取和图像预处理等前期准备工作，本章构建的特征级融合肺结节检测算法的流程如图7.1所示。其中图像预处理是ROI分割、特征融合和分类识别的前提，而ROI分割需要完成对目标的精确提取，融合阶段则是实现特征信息的提取和降维处理，最终的应用效果由分类性能来评价。由于ROI分割、特征提取和选择、分类识别是算法中的核心内容，现对这三部分内容的相关理论知识进行详细的说明。

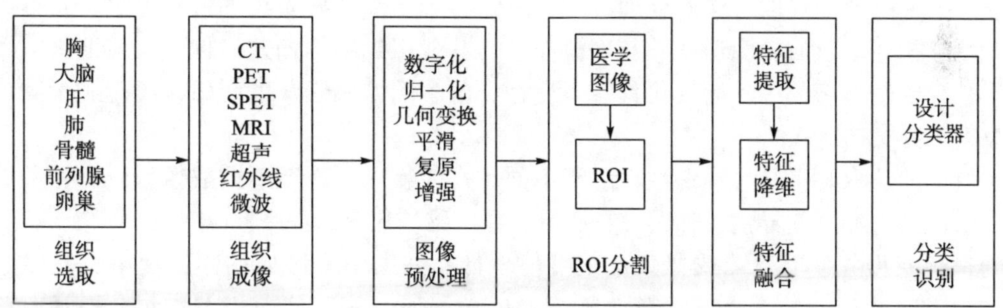

图7.1　特征级医学图像融合流程图

1. 医学图像ROI的分割

图像分割是从原始图像中筛选出ROI的技术和过程，是由图像处理到图像分析的重要内容，为特征级融合提供了重要基础。目前常用的图像分割算法包括基于阈值的分割算法，基于区域生长的分割算法，基于边缘检测的分割算法等，然而单一的分割算法难以应对所有的复杂图像，因此目前大部分的分割实现均是采用多种分割算法的混合，不同的分割算法在不同的分割阶段处理不同的目标。为了让读者能够更加理解本章分割实验，本小结对其中涉及的主要分割算法进行说明。

(1)Otsu算法：也称为最大类间方差法，通过按灰度级把图像的灰度数分成两部分，并使两个部分之间的灰度值差异最大，而每部分图像内部的灰度差异最小。由于Otsu算法，不受图像亮度和对比度变化的影响，且是通过方差计算来自动寻找合适的灰度级别来划分，计算简单，设计合理，因此Otsu算法被认为是图像二值化处理中能够自动选取阈值的最佳算法，Otsu算法的核心函数为

$$g(t)=w_0(u_0-u)^2+w_1(u_1-u)^2 \tag{7-1}$$

式中，t为设定的阈值，w_0为分割后前景像素点数占图像的比例，u_0分割后前景像素点的平均灰度，w_1为分割后背景像素点数占图像的比例，u_1为分割后背景像素点的平均灰度。

(2)区域生长法：是从同一图像区域内某个或某些像素出发，根据像素的相似性质来聚集像素点的方法，从小邻域或者单个像素等设定的种子点出发，将具有相同或相似性

质相邻像素归并到当前的区域中从而逐渐增大区域，直至没有可以归并的剩余区域为止，其中，区域内像素的相似性度量通常为平均灰度值、纹理、颜色等信息，而在 CT 图像的分割中，则一般选用灰度信息作为相似性度量，区域生长法则是基于连通的形式，二维图像一般采用 4 连通或 8 连通，而三维图像中 1 个体素周围有 26 个相临体素，分为 6 连通、18 连通和 26 连通。

(3)聚类算法：是典型的采用距离作为相似测度的聚类算法，即认为两个对象的距离越近，其相似度就越大。聚类算法有多种形式，但一般需要设定初始聚类中心点，合理的聚类初始点对聚类结果影响极大，它主要是在每次迭代中对数据集中剩余的每个对象，根据其与各个类心的距离将每个对象重新赋给相关的类。当遍历完所有对象后，一次迭代即为完成，新的聚类中心则被计算出来。

2. ROI 的特征量化及提取

图像特征是用于描述图像内容的最基本属性，在对医学图像进行分析处理时，首先要对于其进行特征提取，选取合理的特征是进行肺结节准确检测的关键问题。良好的特征既能够描述结节的轮廓形状、灰度分布、与其他组织结构的差异性，也应能够对图像的平移、旋转、缩放等几何变化具有不变性，医学图像属于灰度图像，纹理和形状的描述显得较为突出。

特征的选取并不具有唯一性，对于不同类别的物体、甚至不同成像系统产生的医学图像，都具有特征差异性。如图 7.2 所示，在二维单层 CT 切片上，血管[图 7.2(a)]通常为呈长条型并伴有弯曲或分叉，灰度值较低，并由中央区域向四周递减性扩散，肺结节[图 7.2(b)、图 7.2(c)]较血管更趋近于圆形，灰度分布相对均匀，而且有些结节[图 7.2(c)]甚至存在腔洞。

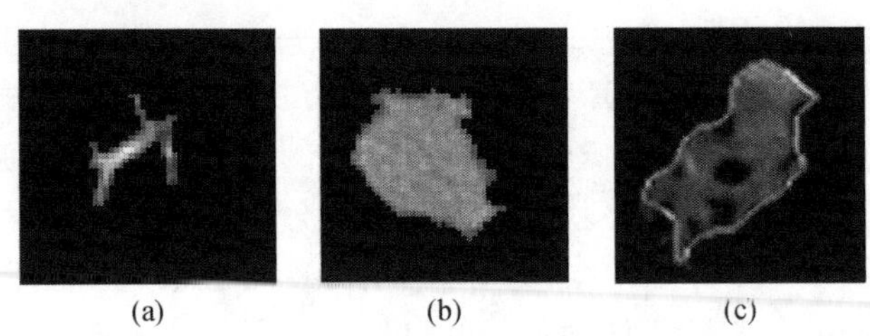

图 7.2 肺结节和血管示例图

(a) 为血管；(b) 和 (c) 为肺结节

ROI 特征由其描述的全面性(即特征分量的维度，过少的特征描述量无法以“多视角”的方式“观测”病灶的特性)和刻画的准确性(即反映特征真实性的程度，特征量化数值偏离真实信息较多会造成特征区分度过低)共同影响，大量的噪声信息会降低 ROI 的特征提取精度，影响最终的检测结果，因此为了全面、准确 DE 表达肺结节 ROI 的形态结构、局部特性，本章在对肺结节 ROI 医学征象分析的基础上，分别从二维和三维角度对病灶进行定性分析和定量刻画。

(1) 形状特征

形状特征是最直观的视觉特征，是医生从病理方面更好地理解和判断肺结节的重要描述信息。圆形肿块征、分叶征、棘状突起征、结节征与空泡征是描述肺结节的主要医学征象，通常表现在几何形状、边缘粗糙度、拓扑结构的差异上，本章主要提取的形状特征如下：

圆形度(公式 7-2)和矩形度(公式 7-3)是描述结节几何特性的主要指标，两者数值越大，表示其分叶越深，棘状突起越多，形状越不规则。

$$K=\frac{P^2}{4\pi A} \tag{7-2}$$

$$P=\frac{S}{R} \tag{7-3}$$

式中，A 为区域的面积，P 为区域边界周长，S 是连通域的面积，R 是该连通域的最小外接矩形面积。

Harris 角点特征(公式 7-4)可以有效描述目标边缘粗糙程度，角点数目越多，边缘越粗糙，分叶和棘状突起越多。

$$N=\sum_{x,\ y} w(x,\ y)\left[I(x+u,\ y+v)-I(x,\ y)\right]^2 \tag{7-4}$$

式中，$I(x,\ y)$表示像素的灰度值，$w(x,\ y)$表示的是高斯窗口中的权重。

欧拉数($E_o=C-H$，C 是连通区域个数，H 表示空洞数)能够度量结节的空泡征，计算区域的空洞数目，其值越小，表示结节空洞数目越多。

几何不变矩取决于 ROI 的坐标，描述了灰度值的密度分布情况，Hu 定义了 7 种不变矩，用于描述几何不变性。

设连续图像 $f(x,\ y)$ 的 $p+q$ 阶矩定义为

$$m_{pq}=\int_{-\infty}^{\infty}\int_{-\infty}^{\infty} x^p y^q I(x,\ y)\,\mathrm{d}x\mathrm{d}y$$

中心距为

$$\mu_{pq}=\iint I(x,\ y)(x-\bar{x})^p(y-\bar{y})^q\,\mathrm{d}x\mathrm{d}y$$

其中

$$\bar{x}=\frac{m_{10}}{m_{00}}\quad \bar{y}=\frac{m_{01}}{m_{10}}$$

归一化中心距为

$$\eta_{pq}=\frac{\mu_{pq}}{\mu_{00}^{\gamma}}\quad \gamma=\frac{p+q+2}{2}$$

这 7 阶矩分别为

$$p+q=2$$

$$\phi_1=\eta_{20}+\eta_{02} \tag{7-5}$$

$$\phi_2=(\eta_{20}-\eta_{02})^2+4\eta_{11}^2 \tag{7-6}$$

$$p+q=3$$

$$\phi_3=(\eta_{30}-3\eta_{12})^2+(\eta_{30}-3\eta_{21})^2 \tag{7-7}$$

$$\phi_4=(\eta_{30}+\eta_{12})^2+(\eta_{03}+\eta_{21})^2 \tag{7-8}$$

$$\phi_5 = (\eta_{30}-3\eta_{12})+(\eta_{30}+\eta_{12})[(\eta_{30}+\eta_{12})^2-3(\eta_{21}+\eta_{03})^2] +(\eta_{30}-3\eta_{12})+(\eta_{03}+\eta_{12})[(\eta_{03}+\eta_{21})^2-3(\eta_{12}+\eta_{30})^2] \tag{7-9}$$

$$\phi_6 = (\eta_{20}-\eta_{02}) \ [(\eta_{30}+\eta_{12})^2-(\eta_{21}+\eta_{03})^2]+4\eta_{11}(\eta_{30}+\eta_{12})(\eta_{03}+\eta_{21}) \tag{7-10}$$

$$\phi_7 = (\eta_{21}-3\eta_{03})+(\eta_{30}+\eta_{12})[(\eta_{30}+\eta_{12})^2-3(\eta_{21}+\eta_{03})^2] +(\eta_{30}-3\eta_{12})+(\eta_{21}+\eta_{03})[(\eta_{03}+\eta_{21})^2-3(\eta_{30}+\eta_{12})^2] \tag{7-11}$$

（2）强度特征

肺部 CT 图像是灰度成像，区域间的灰度级差异可以量化表示为不同的组织和结构。灰度统计特征是用定量的方法描述二维图像区域的最基本特征，从三维角度考虑计算整个三维区域的灰度统计量称之为强度特征[168]，本章提取的强度特征如下：

强度均值(公式 7-12)反映了图像整体的明暗程度，强度方差(公式 7-13)反映了图像的对比度，由于血管的亮度较大，对比度强，信息量丰富，所以相近大小情况下，其灰度均值、方差也较结节大。

$$E(I) = \sum I * P(I) \tag{7-12}$$

式中，$P(I)$图像 I 的像素分数。

$$D(I)=E[(I-E(I))^2] \tag{7-13}$$

偏斜度(公式 7-14)是指像素概率分布非对称的度量，反映在曲线的偏斜程度上。通过观察可以发现，血管大多为高亮区域，更倾向于偏态分布。

$$S(I) = \sum (I - E(I))^3 P(I) \tag{7-14}$$

峰度(公式 7-15)是指像素概率分布锐度的度量，反映在分布曲线顶峰的高低程度，峰度系数越大，分布就有更多的极端值，血管的峰度系数一般大于结节。

$$K(I) = \sum (I - E(I))^4 P(I) \tag{7-15}$$

（3）纹理特征

强度特征描述了图像三维连通后三维区域的灰度分布信息，而基于统计方法的纹理特征是从间隔等距离的空间像素间变化关系刻画肺结节潜在的特征，目前常用的几种表示方法有灰度共生矩阵(gray-level co-occurrence matrix，GLCM)、灰度梯度共生矩阵(gray level-gradient co-occurrence matrix)、Tamura 纹理特征。

GLCM 本身只能描述纹理的粗细，本章提取了基于 GLCM 的角二阶矩、惯性矩、逆差矩、和均值、方差、和方差、差分方差、熵、熵的和、差分熵、信息测度、相关系数、最大相关系数[159]，其中，最主要、最常用的五个特征分量如下所示：

角二阶矩(公式 7-16)是对图像灰度分布均匀性和纹理粗细度的测度，当图像纹理越细致、灰度分布越规则时，ASM 越小，反之，图像越复杂，ASM 越大。

$$\mathrm{ASM} = \sum_i \sum_j p(i, j)^2 \tag{7-16}$$

熵(公式 7-17)是对图像纹理信息量的度量，当图像的灰度值分布越随机，GLCM 中阵元值越近似相等，熵值越大，反之则熵值越小，图像越平滑。

$$\mathrm{Ent} = -\sum_i \sum_j p(i, j)\log p(i, j) \tag{7-17}$$

对比度(公式 7-18)可度量阵元的值是如何分布、图像中局部灰度变化的程度。当图像纹理越细致，反差越大，图像越清晰，Con 越大；反之，纹理越粗糙，Con 越小。

$$\mathrm{Con} = \sum_i \sum_j (i-j)^2 P(i,j) \tag{7-18}$$

反差分矩阵(公式 7-19)反映了纹理的清晰程度和规则程度，纹理越清晰、灰度分布越规则、IDM 越大；反之，图像越不易于描述，IDM 越小。

$$\mathrm{IDM} = \sum_i \sum_j \frac{p(i,j)}{1+(i-j)^2} \tag{7-19}$$

相关性(公式 7-20)用来度量 GLCM 中阵元在行或列方向上的相似程度，因此 Corr 的大小反映了局部灰度相关性，阵元相关性越大，Corr 越大。

$$\mathrm{Corr} = \frac{\left[\sum_i \sum_j ((ij)p(i,j)) - \mu_x\mu_y\right]}{\delta_x\delta_y} \tag{7-20}$$

Tamura 纹理特征的六个分量对应着六种直观视觉感触，分别是粗糙度(coarseness)、对比度(contrast)、方向度(directionality)、线性度(linelikeness)、规整度(regularity)、粗略度(roughness)，由于前三个分量就可以充分描述纹理的视觉特征，弥补了 GLCM 视觉特征不明显的缺点，所以本章主要提取了前三个特征分量。

3. 特征选择及粗糙集约简

单一的特征集合往往难以描述全部图像信息，因此提取图像的多维特征集合对于生物学研究、临床分析具有重要意义，如通过对颜色和纹理特征进行分别处理、综合分析，实现对胃肠道疾病的准确检测[211]、生殖细胞的精确分类[212]、肿瘤细胞的精准判别[213]等。

肺部 CT 影像的特征分析有助于人为预判选取何种特征才能对 ROI 进行最有效的特征表达，但当考虑采用高维特征集合全面刻画 ROI 时，人为选取特征描述的主观性会造成特征分量信息交叉，这会导致特征信息维度过高，造成“维灾”，从而难以使分类算法的性能到达最优效果，因此需要降低特征维度，保留适度、适量的特征信息，有利于构建更加紧致的特征集合。所谓特征降维，即通过删除冗余特征，利用低纬度的特征集合来表示高纬度特征信息，如图 7.3 所示，通过降维函数 F 可实现特征降维。

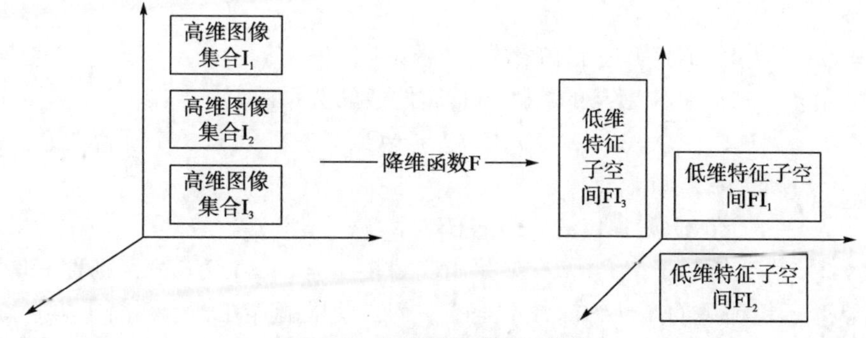

图 7.3　医学图像降维示意图

特征降维通常包括特征变换和特征选择两种形式，前者是通过变换特征实现高维特征集合到低维特征集合的映射；后者是指从给定的特征集合中，按照筛选规则选择出具有良好代表性、可分性的特征子集合，其中特征选择根据选择思想不同可以分为特征优选和特征劣选。特征优选是从原始特征中提取分类性能较好的特征子集，而特征劣选则是从原始特征中剔除冗余或无关的特征子集，图 7.4 给出了常用的特征子集搜索算法。

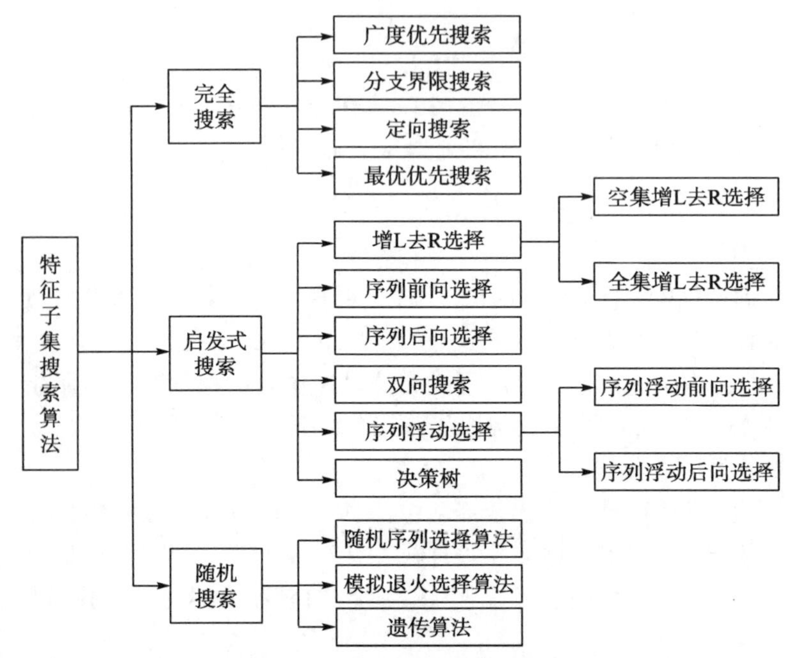

图 7.4 特征子集搜索算法分类

粗糙集作为一种刻划不确定性和不完整性的软计算数学工具，其特点是无需特征集合的先验知识描述，而是直接从问题的分类知识出发，在保持较高分类能力的情况下，通过不可分辨关系导出问题的约简结果，是特征选择的一种有效理论。由于常规的降维方法并不注重类别属性的区分度，这种忽视掩盖了非优投影方向所存在的重要可分性信息，为弥补这种不足，本节采用粗糙集模型进行属性约简，降低特征维度。粗糙集的定义如下：

设 $S=(U, A, V, F)$ 为一信息系统，其中论域 $U=\{x_1, x_2, \cdots x_n\}$，$A$ 是属性集合，V 是属性值集合，F 是 U 中对象的属性与其属性值的关系映射：$U\times A\rightarrow V$。

定义 7-1 令 $R=\{r_1, r_2, r_3\cdots, r_n\}$，且 $r\neq\varnothing$，则 $\cap r$ 也是一个等价关系，$\mathrm{IND}(r)$ 称为 r 上的不可分辨关系，即

$$\mathrm{IND}(r)=\{(x_i, x_j)\in U\times U \mid f(x_i, r)=f(x_j, r)\}$$

定义 7-2 对于任一子集 $r_i\in R$，如果 $\mathrm{IND}\{R-\{r_i\}\}=\mathrm{IND}(R)$，则称 r_i 是可以约简掉的。通常基于粗糙集的属性约简并不是唯一的，即可能存在多个约简子集。

定义 7-3 若 R 划分为条件属性 C 和决策属性 D，则 $C\cup D=R$，$C\cap D=\varnothing$，当 D 以依赖度 $K(0\leqslant k\leqslant 1)$ 依赖于 C，记为 $C\Rightarrow kD$。

4. 分类识别及 SVM 参数优化

分类器的优化能够有效提升分类器的分类性能，目前常用的优化形式有两种：优化

单个分类器的参数设置；多个分类器以 boost 方式加权增强。SVM 是一种基于统计理论的机器学习方法，其主要思想是利用有限的训练样本构造最佳超平面，使距离超平面最近的不同分类元素之间的距离最大化。SVM 具有学习能力强、训练时间短、选择参数少、泛化能力好、拟合精度高、局部最优即全局最优等优点，常被用于目标检测，模式识别。SVM 的优化函数和分类函数为

$$Q(a) = \sum_{i=1}^{n} a_i - \frac{1}{2}\sum_{i,\ j=1}^{n} a_i a_j y_i y_j k(x_i,\ x_j) \tag{7-21}$$

$$f(x) = \operatorname{sgn}\left(\sum_{i=1}^{n} a_i y_j k(x_i,\ x) + b\right) \tag{7-22}$$

式中，$0<a<C$，$y_{i,j} \in \{1,\ -1\}$。径向基函数表示核函数，即

$$k(x,\ y) = \exp(-g\,\|x-y\|^2)\quad g>0 \tag{7-23}$$

惩罚系数 C 和核函数的参数 g 对 SVM 的分类性能有极其重要的影响，为了得到最优分类结果，通常选择搜索算法对参数进行优化。

网格搜索算法是在一定的空间范围中以网格的形式表示待搜索参数，并通过遍历网格中所有的点来寻找最优参数，该方法具有简单方便、易于理解、稳定性好、易于找出全局最优解的优点，因此是选择 SVM 参数常用的一种方法。在学习和分类中，采用 10 折交叉验证方法对参数（C，g）不断优化选择，选取最优分类效果下的核函数参数带入 SVM 分类器进行分类识别，从而实现肺结节检测模型的构建。

7.2.3　分类结果的评价指标

模式识别的分类性能通常采用分类的正确率进行评价，但考虑到本章的研究内容为与医学有关的肺结节检测算法，因此，同时采用了敏感性、特异性作为检测结果的评价指标。

(1) 准确率：指临床诊断检测出来的真阳性和真阴性病例数之和占病例数的比例，即：准确性=(真阳性+真阴性)/(病例组+对照组)。准确性由敏感性和特异性两个基本特性构成。实验方法的准确率较高，那么它的敏感性和特异性之和也一定较高，反之，假阳性和假阴性之和也就最小。

(2) 敏感性：即实验诊断的真阳性率，指检测出阳性病例数占确诊为有病的实验组的比率，即：敏感性=真阳性/病例组。敏感性与假阴性相反，实验结果的敏感性越高，假阴性率也就越低。

(3) 特异性：即实验诊断的真阴性率，指检测出阴性人数占准确诊断为无病的比率，即：特异性=真阴性/对照组。特异性与假阳性相反，特异性越高，其假阳性率也就越低。假阳性率也同时是误诊率，因此，特异性越高的检验诊断方法用于疾病诊断时，其发生误诊的机会就越少。

7.3　基于空间分布的肺结节 ROI 分割

图像分割是从原始图像中剔除多余杂质，提取出 ROI 的技术和过程，是由图像处理

到图像分析的重要内容，为特征级融合提供了重要基础。CT 序列切片实际是一组三维灰度图像，影像医生一般只对每张断层图像中进行逐一观测，缺少 Z 轴方向的动态链接，这种 CT 读片方式会丢失一定的三维结构信息，因此为了能够有效地提取出肺结节的三维形态结构，本章采用三维体素为数字图像运算单元对肺部 CT 图像进行分割，并且从肺部 CT 影像的组织结构出发，为不同类型的肺结节设计出不同的且合理有效的分割算法，将在以下章节进行详细阐述。

7.3.1 基于空间分布的肺结节分类

医学图像往往涉及人体各类组织器官，具有数据海量性、灰度模糊性、结构复杂性、噪声显著性等特点，因此，肺结节分割算法不仅要关注阈值的设定，更要探讨目标成像的拓扑结构，本章在基于空间分布的医学划分上进行了更细致的描述[157]，如图 7.5 所示（图中黑色圈选区域即为不同类型的肺结节），根据肺结节生长位置的不同将其分为三类：孤立型肺结节、胸膜黏附型肺结节、血管黏附型肺结节。

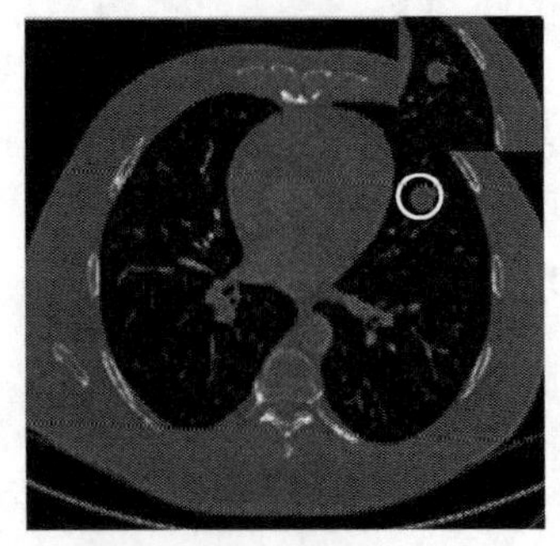
(a)孤立型肺结节

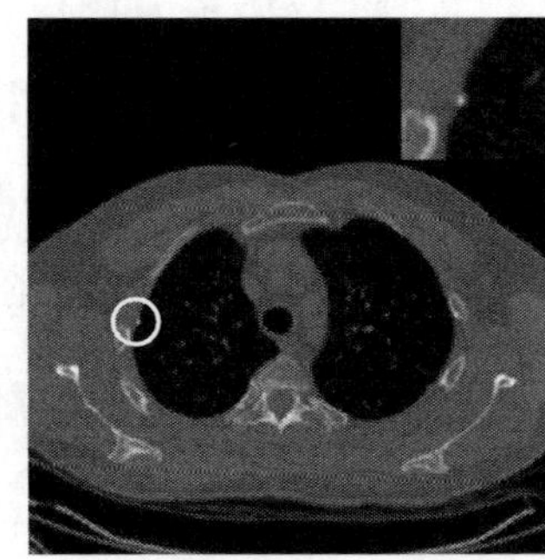
(b)胸膜黏附型肺结节

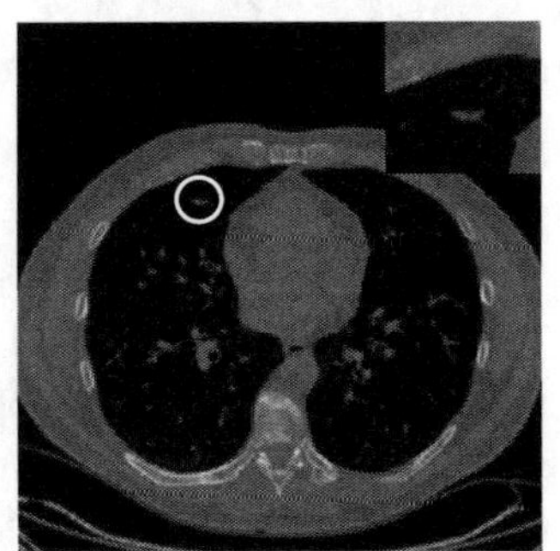
(c)血管黏附型肺结节

图 7.5 肺结节分类示意图

从单层 CT 切片来看，三种不同类型的肺结节分别具有以下特点：

孤立型肺结节：结节周围无明显的杂质，通常呈圆形或椭圆形，易于实现二值化分割。

胸膜黏附型肺结节：结节通常表现为气管、支气管、胸膜上的凸起组织，外形不规则，其中胸膜黏附型肺结节与胸膜、心脏等组织灰度极其接近，且灰度值呈小范围、低亮度分布。

血管黏附型肺结节：结节黏附在血管上，与胸膜黏附型肺结节不同的是，该类型结节与血管连接通路的灰度由两极向中间呈下降趋势分布。

由于三种类型的肺结节各具特点，因此，在设计分割算法时，应充分考虑不同类型结节之间的差异性，从而能够更加精确地分割出需要的 ROI。

7.3.2 肺结节 ROI 分割算法思想

原始的胸部 CT 图像通常包括图像背景、骨骼、肌肉、血管、气管、脂肪等，而真正对肺结节检测与识别有价值的只有肺实质部分，因此，肺实质的精准分割直接影响

CAD系统的实际临床应用价值。根据CT图像中肺部成像的结构特点，肺结节分割算法主要包括肺实质分割和肺结节分割两大内容。肺实质分割是去除CT影像中的杂质区域(包括背景、胸腔骨骼、脂肪、肌肉、气管等)，只保留对肺结节检测与识别有价值的肺实质部分，便于从肺实质(包括肺泡、血管、胸膜等)中分离出三种不同类型的肺结节。

基于以上分析，肺结节分割的主要思想描述如下：

(1)肺实质分割：筛选肺结节患者的CT影像作为研究样本，首先用Otsu算法对肺部CT序列切片进行二值化处理，然后对二值化图像进行三维连通，然后以CT图像中各连通区域与图像中心的距离为特征进行聚类，分割出二值化的肺实质，最后，为避免胸膜黏附型结节在以上处理过程中被删除，则采用形态学算子膨胀二值化的肺实质，并将结果图像与原始灰度图像进行掩模运算，得到具有灰度信息的肺实质。

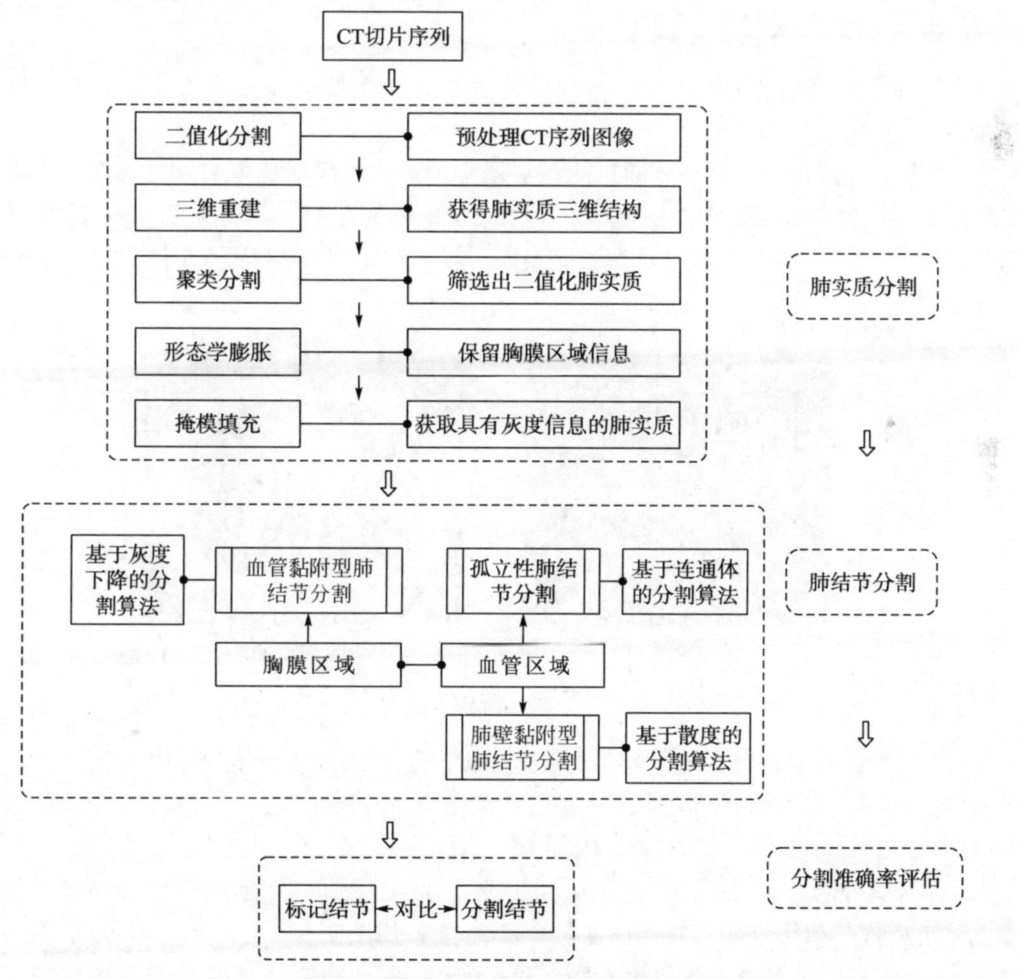

图7.6　基于空间分布的三维自动化肺结节分割流程图

(2)肺结节分割：首先根据连通区域面积大小从得到的肺实质图像中分离出胸膜区域(胸膜区域为最大连通区域面积，用于提取胸膜黏附型肺结节)和肺内区域(提取孤立性肺结节和血管黏附型肺结节)，然后根据医生标记的坐标从肺内区域中分割出孤立性肺结节；分离出的胸膜区域与拉普拉斯算子进行卷积，得到其散度图像，并根据设定的阈值(默认为中间值 0.5)分割出散度较大的区域，即胸膜黏附型肺结节；血管黏附型肺结节与血管连通区域的灰度值由两端向中间递减，首先进行局部灰度峰值检测，将这些峰值体素点作为种子点进行灰度值下降的区域生长，最后删除区域生长中的重复区域便可分割出血管黏附型肺结节。

基于以上思想，如图 7.6 所示，给出了肺实质和肺结节的分割算法流程示意图，数据采用来宁夏医科大学总医院放射科的肺部 CT 影像数据，这些数据为经过影像科医生标记的 70 例肺结节患者的(共 2232 幅，其中孤立性肺结节 38 例，血管黏附型肺结节 17 例，胸膜黏附型肺结节 15 例) CT 影像，图像格式为 16 位的 DICOM 格式，分辨率均为 512 像素×512 像素，厚度为 2mm。

7.3.3 肺实质分割实验

基于肺实质分割的算法思想，本实验通过 5 个步骤展示肺实质的分割过程，具体内容如下：

(1) 图像二值化：二值化是通过阈值法增强图像内组织对比度的重要方法，本章通过实验对比，发现 Otsu 算法应用于肺部 CT 预处理的效果最好，因此采用 Otsu 算法对肺部 CT 序列切片图像[图 7.7(a)]进行二值化处理，得到二值化肺部 CT 序列切片图像[图 7.7(b)]。

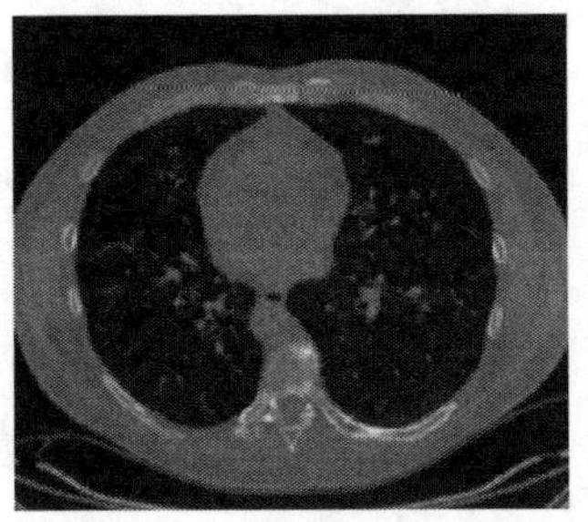
(a)原始图像

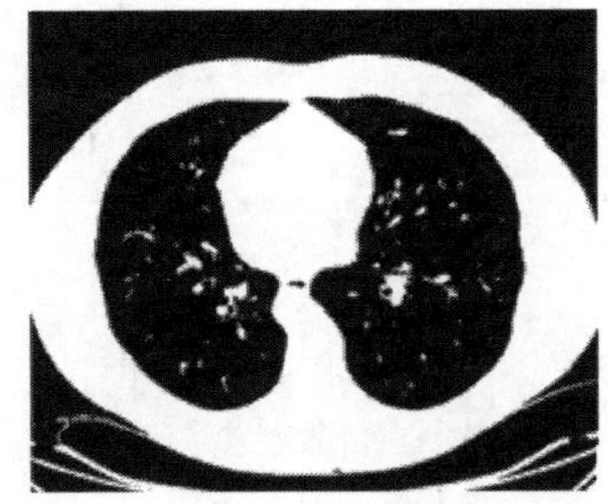
(b)二值化图像

图 7.7 图像二值化

(2) 三维连通：三维连通能够有效提取 ROI 的三维结构，对二值化图像进行 6 连通区域标记处理，此处对 CT 序列切片采用三维方向 6 邻域(上、下、左、右、前、后)连通[图 7.8(a)]，重建的肺部三维图像如图 7.8(b)所示。

(3) 聚类分割：对肺部的三维图像利用聚类方法进行聚类[连通区域中心点与图像中心点的距离作为聚类特征，各连通区域中心点分布如图 7.9(a)所示]，得到不同的三维连通区域(如肺实质、背景、胸腔轮廓、噪声等)，保留由二值化的肺实质构成的三维连通区域，其他区域用“白色”代替。

(4) 膨胀运算：形态学膨胀(公式 7-24)相当于对二值图像中值为 1 的像素的连接区域进行扩展，它具有填充物体内空隙，连接邻近组织以及平滑边界的作用（图 7.10）。此处利用形态学算子对上一步获得的二值化肺实质进行膨胀运算，这可以膨胀肺实质区

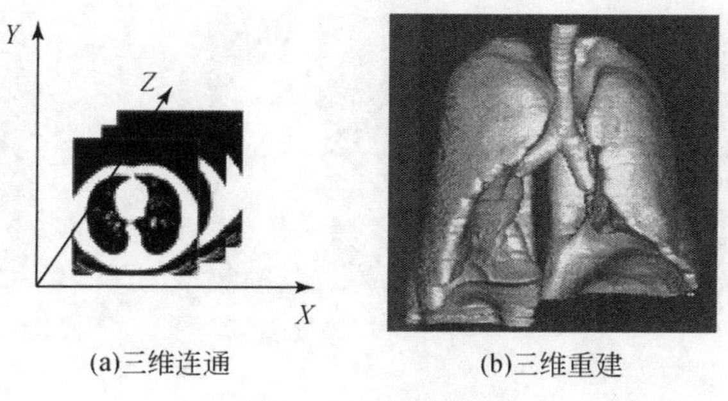

(a)三维连通　　(b)三维重建

图 7.8　三维连通

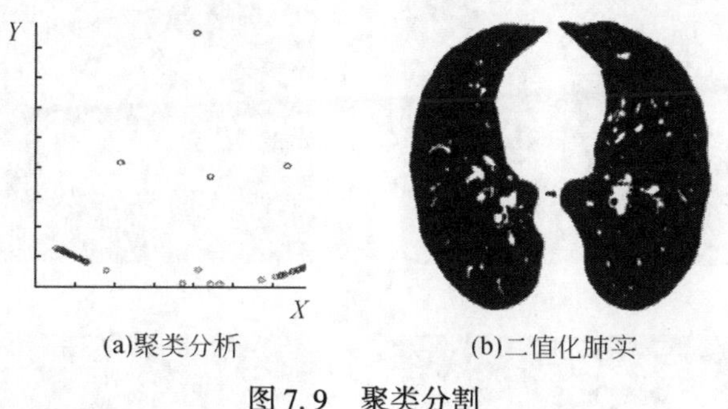

(a)聚类分析　　(b)二值化肺实

图 7.9　聚类分割

域，便于下一步的保留胸膜黏附型结节。

$$F=E\otimes B=\{x:B(x)\subset E\} \tag{7-24}$$

式中，$B(x)$代表结构元素，E 为工作空间，x 为像素点。

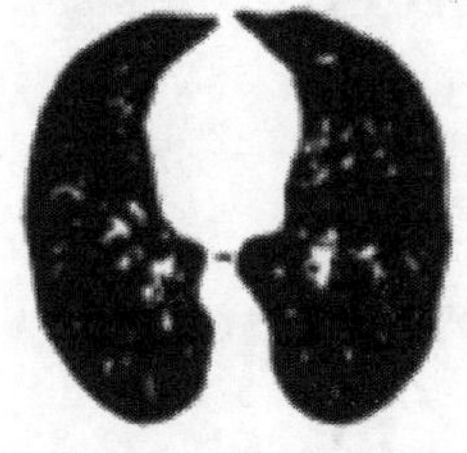

形态学膨胀

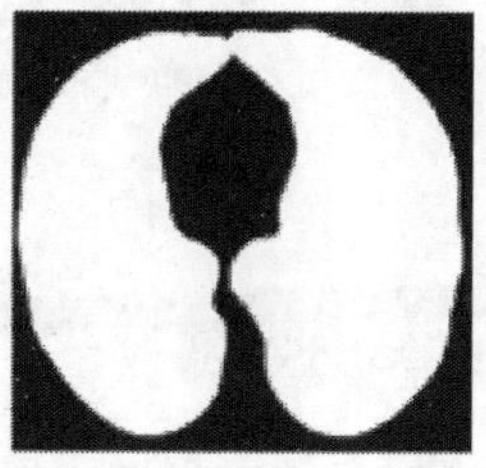

图 7.10　膨胀运算

(5)掩模运算：膨胀后的肺实质轮廓与原始 CT 图像进行“乘积”掩模运算，得到包含灰度信息的肺实质图像(图 7.11)，同时胸膜处的肺结节也可以得到有效保留，避免胸膜黏附型肺结节的漏检。

图 7.12 给出了部分肺实质的分割结果，图中红圈区域为非肺部组织，但其灰度与肺部极其接近，却没有被误分割到肺部区域中去，并且某些切片内肺部没连接到一起的小区域(如黑圈区域)，也能被很好地划分成肺部区域，由此可见，该算法在肺实质分割过程中既没有过分割，也没有遗漏候选区域，这说明该算法对肺实质的分割是极其有效的。

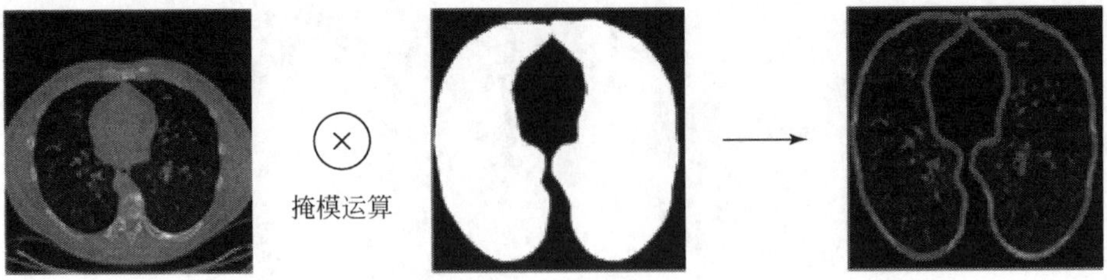

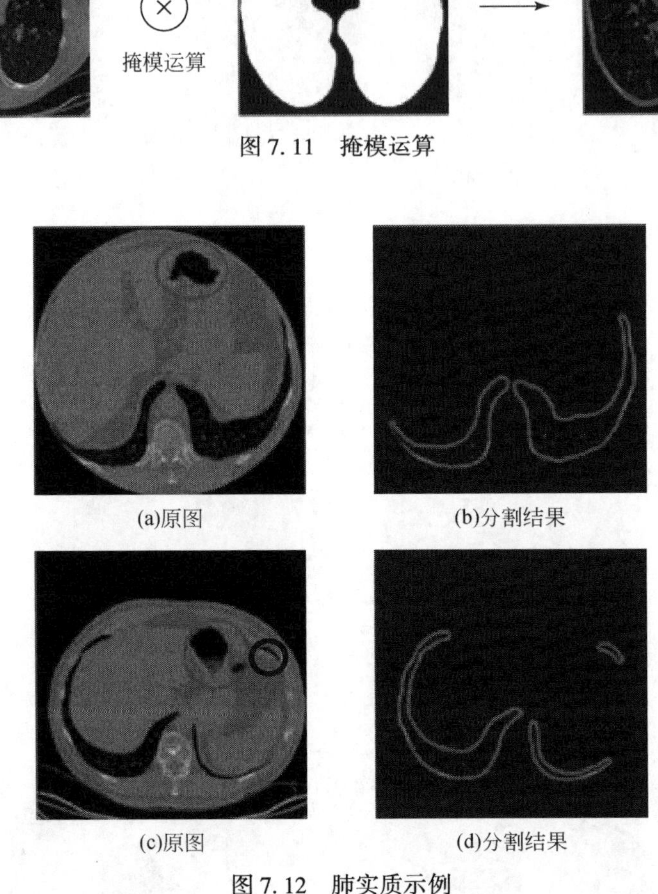

图 7.11　掩模运算

(a)原图　(b)分割结果

(c)原图　(d)分割结果

图 7.12　肺实质示例

7.3.4　肺结节分割实验

从分割出来的肺实质中提取出肺结节是整个分割算法的难点所在，肺结节的空间分布是实施肺结节分割算法的重要依据，本节依次对三种不同类型的肺结节实验过程和结果进行阐述。

1. 孤立型肺结节分割实验

孤立型肺结节在三类结节中的所占比例最大，图 7.13 是通过三维连通并进行不同颜色标记的孤立型肺结节。

经过肺实质分割过程中的形态学膨胀和组织填充，肺部已变成了带血管和胸膜的凸体，因此只需要再对这个肺部反过来进行与膨胀算子同样大小的形态学腐蚀操作即可得到肺内区域[包括血管、血管黏附型肺结节、孤立型肺结节、肺泡等，图 7.14(a)]，胸膜区域也可以通过求取最大连通区域的方法被分离出来，以便作为胸膜黏附型结节分割对象[图 7.14(b)]，然后根据医生标记的坐标在肺内区域中分割出孤立型肺结节，部分孤立型肺结节的分割结果如图 7. 15 所示。

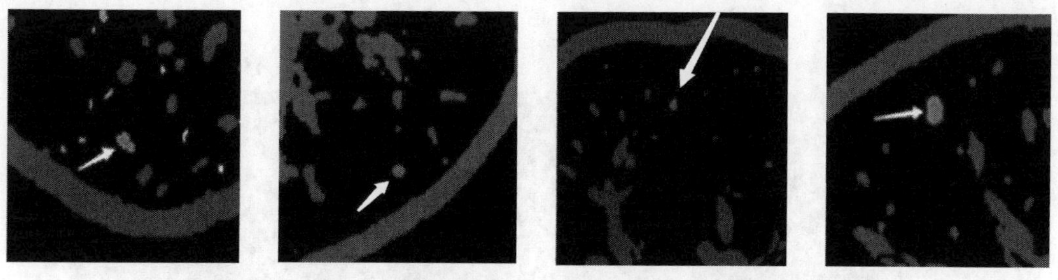

图 7. 13　孤立型肺结节示例（扫封底二维码，见彩图 7. 13）

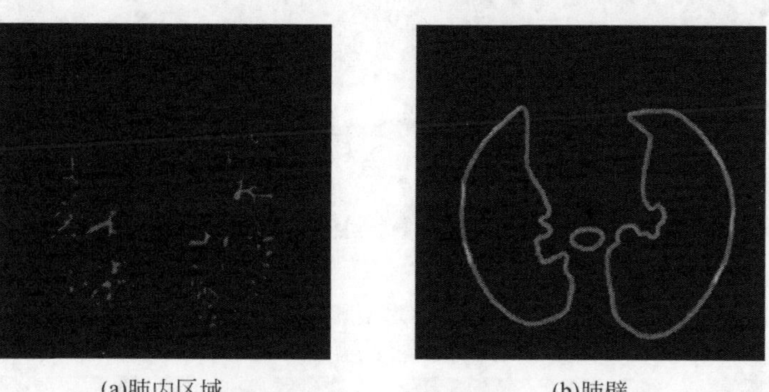

(a)肺内区域　(b)肺壁

图 7. 14　肺内区域与胸膜分离

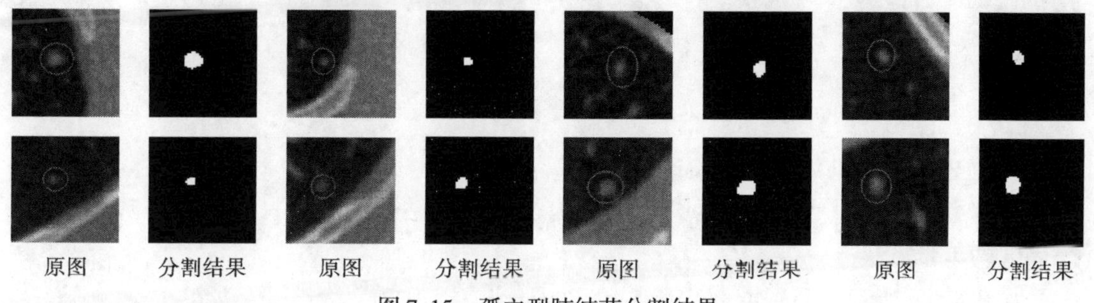

图 7. 15　孤立型肺结节分割结果

2. 胸膜黏附型肺结节分割实验

胸膜黏附型结节与其他两类结节的差异表现在其与胸膜区域的灰度值差异较小，基于灰度的分割方法难以进行有效的分割，通过分析可知，胸膜黏附型肺结节的灰度变化由内向外不断降低，其散度与周围组织存在较大的差异，因此选用散度结果区分胸膜黏附性结节与其周围粘连组织是可行的。三维 CT 数据 x，y，z 三个方向的微分量表示该区域向周围扩散的灰度变化，而拉普拉斯算子作为最简单的各向同性微分算子，具有旋转不变性，因此本章采用拉普拉斯算子作为滤波器对 ROI 进行卷积计算其散度，得到其散度图像[图 7. 16(a)]，然后根据对 CT 数据的测试可知，散度阈值设定为均值 0. 5 时(0 和 1 代表最小和最大的 L 的值)效果最好，取大于 0. 5 的区域获得胸膜黏附性肺结节[图 7. 16(b)]，部分胸膜黏附型肺结节的分割结果如图 7. 17 所示。

$$L=\nabla^2 f(x, y, z)=\frac{\partial f}{\partial x^2}+\frac{\partial f}{\partial y^2}+\frac{\partial f}{\partial z^2} \tag{7-25}$$

式中，f 为 ROI 灰度值，L 为其散度值。

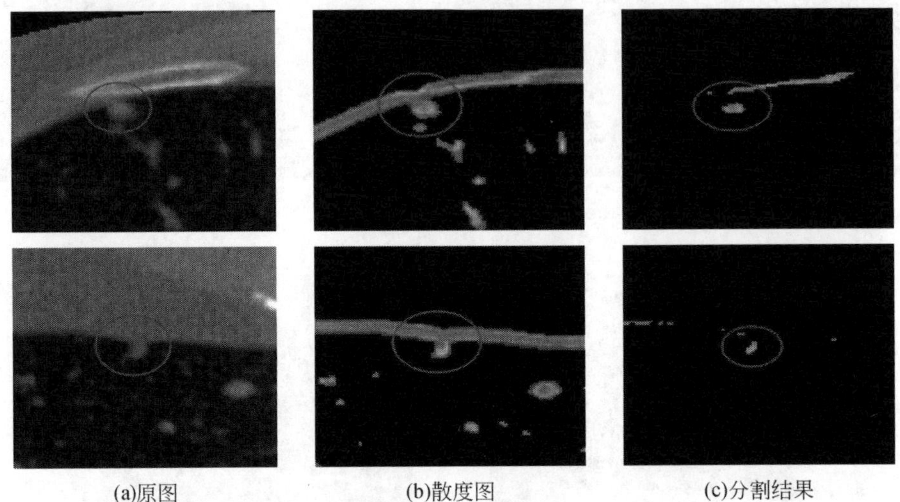

(a)原图　(b)散度图　(c)分割结果

图 7.16　胸膜黏附型肺结节分割示例图

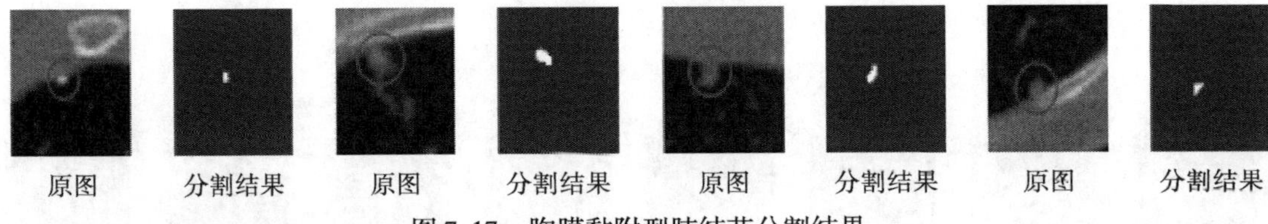

原图　分割结果　原图　分割结果　原图　分割结果　原图　分割结果

图 7.17　胸膜黏附型肺结节分割结果

3. 血管黏附型肺结节分割实验

为解决血管黏附型肺结节的分割和肺内血管组织粘连的问题，这里采用基于灰度下降的区域生长算法。

如图 7.18 所示，分别取“山脉”和“山丘”（“山丘”为结节，如峰 1；“山脉”为血管，如峰 3）的顶峰作为种子点，进行灰度下降的区域生长（即每个体素只往周围灰度值比它低的点扩散），因此，要完成粘连部分的分割只需将两个生长区域中的重合区域删除（如图 7.18 中最下方的黑色区域）即可，便可得到血管黏附型肺结节。

为弥补算法对噪声敏感而产生误差，本章首先对图片进行三维高斯平滑滤波，然后采用灰度窗口变换，将灰度值大于 l 的体素 $x(M)$ 的灰度值都修改为 l：

$$I(x(M))=\begin{cases}x(M), & if\ x(M)\leqslant l\\ l, & if\ x(M)\geqslant l\end{cases} \tag{7-26}$$

式中，$I(x(M))$ 表示体素 $x(M)$ 的取值，M 是感兴趣区域掩模，是与图像一样规格的逻辑矩阵，值为 $x(M)$ 表示我们只访问 M 中值为 l 的元素，l 的取值如下：

$$\frac{N_l}{N_{x(M)}}\geqslant\alpha \tag{7-27}$$

即三维影像感兴趣区域中灰度值小于 l 的体素个数 N_l 占该区域总体素个数 $N_{x(M)}$ 的比值应大于等于 α。本节对大量的样本进行穷举实验测试，得到 α 取 0.7 效果最好。

平滑滤波的处理结果如图 7.19 所示("山丘" 及 "山脉" 的 "峰顶" 会被剃平)，再对整个 ROI 求区域灰度极大值，便可获得这些 "平顶" (此时的峰顶就由单个体素变成了多个体素区域，与其相临体素的灰度值均低于该区域)，最后取该区域作为种子点进行灰度下降，便可成功地分离出与血管相连的结节区域，部分血管黏附型肺结节的分割结果如图 7.20 所示。

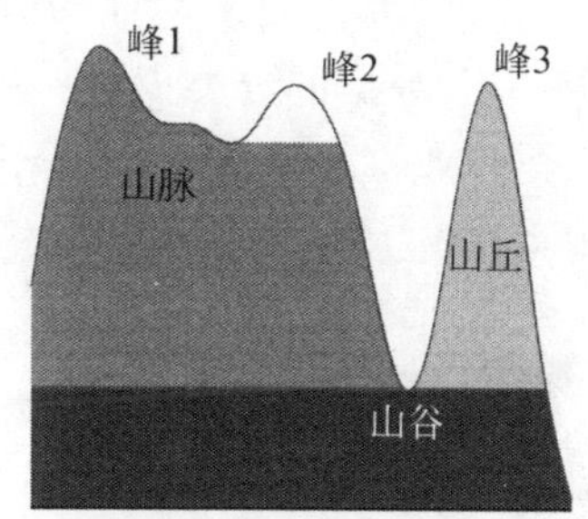

图 7.18　基于灰度下降的区域生长算法示意图

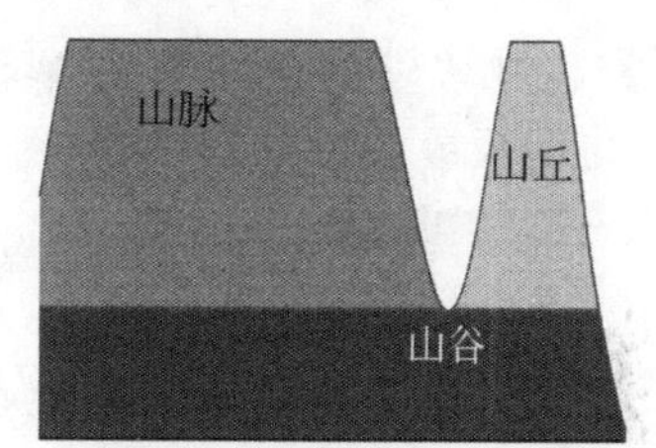

图 7.19　窗口变换后的基于灰度下降的区域生长算法示意图

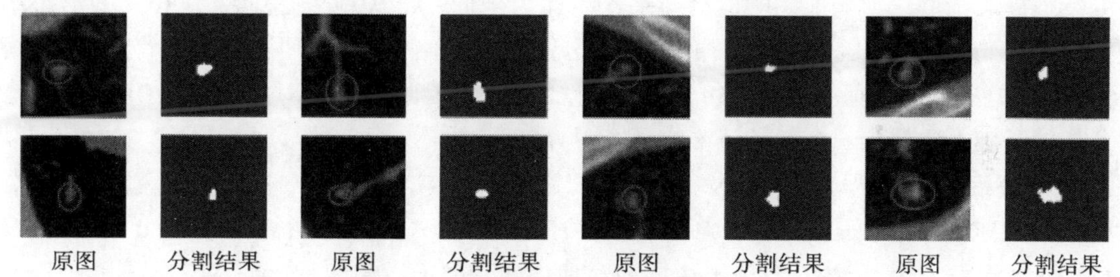

原图　分割结果　原图　分割结果　原图　分割结果　原图　分割结果

图 7.20　血管黏附型肺结节分割结果

这里主要探讨了肺结节分割算法的设计，主要从肺部 CT 图像的组织结构出发，首先根据肺结节的空间分布位置将肺结节分成三种类型，并对于不同类型的肺结节的特点进行了分析，然后将分割算法分为两部分进行，即肺实质分割和肺结节两部分进行，最后基于肺结节的分类分别设计了三种不同的肺结节分割算法，由展示的分割结果可以看出，该算法较精确、完整的分割出了 ROI。

7.4　基于粗糙集的特征级融合肺结节检测算法

ROI 特征数据的分析融合是分割算法实施后的另外一项重要工作，由于特征是对图像内容的抽象反映，因此，合理的分析、量化并提取特征是进行肺结节检测算法的关键问题。同时为避免大量的特征分量通常会出现信息冗余，鉴于粗糙集无需先验知识可以进行特征约简的特点，因此被考虑应用到肺结节特征数据的降维上，在压缩数据量的同时提高分类性能。并且为进一步提升候选区域的分类性能，需要对 SVM 进行参数优化。

7.4.1 基于粗糙集的特征级融合肺结节检测算法思想

首先分别从二维和三维角度提取出刻画 ROI 的形状特征 18 维，强度特征 8 维，纹理特征 16 维，共计 42 维特征分量(包括本章所提的 6 个新的三维特征)；然后对提取的特征集合(标识为 FS)进行数据补齐、离散化、归一化处理，利用粗糙集模型对完善的特征数据进行 5 次特征级融合(由于特征约简子集不唯一，本章对提取的特征集合进行 5 次约简，分别标识为 RS1、RS2、RS3、RS4、RS5)，选用其中的一组特征子集(RS1)作为以下对比实验最主要的实验测试组；最后采用网格寻优算法以十折交叉验证的方式选取最优的 SVM 核函数和惩罚系数，并将最优参数带入 SVM 用于数据的分类识别，主要设定 4 组对比实验，分别对比分析粗糙集约简前后的特征分类有效性及稳定性、基于粗糙集和基于 PCA 的特征级融合的识别性能、本节肺结节检测算法和其他文献肺结节检测算法的识别性能，其流程如图 7. 21 所示。

7.4.2 构建新的三维特征

ROI 特征由其描述的全面性(即特征分量的维度，过少的特征描述量无法以“多视角”的方式“观测”病灶的特性)和刻画的准确性(即反映特征真实性的程度，特征量化数值偏离真实信息较多会造成特征区分度过低)共同影响，大量的噪声信息会降低 ROI 的特征提取精度，影响最终的检测结果，因此为全面、准确地表达肺结节 ROI 的形态结构、局部特性，特征提取阶段通常提取图像的颜色特征[208]、形状特征[209]、纹理特征[210]，但传统的特征中描述 ROI 的三维特征较少，因此本节在对肺结节 ROI 医学征象分析的基础上，提出 6 个新的三维特征，具体如下。

1. 外接球形体积比

外接球形体积比是三维 CT 影像所提取的每个 ROI A_i[最大直径是 $\dim(A_i)$]与其外接球形体积 $VS(A_i)$的比值，反映了该区域与球形的相似度，如图 7. 22(b)所示。

$$\text{Volume}(VS(A_i))=\frac{4}{3}\times\pi\times\left(\frac{\dim}{2}\right)^3 \tag{7-28}$$

$$E_1(A_i)=\frac{\text{Volume}(A_i)}{\text{Volume}(VS(A_i))} \tag{7-29}$$

2. 表面-中心距离标准差

表面-中心距离标准差是 ROI 表面每个体素 $C(S_i)$与区域中心 $C_{\text{cen}}(A_i)$的坐标距离标准差，其值同样描述了 ROI 的类球性，如果 $E_2(A_i)$的值为 0，则该区域是一个标准的球形，随着 $E_2(A_i)$的值增大，则该区域偏离球形的幅度随之增大，如图 7. 22(c)所示。

$$E_2(A_i)=\text{std}\left(\frac{\| C(S_i)-C_{\text{cen}}(A_i) \|}{\text{mean}(\| C(S_i)-C_{\text{cen}}(A_i) \|)}\right) \tag{7-30}$$

3. 外接长方体交线距离

外接长方体交线距离是 ROI 中心体素 $C_{\text{cen}}(A_i)$与其外接长方体 6 个切面的 12 条交线中心 $\dim(L_i)$(其中 $i=1, 2, \cdots, 12$)的距离，可以表示该区域体素在矩形体中均匀分布的程度，如图 7. 22(d)所示。

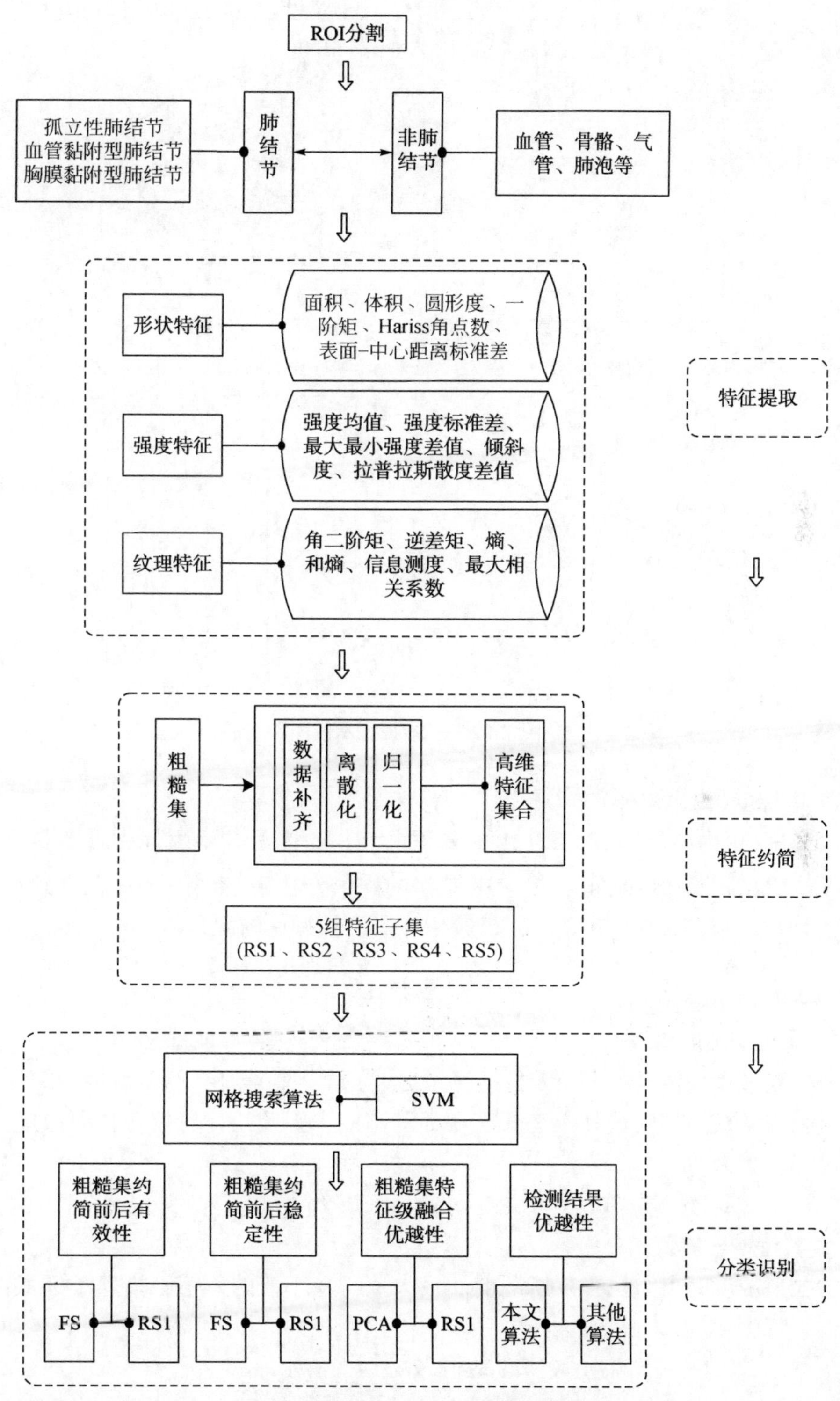

图 7.21　基于粗糙集特征级融合的肺结节检测流程示意图

$$E_3(A)=\frac{\|\operatorname{mean}(C_{\text{cen}}(A_i)-C_{\text{cen}}(\dim(L_i)))\|}{\operatorname{mean}(C_{\text{cen}}(\dim(L_i)))} \tag{7-31}$$

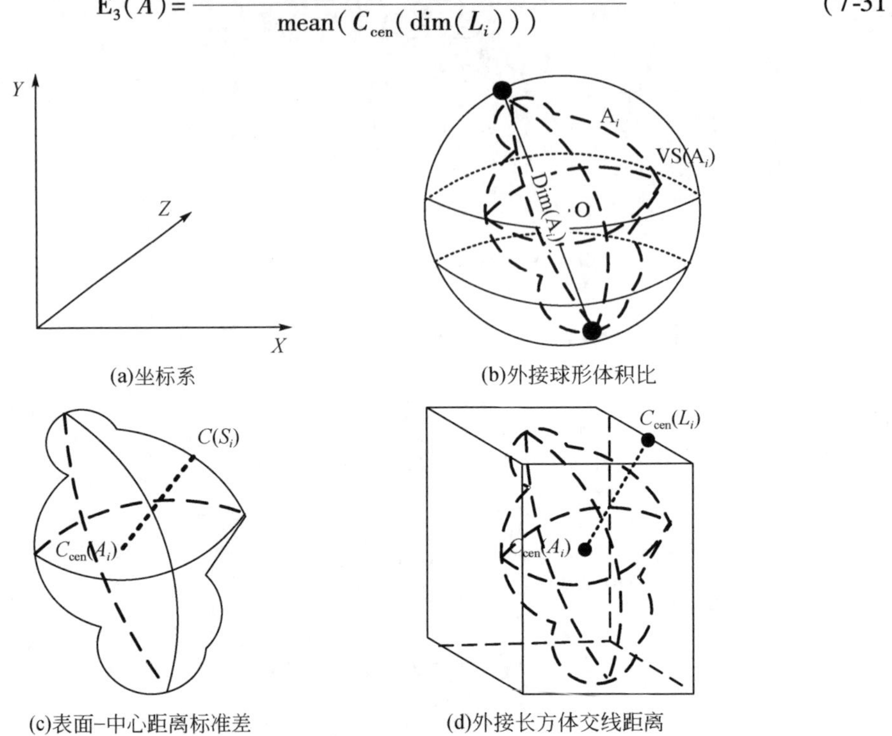

(a)坐标系　(b)外接球形体积比

(c)表面-中心距离标准差　(d)外接长方体交线距离

图 7.22　三维特征示意图

4. 强度梯度(由内向外)

强度梯度(由内向外)是对 ROI A_i 中体积大于 0 的体素 S_i 不断地做形态学腐蚀处理，求得每一次腐蚀剔除面的均值与上一次操作的均值作比较(初始为 0)，直到体积为零，如果比值为正，则 $k=k+1$(初始为 0)，其中 n 是腐蚀操作的次数。

$$E_4(A_i)=\frac{k}{n} \tag{7-32}$$

5. 拉普拉斯散度均值

拉普拉斯散度均值是根据拉普拉斯算子 La 与原始 CT 影像卷积后的结果发现，结节周围灰度值差异较小的区域其散度却有明显的不同，因此，计算拉普拉斯散度有利于区分肺结节与干扰杂质。

$$E_5(A_i)=\operatorname{mean}(A_i\times La) \tag{7-33}$$

6. 拉普拉斯散度距离

拉普拉斯散度距离为拉普拉斯散度的最大值与最小值的差值，描述了区域散度的变化范围。

$$E_6(A_i)=\max(A_i\times La)-\min(A_i\times La) \tag{7-34}$$

7.4.3　特征提取及约简实验

基于本节对肺结节 ROI 的特征描述分析，表 7.1 给出了提取的 42 维特征分量集合，为便于后续测试，按表 7.1 中的书写顺序对其依次进行编号，其中形状特征编号依次为 fs1 ~ fs18；强度特征编号依次为 fi1 ~ fi8；纹理特征编号依次为 ft1 ~ ft16。

表 7.1　CT 肺结节 ROI 特征集合

特征类别	特征分量	维度
形状特征	周长、面积、体积、圆形度、矩形度、伸长度、欧拉数、角点数、Hu 矩(一阶矩、二阶矩、三阶矩、四阶矩、五阶矩、六阶矩、七阶矩)、外接球形体积比、表面-中心距离标准差、外接长方体交线距离	18
强度特征	强度均值、强度方差、偏斜度、峰度、最大最小强度差值、强度梯度(由内向外)、拉普拉斯散度均值、拉普拉斯散度差值	8
纹理特征	Tamura 纹理特征(粗糙度、对比度、方向度)、GLCM(角二阶矩、惯性矩、逆差矩、和均值、方差、和方差、差分方差、熵、熵的和、差分熵、信息测度、相关系数、最大相关系数)	16

为避免小数值范围的属性值被大数值范围的属性值所支配，同时降低统计计算过程中的复杂度，首先对提取的特征集合进行数据预处理(规范化差异性较大的数据，并将数据线性映射到[0，1])，然后采用粗糙集模型进行 5 次特征数据融合，融合结果如表 7.2 所示。

表 7.2　粗糙集约简后特征集合

子集标识	约简结果	维数
RS1	fs4，fs16，fs17，fs18，fi2，fi4，fi6，fi7，fi8，ft2，ft4，ft5，ft6，ft7，ft8，ft9，ft10，ft11，ft13，ft14，ft15，ft16	21
RS2	fs4，fs9，fs16，fs18，fi1，fi2，fi5，ft2，ft5，ft6，ft8，ft9，ft10，ft11，ft12，ft13，ft15	17
RS3	fs9，fs17，fs18，fi1，fi2，fi5，fi7，fi8，ft2，ft6，ft7，ft8，ft9，ft10，ft11，ft12，ft14，ft15，ft16	19
RS4	fs9，fs16，fs18，fi1，fi2，fi5，fi7，fi8，ft5，ft6，ft7，ft8，fy9，ft10，ft11，ft12，ft14，ft15，ft16	19
RS5	fs9，fs16，fs17，fs18，fi1，fi2，fi4，fi5，fi7，fi8，ft2，ft5，ft6，ft7，ft8，ft9，ft10，ft12，ft15，ft16	20

7.4.4　SVM 核函数优化实验

由于本节实验数据属于小样本范畴，因此选用 SVM 作为分类器进行分类识别具有一定的优势，本节采用网格寻优算法并利用 Matlab 软件对 SVM 核函数和惩罚系数进行优化。首先将训练组中的两类样本(肺结节为正样本，标记为 1；非肺结节为负样本，标记为-1)及其特征、标志输入 SVM 分类器，然后采用十折交叉验证训练径向基核函数，最后选择出分类性能最优的核函数参数和惩罚系数(图 7.23，分别为 $c=1$，$g=0.35355$)。

7.4.5　算法的稳定性及有效性验证实验

为了验证本节算法的有效性、稳定性、优越性，本节做了 4 组对比实验，即粗糙集

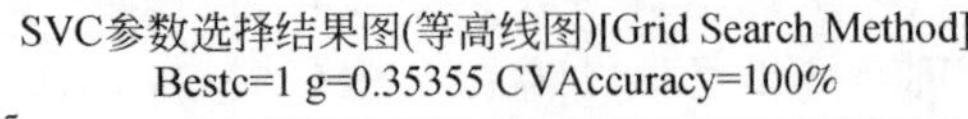

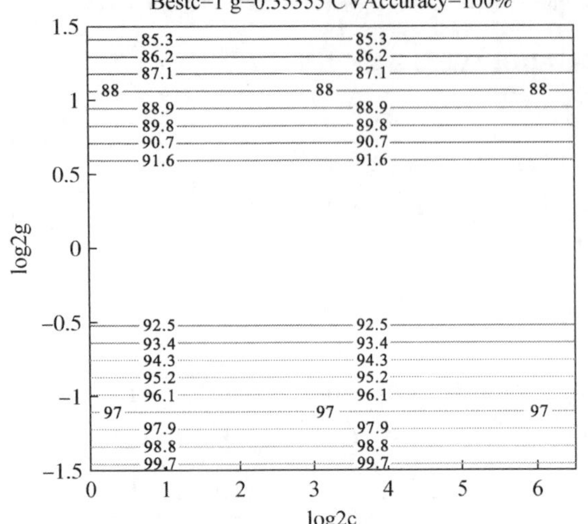

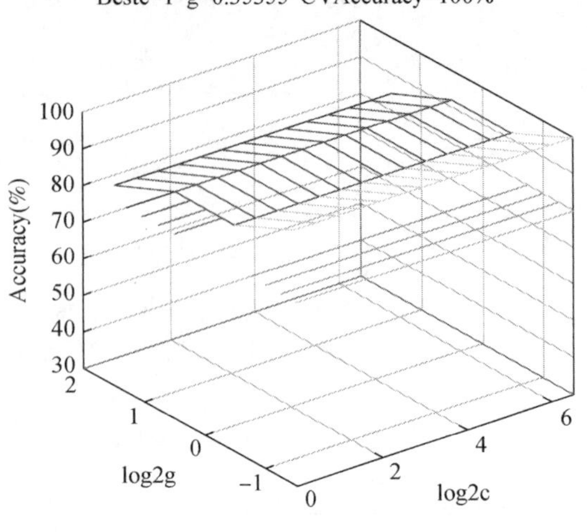

图 7.23　参数优化结果(扫封底二维码，见彩图 7.23)

约简前后的算法有效性验证实验、粗糙集约简前后的算法稳定性验证实验、基于粗糙集特征级融合算法的优越性验证实验、与其他肺结节检测算法的性能对比实验，下面将一一详细阐述。

1. 粗糙集约简前后的算法有效性验证实验

本节采用十折交叉验证法分别计算特征集约简前后(粗糙集约简后的数据集采用实验数据 RS1(70×21))的分类正确率、敏感性、特异性、算法耗时等四个指标对比分析两者肺结节的分类识别性能，结果如表 7.3 所示。

表 7.3　融合前后算法有效性统计表

	序号	正确率(%)	敏感性(%)	特异性(%)	算法耗时(s)
	1	96.42	92.86	100	1.0610
	2	91.96	83.93	100	0.6170
	3	95.54	100	91.07	0.5490
	4	89.28	100	78.57	0.5630
	5	95.54	91.07	100	0.5470
融合前	6	98.21	96.43	100	0.5460
	7	94.64	89.29	100	0.5460
	8	95.53	91.07	100	0.5460
	9	91.96	83.93	100	0.5460
	10	97.32	100	96.64	0.5300
	均值	94.64	92.86	96.43	0.6051

续表

	序号	正确率(%)	敏感性(%)	特异性(%)	算法耗时(s)
融合后(RS1)	1	100	100	100	0.9370
	2	100	100	100	0.4360
	3	100	100	100	0.3870
	4	100	100	100	0.4210
	5	100	100	100	0.4210
	6	100	100	100	0.3900
	7	100	100	100	0.4060
	8	91.67	100	83.33	0.4060
	9	100	100	100	0.3740
	10	100	100	100	0.3930
	均值	99.17	100	98.33	0.4571
提升幅度		4.53	7.14	1.9	0.148

实验结果表明，经过特征级融合后的肺结节检测正确率有明显提高，同时降低了漏诊率(敏感性提升表明肺结节检测中出现假阴性的概率降低)和误诊率(特异性提升表明肺结节检测中出现假阳性的概率降低)，算法耗时也有所缩减，这说明粗糙集约简模型在本节提取的42维特征集合上进行特征级融合是有效的，不仅提升了特征集的紧致度(消除了特征冗余和低区分度特征分量)，也修正了特征集合中的异常数据，进一步提高了肺结节的检测性能。表7.4给出了5组粗糙集约简子集的有效性统计表。

表7.4　粗糙集约简子集有效性统计表

标识	平均正确率(%)	平均敏感性(%)	平均特异性(%)	算法耗时(s)
RS1	99.17	100	98.33	0.4571
RS2	97.5	96.67	98.33	0.4650
RS3	99.17	100	98.33	0.4656
RS4	100	100	100	0.4731
RS5	98.33	98.33	98.33	0.4850
均值	98.83	99	98.66	0.4672

2. 粗糙集约简前后的算法稳定性验证实验

本节以不同的训练、测试比例(50/20、40/30、35/35、30/40、20/50)对肺结节特征数据[粗糙集约简后的数据集采用实验一得到的RS1(70×21)]进行5轮分类检测，每轮样本根据设定的训练、测试比例进行随机抽取，统计10次测试结果的均值作为对应的正确率、敏感性、特异性、算法耗时，对比结果如表7.5所示。

表 7.5　算法稳定性统计表

	训练集/测试集	正确率(%)	敏感性(%)	特异性(%)	算法耗时(s)
融合前	50/20	97.35	94.71	100	0.4873
	40/30	96.53	93.08	98.32	0.3846
	35/35	95.83	92.39	97.79	0.4254
	30/40	96.16	95.58	96.74	0.3560
	20/50	94.88	94.63	95.86	0.4236
	均值	96.15	94.08	97.742	0.4154
融合后(RS1)	50/20	99.71	99.41	100	0.2684
	40/30	98.96	99.58	98.46	0.2568
	35/35	98.65	99.23	98.08	0.2382
	30/40	98.37	98.60	98.14	0.2646
	20/50	98.25	97.67	98.84	0.2636
	均值	98.79	98.84	98.70	0.2583

实验结果表明，随着训练集与测试集的比率下降，粗糙集约简子集分类正确率的下降趋势并不明显，而约简前的分类正确率却出现了一定的波动，这说明本章提出的基于粗糙集的特征级融合算法的分类稳定性较高，不易受到样本数据量单薄的干扰，表 7.6 给出了 5 组粗糙集约简子集的稳定性统计表。

表 7.6　5 组粗糙集约简子集分类对比表

标识	平均正确率(%)	平均敏感性(%)	平均特异性(%)	算法耗时(s)
RS1	99.17	100	98.33	0.2583
RS2	97.5	96.67	98.33	0.2870
RS3	99.17	100	98.33	0.2560
RS4	100	100	100	0.2531
RS5	98.33	98.33	98.33	0.2656
均值	98.834	99	98.66	0.2620

3. 基于粗糙集特征级融合算法的优越性验证实验

由于 PCA 算法发展成熟，计算简便，易于编程实现，所以也成为大多数特征级融合的首选降维方法，为对比分析两种特征级融合算法的对比度，本节对所提特征集合同时进行了基于 PCA 的特征级融合，十折交叉验证的各项指标结果如表 7.7 所示，图 7.24 给出了这两种特征级融合算法的分类性能对比图(粗糙集约简子集的有效性数据采用表 7.3 中 RS1 的验证结果，为便于观察，图 7.24 中将算法耗时放大了 100 倍)。

表 7.7　PCA 约简子集有效性统计表

序号	正确率(%)	敏感性(%)	特异性(%)	算法耗时(s)
1	91.67	83.33	100	0.9970
2	96.74	93.48	100	0.4830

续表

序号	正确率(%)	敏感性(%)	特异性(%)	算法耗时(s)
3	96.74	93.48	100	0.4880
4	98.91	100	97.83	0.4950
5	93.48	86.96	100	0.4950
6	96.74	100	93.48	0.5140
7	96.74	100	93.48	0.5120
8	94.57	89.13	100	0.4890
9	97.83	95.65	100	0.4990
10	95.65	93.48	97.83	0.5180
均值	95.91	93.55	98.26	0.5490

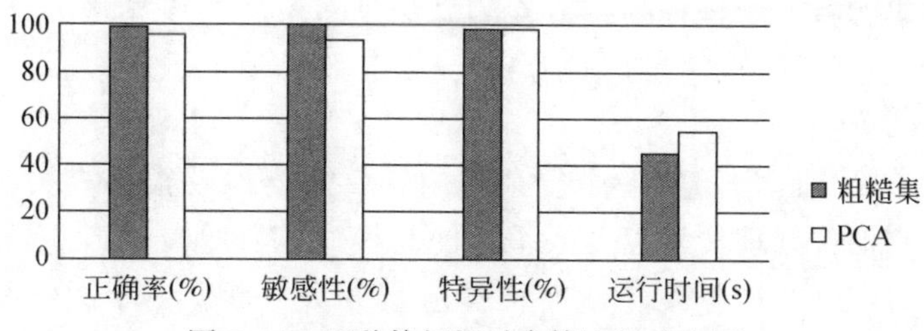

图 7.24 两种特征级融合算法的对比图

实验结果表明，基于粗糙集特征级融合算法的各项性能指标均优于基于 PCA 的特征级融合算法，这说明粗糙集比 PCA 更适用于消除本节所提特征的冗余信息。

4. 与其他肺结节检测算法的性能对比实验

这里同时采用检测正确率和单层切片误检率(false positives per scan，FP/s)作为肺结节检测算法的评价指标，将本节算法与其他三种肺结节检测算法的评价指标(肺结节检测算法的正确率均采用最优检测正确率)进行对比分析，结果如表 7.8 所示。

表 7.8 肺结节检测算法对比表

作者	数据库	总结节数	正确率(%)	FP/s
Santos[163]	L	260	88.4	1.17
Netto[164]	L	48	90.65	0.138
Ye[165]	Pr	220	90.2	8.2
Tan[166]	L	172	87.5	4
Cascio[168]	L	148	97	6.1
本章算法	Pr	70	99.17	0.47

注：Pr：非公开数据库；L：LIDC。

实验结果表明，本节提出的肺结节检测算法在一定程度上优于其他肺结节检测算法的识别检测性能，这说明本章不仅通过补充、改进特征分量提高了 CT 肺结节 ROI 的特征描述的全面性和刻画的准确度，而且结合粗糙集特征级融合的思想剔除了冗余特征和特征数据中的不规则信息，提升了特征集合的紧致度，从而提高了整体的肺结节检测性能。

7.5 总结与展望

本章从 CT 影像的肺结节检测出发，分析了肺结节检测算法的研究现状，讨论了一种基于粗糙集特征级融合的肺结节检测算法。该算法针对肺结节分割不充分以及特征提取过程中的特征描述不充分、刻画不准确问题，讨论了一种基于空间分布的三维自动化肺结节分割算法，并构建了 6 个新的三维特征，结合其他二维、三维特征共同提取、量化 ROI 的特征信息，但提取的高维特征集合存在特征信息交叉的问题，本章利用粗糙集进行特征级融合，降低了特征集合的维度，采用网格寻优算法优化 SVM 核函数，并以此分类器进行检测识别，最后采用 4 组对比实验验证本章算法的肺结节检测性能。实验结果表明，基于粗糙集的特征级融合肺结节检测算法是有效的，该算法的分类正确率基本能够满足医学影像学对肺结节的检测识别要求，对于肺结节的检测以及肺癌的辅助诊断研究具有重要的价值[211-217]。

计算机辅助诊断是医学研究一个复杂的内容，需要涉及很多相关领域的理论技术，如成像技术、数字图像处理技术以及人工智能与模式识别等。本章主要针对图像处理领域进行了深入的研究。在医学图像的特征提取与分类方面，由于医学图像的多模态性、不确定性知识、模糊性等特点，在特征提取和分类技术的实现上仍然还有许多问题需要解决。疾病可以分为很多类别，每种类型的疾病又包含了多种不同的病变，而每种病变又可以根据病变组织等的不同划分为不同的类别，为了更好地进行医学图像的分析，还需要对各种疾病、各种部位的医学图像进行更多的实验。结合目前的研究情况，在未来的研究中，医学图像的特征提取与分类方法仍有着比较广阔的改进空间。针对本章来说可以深入研究的几个方面如下：

(1) 由于医学图像的多样性，一幅图像中也包含着许多重要的信息，不同组织部位的病变可能要由不同的特征来表示，而且要想在不同组织图像上区分出不同病变的区域，需要大量的医学图像数据。目前虽然已经有了很多针对个别组织(如脑部、手腕骨)的算法，但却没有一个通用的方法来应用于所有的医学图像特征提取与分类，因此需要深入研究出一套可以适用于不同组织的医学图像特征提取与分类算法。

(2) 由于医学图像处理的数据量不断的增加，在实际辅助医生进行诊断的过程中需要一个快速的实时的方法来帮助医生迅速的分析图像信息，因而要研究如何满足实时性的要求。要做到实行性分析，要通过改进图像特征提取和分类中各个环节的算法来实现，提高特征提取和分类的速度。

(3) 本章只是对二维空间的医学图像进行了三维连通，如何将图像内部细节进行三维重建，将医学图像数据的真实感观效果展示给医生，使其更准确地确定病灶的空间位置、大小、形状及与周围组织的关系，将医学影像技术的价值发挥到最大，提高诊断的准确性，仍需要做进一步的研究。

第八章　基于 Rough Set 的特征级融合 PET/CT 肺部肿瘤 CAD 模型

肺癌是当今世界上最常见的内脏恶性肿瘤之一，它由癌细胞和癌肿间质组合而成，也是目前为止对人类健康构成巨大威胁的恶性肿瘤。肺癌早期一般没有症状或症状轻微，不易发现，但当确诊时，80%已到晚期，失去了手术治疗的机会。因此，肺癌对人类健康的危害已经引起了世界卫生组织和医疗界人士的高度重视，对肺癌的诊断和防治也引起了世界医学界的广泛关注[153]。

随着技术的飞速发展，数字图像处理技术已经广泛应用于生物医学领域中，医学影像检查成为临床检查中重要的组成部分。目前医院临床使用的医学影像检查设备主要包括：B 超机、X 线机、CT(计算机断层扫描)、MR(磁共振)、PET(正电子断层扫描)、SPECT、超声内镜等。计算机辅助系统是能够给医生提供定量分析，并提供具有较好一致性的诊断参考，减轻医生诊断工作量，以期提高诊断效果，降低活动次数的有效技术手段[218]。文献[219]讨论了 CAD 对数字化胸片早期肺结节检出的临床应用价值；文献[220]利用提取 190 个病灶的 39 个三维纹理特征在虚拟结肠镜系统中实现病灶的计算机辅助诊断；文献[221]根据通过分析 303 例患者的肠超声图像，基于 k 近邻和隐马尔可夫模型提出了一种前列腺癌计算机辅助诊断方法，实验结果表明泌尿科专家在 CAD 下诊断能力明显提高；文献[222]综述了计算机诊断系统能够进行复杂的图像处理，以协助临床医生检测不同形式的癌症如乳腺癌、前列腺癌、肺癌和皮肤癌等；文献[223]研究了三维(3D)计算机断层扫描(CT)预测周围型肺癌胸膜侵犯的临床应用价值；文献[224]通过对肺部肿瘤 CT 灌注研究血流量的影响值。在肺部肿瘤诊断中，由于骨骼重叠和器官阴影的影响，传统的 X 线检查给肺癌病灶的检测造成了一定的困难[225]；CT 检查只能在解剖和形态上显示病变的特征性变化[226]，不能完全区分病变的良恶性，且缺乏特异性；PET 影像能够提供癌细胞的代谢和功能信息，能从分子水平上反应人体的生理、代谢状况等，但其空间分辨率差，定位不准确；PET/CT 是一种集 PET 的功能显像和 CT 解剖形态影像于一体的新型影像设备，可以同时反应肺癌患者病灶的生理功能变化及形态结构变化，两者优势互补，提高诊断的阳性率，避免误诊和漏诊的发生。

粗糙集理论是波兰数学家 Pawlak 于 1982 年提出一种处理模糊、不确定和不完备数据的软计算方法，目前该理论已经成功地运用到机器学习、决策分析、过程控制、经济、医学、模式识别和数据挖掘等领域，是很有价值的方法。本章应用粗糙集理论于肺部肿瘤的计算机辅助诊断识别，通过降低特征矢量的维数，解决高维特征中的相关特征和维数灾难问题，提高肺部肿瘤诊断识别的正确率，减小错误率和漏诊率。

8.1　PET/CT 肺部肿瘤 ROI 区域特征及其提取

8.1.1　形状特征

形状特征主要分为轮廓特征和区域特征，轮廓特征指形状的外部边缘，而区域特征指形状的整体，本章提取的形状特征有：角点数、Hu 矩(一阶矩、二阶矩、三阶矩、四阶矩、五阶矩、六阶矩、七阶矩)，其中 Hu 矩：对于二维连续函数 $f(x, y)$，其$(i+j)$阶矩为

$$M_{i,j} = \int_{-\infty}^{+\infty}\int_{-\infty}^{+\infty} x^i y^j f(x, y)\mathrm{d}x\mathrm{d}y,\quad i,\ j = 1,2,3,\cdots \tag{8-1}$$

8.1.2　灰度特征

灰度特征是用定量的方法描述图像区域的最基本的特征，本章提取的灰度特征分量有均值、方差、标准差、倾斜度、峰度、梯度能量和空间频域特征，以下主要对均值、方差、峰度、梯度能量和空间频域特征进行说明。

(1)均值

$$u = \frac{1}{N}\sum_{n=1}^{N} x_i \tag{8-2}$$

式中，N 为目标像素总个数，x_i为像素灰度值。

(2)方差

$$s^2 = \frac{1}{n-1}\sum_{i=1}^{n} (x_i - \bar{x})^2 \tag{8-3}$$

(3)峰度

$$\text{kurtosis} = \frac{\sum_{i=1}^{N} (Y_i - \bar{Y})^4}{(N-1)s^4} \tag{8-4}$$

(4)梯度能量

$$\text{Grad}(a) = \sum_u \sum_v \sqrt{(D_i^j(x+1,y) - D_i^j(x,y))^2 + (D_i^j(x,y+1) - D_i^j(x,y))^2} \tag{8-5}$$

高频分量中梯度的幅值则能很好地反映高频信息的变化程度。

(5)空间频域特征

$$A(\omega) = \frac{X_o(\omega)}{X_i} \tag{8-6}$$

它描述了在稳定情况下，当系统输入不同频率的谐波信号时，其幅值的衰减或增大特性。

8.1.3　Tamura 纹理特征

纹理特征描述了图像灰度级分布的相关信息，反应图像本身的属性[227]，Tamura 纹理特征的粗糙度(coarseness)、对比度(contrast)、方向度(directionality)3 个分量在纹理合

成、图像识别等领域有很好的应用价值。

(1)粗糙度

$$\text{coarseness} = \frac{1}{wh}\sum_{(i,\ j)} 2^{\hat{k}(i,\ j)},\quad \text{其中 } \hat{k}(i,\ j) = \text{argmacx}(i,\ j) \tag{8-7}$$

(2)对比度是描述图像的明亮程度，它受不同灰度阴影的影响，其计算为

$$\text{contrast} = \frac{\sigma}{\sqrt[4]{\alpha_4}} \tag{8-8}$$

其中黑白色的偏差为

$$\alpha_4 = \frac{\overline{p_4}}{\sigma^4} = \frac{\frac{1}{wh}\sum_{(i,j)}(p(i,j) - \overline{p_1})^4}{\sigma^4} \tag{8-9}$$

(3)方向度

$$F_{\text{dir}} = 1 - rn_p \sum_{p}^{n_p} \sum_{\varphi \in W_p} (\varphi - \varphi_p)^2 H_D(\varphi) \tag{8-10}$$

式中，p 代表直方图中的峰值，n_p 为直方图中所有的峰值；对于某个峰值 p，W_p 代表该峰值两侧谷底距离，而 φ_p 是波峰中心位置；r 是归一化因子。

8.1.4　GLCM 纹理特征

灰度共生矩阵是通过研究灰度的空间相关特性来描述纹理的方法。本章提取了基于灰度共生矩阵(GLCM)的能量、熵、惯性矩、相关性、逆差矩、方差、和的均值、和熵、差熵、和的方差、差分方差，角二阶矩、信息测度、最大相关系数，本章 θ 取 0、45°、90°、135°即 4 个方向共 56 维特征，以下对 GLCM 特征中的惯性矩、熵、逆差矩、角二阶矩和相关度进行说明。

(1)惯性矩

$$t_1 = \sum_{i=0}^{K-1}\sum_{j=0}^{K-1}(i-j)^2 c_{ij}^2 \tag{8-11}$$

(2)熵

$$t_2 = \sum_{i=0}^{K-1}\sum_{j=0}^{K-1} c_{ij}\log c_{ij} \tag{8-12}$$

(3)逆差矩

$$t_3 = \sum_{i=0}^{L-1}\sum_{j=0}^{L-1}\frac{P(i,\ j)}{1+(i-j)^2} \tag{8-13}$$

逆差矩反映局部同质性，即用来度量图像纹理局部变化是否均匀。

(4)角二阶矩

$$t_4 = \sum_{i=0}^{L-1}\sum_{j=0}^{L-1} P(i,\ j)^2 \tag{8-14}$$

角二阶矩反映灰度分布和纹理粗细度情况。

(5)相关度

$$t_5 = \frac{\sum_{i=0}^{K-1} \sum_{j=0}^{K-1} c_{ij} - u_x u_y}{\sigma_x \sigma_y} \tag{8-15}$$

其中，u_x、u_y、σ_x、σ_y 是 GLCM 的 $c_x(i)$，$c_x(j)$的均值与方差，K 是目标图像的灰度级。

8.1.5　频域特征

基于频域特征分析的小波包算法把图像从空间域转换到频域，再对图像进行纹理特征提取，本章对肺部肿瘤 PET/CT 图像进行 3 阶的小波包分析，得到 8 个子图像的信号，把 8 个子图像的信号能量、范数和标准差组成一个 24 维的特征向量，作为图像的纹理特征量。

图 8.1 和表 8.1 给出了 PET/CT 肺部肿瘤 ROI 区域所提取的特征，共计 98 维，具体如下所示。

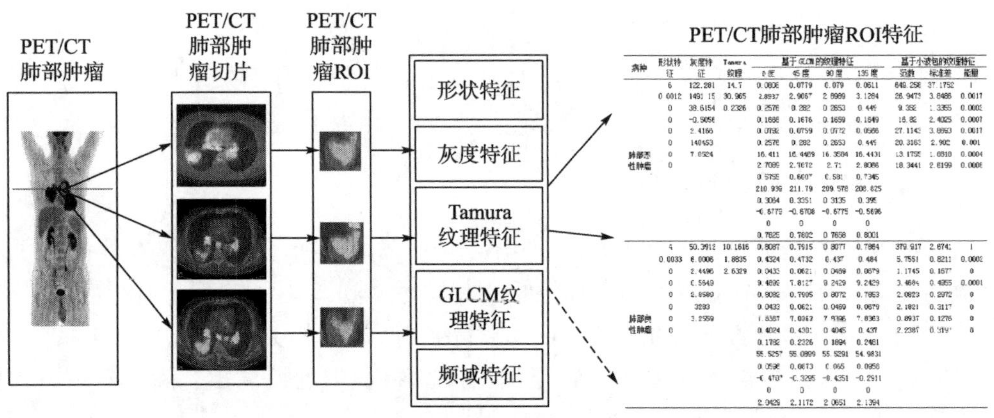

图 8.1　PET/CT 肺部肿瘤 ROI 区域特征提取过程

表 8.1　PET/CT 肺部肿瘤 ROI 区域特征

特征类别	维度	特征分量
形状特征	8	角点数、Hu 矩(一阶矩、二阶矩、三阶矩、四阶矩、五阶矩、六阶矩、七阶矩)
灰度特征	7	均值、方差、标准差、倾斜度、峰度、梯度能量和空间频域特征
Tamura 纹理特征	3	粗糙度、对比度、方向度
GLCM 纹理特征	56	能量、熵、惯性矩、相关性、逆差矩、方差、和的均值、和熵、差熵、和的方差、差分方差，角二阶矩、信息测度、最大相关系数，θ 取 0、45°、90°、135°
频域特征	24	xb(1)、xb(2)、xb(3)、xb(4)、xb(5)、xb(6)、xb(7)、xb(8)；S10、S11、S12、S13、S14、S15、S16、S17；St10、St11、St12、St13、St14、St15、St16、St17

8.2　粗糙集

肺部肿瘤感兴趣区域(ROI)在高维特征表示下存在特征相关和维数灾难问题，当临床医生对医学影像进行特征分析时可能会造成特征分量信息交叉，无法对 ROI 进行最有效的特征表达，因此，剔除冗余特征分量，降低特征维数是解决上述问题的关键。本章采取粗糙集模型进行知识约简，降低特征维数。

粗糙集作为一种处理不精确、不确定和不协调数据的软计算数学工具，是由波兰科学院院士、数学家 Pawlak 于 1982 年提出来的。其主要思想是能在保持原数据集合分类能力和决策能力不变的前提下消除冗余的信息，从而获得知识的简洁表达。它最突出的优点是“让数据自己说话”，即不需要数据集合之外的任何信息，获得的知识更具客观性。

8.2.1　基于遗传算法的知识约简方法

遗传算法（图 8.2）是借鉴生物界自然选择和进化机制而设计的计算模型，其核心思想启发于适者生存的自然选择规律，因此它的搜索算法是“生存+检测”的迭代过程，是一种非常有效的搜索和优化技术，可以实现高度并行的、随机的、自适应的搜索，不易陷入局部最优，能以很大的概率找到整体最优解，其鲁棒性好。一般利用遗传算法求约简是通过一个二进制编码实现的，编码中的 1 表示该位置选择对应属性，而 0 表示不选择对应属性。适应度函数一般是通过属性集合的长度和属性集合分类能力或决策能力的大小来表示。在适应度函数的选取方面，必须满足两个条件：

(1) 条件属性子集 B 对决策属性集的近似精度

$$\gamma_B = \frac{\mathrm{POS}_B(D)}{|U|} = \gamma_C = \frac{|POS_C(D)|}{|U|}$$

(2) 条件属性子集 B 中属性个数最少，以此确定适应度函数为

$$F(x) = \frac{|C| - \mathrm{cad}(x)}{|C|} + \gamma_B$$

式中，x 表示属性子集 B 对应的染色体(二进制串)；$\mathrm{cad}(x)$ 表示 x 中 1 的个数。显然，$F(x)$ 越大，表明 B 的近似精度越高，所含属性个数越小。

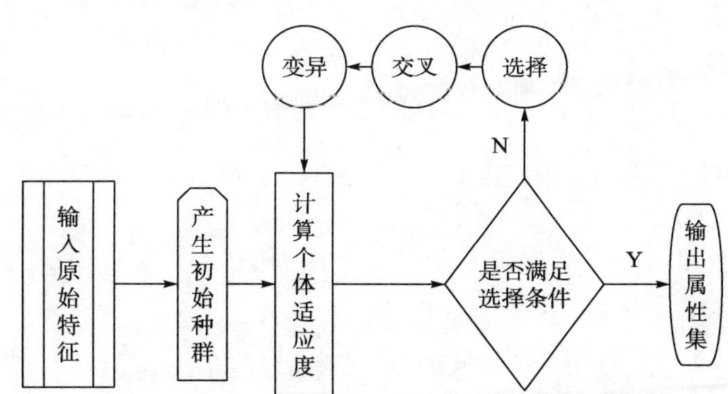

图 8.2　基于遗传算法的知识约简方法流程图

算法如下：

步骤 1：$t=1$，求取决策表的核 $\mathrm{Core}_D(C)$；

步骤 2：随机产生 N 个个体组成初始种群 pop(t)，并将核属性加入 pop(t) 中；

步骤 3：计算 pop(t) 中每个个体的适应度，找出 pop(t) 中适应度最大的所有个体；

步骤4：对 pop(t)进行选择、交叉、变异操作，产生新种群 pop($t+1$)；

步骤5：计算 pop($t+1$)中每个个体的适应度，对个体适应度进行排序，将 pop(t)中所有适应度高的个体替换 pop($t+1$)中适应度低的个体，找出 pop($t+1$)中适应度最大的个体；

步骤6：判断是否满足终止条件，如果是，则终止计算，将最优个体转化为条件属性，输出该属性集；否则 $t=t+1$，转步骤4。

8.2.2 基于属性重要度的启发式算法

基于属性重要度的约简算法是在1995年由胡晓华提出的，算法将属性重要性作为启发原则，其基本思想：首先，计算决策表的近似精度，并求出条件属性集合中所有重要度大于0的属性，这些属性构成决策表的核；计算核的相对正域，得到近似精度，与整个决策表的近似精度比较，若相等，则停止，核即为决策表的唯一约简，否则进行下一步。第二，以核为起点，计算所有非核属性对核的重要度，加入重要度最大的属性到核，计算更新后的属性子集的近似精度，并与整个决策表的近似精度进行比较，若相等，则输出该属性子集为约简，否则，再依次进行，直到属性子集的近似精度满足为止。然后通过一个反向检查每个属性的必要性，若属性不必要，则从属性子集中去掉，如必要，则保留，最终找到的那个属性子集即为所求。

定义：设决策表 $S=(U, A, V, f)$，$A=C\cup D$，$B\subseteq C$，$b\in B$ 在 B 中的重要度为

$$\mathrm{Sig}_B(b)=\frac{|\mathrm{POS}_{B\setminus\{b\}}(D)|}{|\mathrm{POS}_B(D)|}$$

$b\in C\setminus B$ 对 B 中的重要度定义为 $\mathrm{Sig}_{B\cup\{b\}}(b)=\dfrac{|\mathrm{POS}_B(D)|}{|\mathrm{POS}_{B\cup\{b\}}(D)|}$

若 $|\mathrm{POS}_{B(D)}|=0$ 或 $|\mathrm{POS}_{B\cup\{b\}}(D)|=0$，则 $\mathrm{Sig}_B(b)=0$ 或 $\mathrm{Sig}_{B\cup\{b\}}(b)=0$，由属性重要度可以定义核属性。

基于属性重要度的约简启发式算法如下：

输入：决策表 $S=(U, A, V, f)$，$A=C\cup D$。

输出：$S=(U, A, V, f)$，$A=C\cup D$ 的一个约简。

步骤1：计算决策表的近似精度 $\lambda=\dfrac{|\mathrm{POS}_C(D)|}{|U|}$，并计算每个属性在条件属性集中的重要度，令 $\mathrm{Core}_D(C)=\{c\in C\,|\,\mathrm{Sig}_C(c)>0\}=B$；判断$\dfrac{\mathrm{POS}_B(D)}{|U|}=\lambda$，若成立，则转步骤4；否则，进行步骤2；

步骤2：对所有 $c\in C\setminus B$，计算 $\mathrm{Sig}_B(c)$，取重要度最大的 $c\in C\setminus B$，作 $B=B\cup\{c\}$，判断$\dfrac{|\mathrm{POS}_B(D)|}{|U|}=\lambda$，若成立，则转步骤3；否则，重复步骤2；

步骤3：对 B 的所有非核属性 c 按加入到核中的顺序从后至前检查$\dfrac{|\mathrm{POS}_{B\setminus\{c\}}(D)|}{|U|}=\lambda$，若成立，则从 B 中删除 c；

步骤4：输出 B。

8.3　支持向量机

支持向量机(SVM)是基于统计理论的有监督模型，其基本思想是使用结构风险最小化原理在属性空间构建最优分类超平面，使得分类器得到全局最优。SVM 有不错的泛化学习能力、简化数据结构、降低计算复杂度、训练时间短、参数选择少、拟合精度高、鲁棒性强[228]等优点，常用于模式识别[214]、回归估计等。SVM 的分类函数和优化函数如下：

(1)SVM 分类函数

$$f(x) = \mathrm{sgn}\left(\sum_{i=1}^{n} a_i y_j k(x_i,\ x) + b\right)$$

式中，$0<a<C$，$yi \in \{1,\ -1\}$。

(2)SVM 优化函数

$$Q(a) = \sum_{i=1}^{n} a_i - \frac{1}{2}\sum_{i,\ j=1}^{n} a_i a_j y_i y_j k(x_i,\ x_j)$$

径向基核函数是目前广泛应用的核函数，文中使用这一核函数，形式如下：

$$k(x,\ y) = \exp(-g\,\|x-y\|^2)$$

式中，$g>0$，g 是核函数中的重要参数，影响着 SVM 分类算法的复杂程度。

支持向量机的核函数参数 g 和惩罚系数 C 是影响 SVM 分类性能的重要参数，所以文中以$(C,\ g)$作为寻优变量。

8.4　基于 Rough Set 的特征级融合 PET/CT 肺部肿瘤 CAD 模型

8.4.1　模型思想

从宁夏医科大学总医院核医学科收集经过影像科医生标记的 2000 例肺部肿瘤 PET/CT 图像(其中良性肺部肿瘤 1000 例，恶性肺部肿瘤 1000 例)作为研究样本，首先提取肺部肿瘤 ROI 的 8 维形状特征、7 维灰度特征、3 维 Tamura 纹理特征、56 维 GLCM 特征和 24 维频域特征，得到 98 维特征矢量，并对提取的特征集合(标识为 F)进行补齐、离散和归一化；然后基于遗传算法的知识约简方法和基于属性重要度的启发式算法对提取的特征集合分别进行特征级融合得到特征子集 G1、G2、G3，A1、A2、A3，降低特征矢量的维数；接着利用网格寻优算法优化核函数的 SVM 作为分类器分别进行融合前和融合后的分类识别比较，基于遗传算法的特征级融合和基于属性重要度的特征级融合的分类识别比较 2 组实验；最后以 2000 幅肺部肿瘤的 PET/CT 图像为原始数据，采用基于粗糙集特征级融合的肺部肿瘤 PET/CT 计算机辅助诊断模型对肺部肿瘤进行辅助诊断，实验结果采用交叉验证的方式进行统计，模型流程如图 8.3 所示。

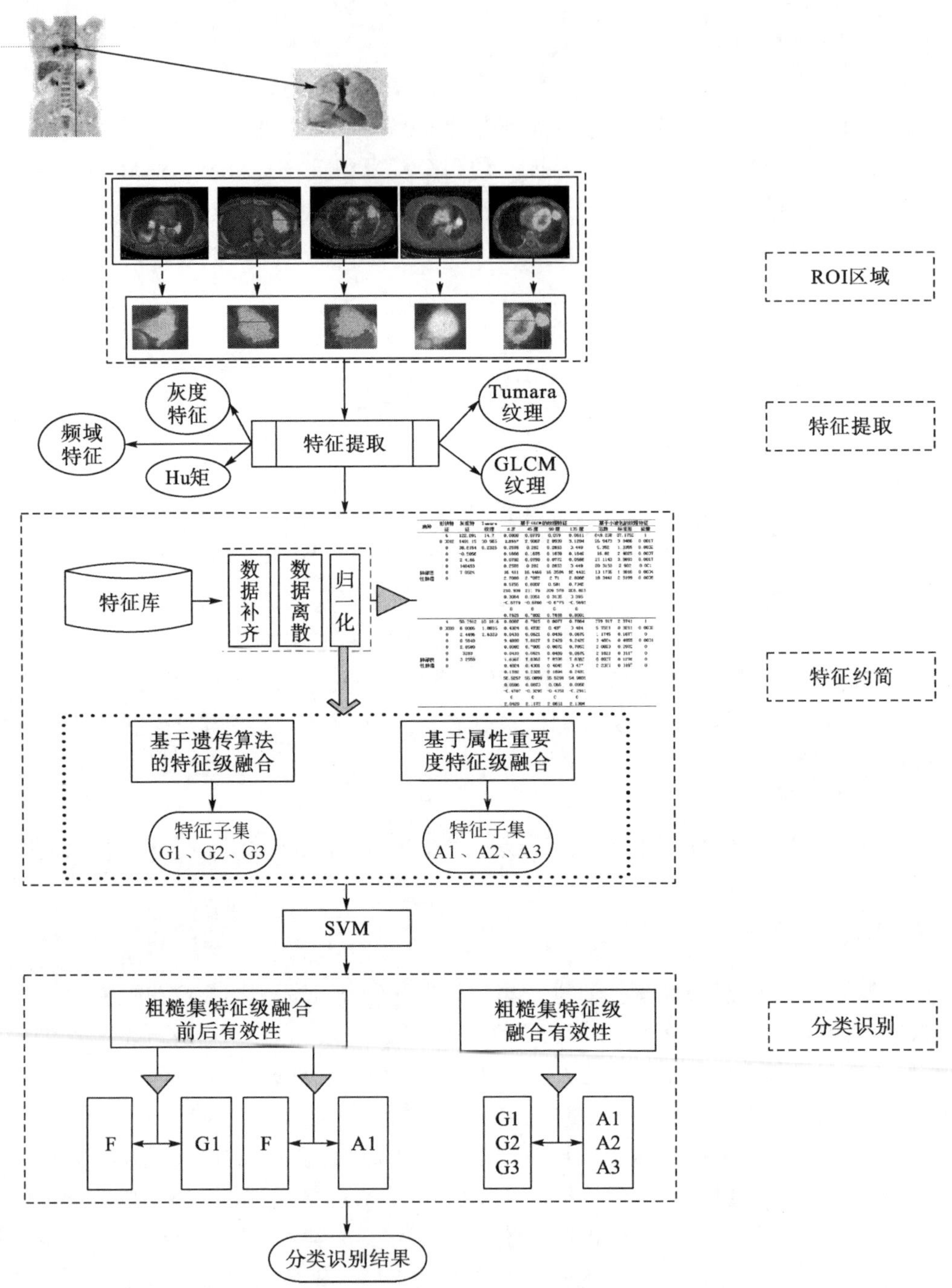

图 8.3　基于粗糙集特征级融合的 PET/CT 肺部肿瘤 CAD 模型流程图

8.4.2　模型描述

算法 8.1　基于粗糙集特征级融合的 PET/CT 肺部肿瘤 CAD 模型

1. 输入

(1) PET/CT 肺部肿瘤 ROI 图像 X_i，$i=1$，2，3，4，…，2000(1000 幅肺部恶性肿瘤，1000 幅肺部良性肿瘤)。

(2) 样本类别数 $m=2$。

2. 输出

粗糙集特征级融合前后 SVM 识别精度；基于遗传算法特征级融合和基于属性重要度特征级融合 SVM 识别精度。

3. 步骤

```
Begin
for i=1: N                          //N 为样本数目，提取所有样本的 98 维特征
  H1i=Statistical(Xi);              //H1是 6 维特征向量组成的灰度特征子空间
  H2i=Shape(Xi);                    //H2是 8 维特征向量组成的形状特征子空间
  H3i=GLCM(Xi);                     //H3是 56 维特征向量组成的灰度共生矩阵纹理特征子空间
  H4i=Tamura(Xi);                   //H4是 3 维特征向量组成的 Tamura 纹理特征子空间
  H5i=Frequency(Xi);                //H5是 24 维特征向量组成的频域特征子空间
  end
  H= {H1,H2, H3, H4, H5};           //由 H1,H2，H3，H4，H5合并构成描述 ROI 区域的
                                      98 维特征空间
  Genetic_ H= Genetic(H);           //对特征向量 H 进行遗传算法特征级融合得到空间
                                      Genetic_ H
  Attribute_ H=Attribute(H);        //对特征向量 H 进行属性重要度特征级融合得到空
                                      间//Attribute _H
 分别在 H 和 Genetic_ H 两个空间、H 和 Attribute_ H 两个空间利用 SVM 分类器分
别进行交叉验证
  For i=1: K                                        //K 折交叉验证
  Tec_ SVM1(i)=MM_ SVM(H(i))                        //在 H(i)空间中用 SVM 分类器进
                                                      行识别
  Tec_ SVM2(i)=MM_ SVM(Genetic_ H (i))              //在 Genetic_ H (i)空间中用 SVM
                                                      分类器进行//识别
  Tec_ SVM3(i)=MM_ SVM(H(i))                        //在 H(i)空间中用 SVM 分类器进
                                                      行识别
  Tec_ SVM4(i)=MM_ SVM(Attribute_ H (i))            //在 Attribute_ H (i)空间中用 SVM
                                                      分类器进//行识别
  end;
  Sum1=0; Sum2=0; Sum3=0; Sum4=0;
```

```
for i=1: K                                    //计算平均识别精度
Sum1 = Sum1+ Tec_ SVM1(i); Sum2= Sum2+ Tec_ SVM2(i);
Sum3 = Sum3+ Tec_ SVM3(i); Sum4= Sum4+ Tec_ SVM4(i);
end;
Sum1 = Sum1/K; Sum2= Sum2/K;
Sum3 = Sum3/K; Sum4= Sum4/K;
end;
```

8.5 实验结果及分析

8.5.1 实验环境与数据

硬件环境：Intel Core i5 4670-3.4GHz，8.0GB 内存，500GB 硬盘。

软件环境：Matlab R2012b，LibSVM，Windows 7 操作系统。

实验数据：采用从宁夏医科大学附属医院核医学科收集的经医生标记的 2000 幅肺部肿瘤 PET/CT 图像(其中肺部恶性肿瘤 1000 幅，肺部良性肿瘤 1000 幅)作为实验样本。图 8.4(a)给出了三例肺部恶性肿瘤 PET/CT 图像 ROI，图 8.4(b)给出了三例肺部良性肿瘤 PET/CT 图像 ROI。

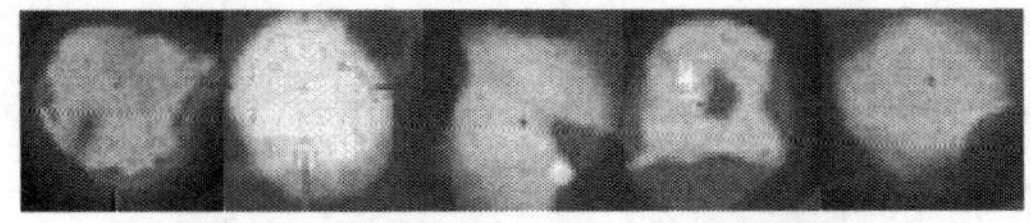

(a)部分肺部恶性肿瘤PET/CT图像ROI

(b)部分肺部良性肿瘤PET/CT图像ROI

图 8.4　部分肺部肿瘤 PET/CT 图像 ROI(扫封底二维码，见彩图 8.4)

8.5.2 基于粗糙集的特征级融合

为了降低计算复杂度同时提高最后的识别精度，对提取的特征集合采用粗糙集模型(基于遗传算法的特征级融合和基于属性重要度的特征级融合)分别进行 3 次数据融合处理，表 8.2 给出了融合结果。

表 8.2　粗糙集模型融合后特征集合

子集标识	维数	特征级融合结果
G1	12	峰度，梯度能量，空间频域特征，方差，逆差矩 IDM(45°)，能量 E(90°)，熵 H(90°)，能量 E(135°)，相关性 C(135°)，和的均值 Sa(135°)，和熵 SE(135°)，差熵 DE(135°)
G2	10	峰度，空间频域特征，梯度能量，和的均值 Sa(0°)，差分方差 DV(45°)，方差，相关性 C(90°)，和熵 SE(135°)，和的方差 SV(135°)，差分方差 DV(135°)
G3	13	峰度，梯度能量，空间频域特征，一阶矩，角点特征，方差，惯性矩 I(0°)，相关性 C(45°)，逆差矩 IDM(45°)，和的均值 Sa(45°)，相关性 C(90°)，方差 Sos(90°)，和熵 SE(135°)

续表

子集标识	维数	特征级融合结果
A1	14	方差，倾斜度，峰度，角点特征，粗糙度，方向度，能量(0°)，和的方差(0°)，f12(0°)，f12(45°)，惯性矩(90°)，xb(4°)，xb(5°)，st10
A2	11	空间频域特征，方差，峰度，粗糙度，熵 H(1)，惯性矩 I(1)，角点特征，差熵 DE(0°)，逆差矩 IDM(45°)，能量 E(135°)，xb(5)
A3	11	方差，峰度，梯度能量，空间频域特征，一阶矩，角点特征，粗糙度，能量 E(0°)，熵 H(0°)，和的方差 SV(0°)，xb(5)

8.5.3　肺部肿瘤 PET/CT 图像 ROI 特征提取举例

这里给出了两例患者的 PET/CT 图像 ROI 区域如图 8.5 和图 8.6，分别提取这两例患者的肺部肿瘤 ROI 区域的 98 维特征，提取的特征值如表 8.3 所示。

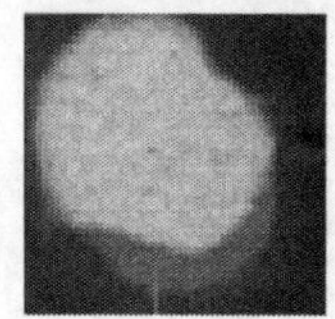

图 8.5　肺部恶性肿瘤 PET/CT 图像 ROI

图 8.6　肺部良性肿瘤 PET/CT 图像 ROI

表 8.3　肺部肿瘤 PET/CT 图像 ROI 区域特征值

病种	形状特征	灰度特征	Tamura 纹理	基于 GLCM 的纹理特征				基于小波包的纹理特征		
				0 度	45 度	90 度	135 度	范数	标准差	能量
	6	122.281	14.7	0.0808	0.0779	0.079	0.0611	649.258	37.1752	1
	0.0012	1491.15	30.965	2.8937	2.9067	2.8989	3.1284	26.9473	3.8486	0.0017
	0	38.6154	0.2326	0.2576	0.282	0.2653	0.449	9.352	1.3355	0.0002
	0	−0.5056		0.1668	0.1676	0.1659	0.1649	16.82	2.4025	0.0007
	0	2.4166		0.0792	0.0759	0.0772	0.0566	27.1143	3.8693	0.0017
	0	140453		0.2576	0.282	0.2653	0.449	20.3163	2.902	0.001
肺部恶性肿瘤	0	7.0524		16.411	16.4469	16.3584	16.4431	13.1755	1.8818	0.0004
	0			2.7089	2.7072	2.71	2.8066	18.3441	2.6199	0.0008
				0.5755	0.6007	0.581	0.7345			
				210.939	211.79	209.578	208.825			
				0.3064	0.3351	0.3135	0.395			
				−0.6779	−0.6708	−0.6775	−0.5696			
				0	0	0	0			
				0.7625	0.7802	0.7658	0.8001			

续表

病种	形状特征	灰度特征	Tamura纹理	基于 GLCM 的纹理特征				基于小波包的纹理特征		
				0 度	45 度	90 度	135 度	范数	标准差	能量
肺部良性肿瘤	4	50. 3912	10. 1616	0. 8087	0. 7915	0. 8077	0. 7864	379. 917	2. 6741	1
	0. 0033	6. 0006	1. 8835	0. 4324	0. 4732	0. 437	0. 484	5. 7551	0. 8211	0. 0002
	0	2. 4496	2. 6329	0. 0433	0. 0621	0. 0469	0. 0679	1. 1745	0. 1677	0
	0	0. 5649		9. 4899	7. 8127	9. 2429	9. 2429	3. 4684	0. 4955	0. 0001
	0	2. 8589		0. 8082	0. 7905	0. 8072	0. 7853	2. 0823	0. 2972	0
	0	3283		0. 0433	0. 0621	0. 0469	0. 0679	2. 1821	0. 3117	0
	0	3. 2559		7. 8367	7. 8363	7. 8396	7. 8363	0. 8937	0. 1276	0
	0			0. 4024	0. 4301	0. 4045	0. 437	2. 2387	0. 3197	0
				0. 1782	0. 2326	0. 1894	0. 2481			
				55. 5257	55. 0899	55. 5291	54. 9831			
				0. 0596	0. 0873	0. 065	0. 0958			
				−0. 4707	−0. 3295	−0. 4351	−0. 2911			
				0	0	0	0			
				2. 0429	2. 1172	2. 0651	2. 1394			

8. 5. 4　基于粗糙集特征级融合前后有效性

对每一幅肺部肿瘤 PET/CT 图像提取了 98 维特征矢量，采用粗糙集特征级融合(基于遗传算法特征级融合和基于属性重要度特征级融合)分别对肺部良性肿瘤和肺部恶性肿瘤特征库进行降维，得到特征子集 G1 和 A1，通过不同的测试比例进行分类检测，最后得到准确率、敏感性、特异性和时间作为分类识别的结果。特征级融合前后的识别情况如表 8. 4 和表 8. 5 所示。

表 8. 4　基于遗传算法特征级融合前后不同训练数据下的识别情况

	测试数据/训练数据	准确率(%)	敏感性(%)	特异性(%)	时间(s)
特征级融合前	200/1800	93. 4	92. 6	94. 2	0. 61
	400/1600	93. 25	92. 52	93. 98	0. 578
	600/1400	93	92. 46	93. 54	0. 5632
	800/1200	92. 75	91. 8	93. 7	0. 521
	1000/1000	92	91. 35	92. 65	0. 562
	1200/800	92. 2	91. 4	93	0. 553
	1400/600	91. 6	91	92. 2	0. 546
	1600/400	91. 32	90. 6	92. 04	0. 498
	1800/200	89	87. 75	90. 25	0. 523
	均值	92. 05	91. 27	92. 84	0. 5504

续表

测试数据/训练数据		准确率(%)	敏感性(%)	特异性(%)	时间(s)
基于遗传算法特征级融合(G1)	200/1800	98.5	97.4	99.6	0.0669
	400/1600	98.25	96.8	99.7	0.0729
	600/1400	97.17	96.3	98.04	0.0732
	800/1200	96.75	96.1	97.4	0.0623
	1000/1000	96	95.2	96.8	0.0578
	1200/800	96.58	95.4	97.76	0.0671
	1400/600	95.86	94.5	97.22	0.0763
	1600/400	93.12	92.4	93.84	0.0792
	1800/200	93.33	92.9	93.76	0.0625
	均值	96.17	95.22	97.12	0.0687
提高幅度		4.12	3.95	4.28	0.4817

实验结果表明：基于遗传算法特征级融合的图像的识别率相比于融合前的图像的识别率提高4.12%，敏感性、特异性和时间分别提高3.95%、4.28%和0.4817s；基于属性重要度特征级融合的图像的识别率相比于融合前的图像的识别率提高5.42%，敏感性、特异性和时间也分别得到提高。说明基于粗糙集特征级融合方法是有效的，不仅能够降低冗余特征，剔除无效数据，还能去除这些冗余特征和无效数据对实验结果造成的影响，提高了识别率。

表8.5　基于属性重要度特征级融合前后不同训练数据下的识别情况

测试数据/训练数据		准确率(%)	敏感性(%)	特异性(%)	时间(s)
特征级融合前	200/1800	93.4	92.6	94.2	0.61
	400/1600	93.25	92.52	93.98	0.578
	600/1400	93	92.46	93.54	0.5632
	800/1200	92.75	91.8	93.7	0.521
	1000/1000	92	91.35	92.65	0.562
	1200/800	92.2	91.4	93	0.553
	1400/600	91.6	91	92.2	0.546
	1600/400	91.32	90.6	92.04	0.498
	1800/200	89	87.75	90.25	0.523
	均值	92.05	91.27	92.84	0.5504

续表

测试数据/训练数据		准确率(%)	敏感性(%)	特异性(%)	时间(s)
基于属性重要度特征级融合(A1)	200/1800	99	98	100	0.0623
	400/1600	98.5	97.05	99.95	0.0536
	600/1400	98.33	96.85	99.81	0.0478
	800/1200	97.88	96.6	99.16	0.0469
	1000/1000	97.8	96.35	99.25	0.0625
	1200/800	97.66	96.2	99.12	0.0472
	1400/600	97.21	95.9	98.52	0.0476
	1600/400	95.56	94.6	96.52	0.0623
	1800/200	95.33	94	96.66	0.0634
	均值	97.47	96.17	98.78	0.0548
提高幅度		5.42	4.9	5.94	0.4956

8.5.5 基于粗糙集特征级融合的有效性

采用基于遗传算法的知识约简方法和基于属性重要度的启发式算法分别进行了 3 次特征级融合得到特征子集 G1、G2、G3，A1、A2、A3，统计各个子集的融合后属性数、准确率和耗时如表 8.6 所示。

表 8.6 基于粗糙集特征级融合的有效性比较研究

基于遗传算法的特征级融合				基于属性重要度的特征级融合			
特征子集	融合后属性数	准确率(%)	耗时 (s)	特征子集	融合后属性数	准确率(%)	耗时 (s)
G1	12	95.75	0.0669	A1	14	97.15	0.0551
G2	10	96.45	0.0729	A2	11	97.8	0.0625
G3	13	95.86	0.062	A3	11	95.56	0.0623
均值	11.67	96.02	0.0673	均值	12	96.84	0.0599

实验结果表明：基于遗传算法的特征级融合和基于属性重要度的特征级融合相比于特征级融合前的识别准确率均有明显提高，这说明粗糙集模型在本章的 98 维特征空间中的特征级融合是有效的，很适用于消除本章所提特征的冗余信息，同时也说明基于粗糙集特征级融合后的属性数能够充分表示分析前的 98 维特征矢量，实现了特征矢量的有效降维。

8.6 小结

本章从 PET/CT 肺部肿瘤的诊断识别入手，讨论了一种基于粗糙集特征级融合的

PET/CT 肺部肿瘤 CAD 模型。该模型针对 PET/CT 肺部肿瘤 ROI 区域的高维特征描述，指出高维特征对 ROI 区域可以进行全面的刻画，但同时也带来了信息冗余和维数灾难问题。为此基于粗糙集特征级融合的 PET/CT 肺部肿瘤 CAD 模型对高维特征进行降维，并用支持向量机分类识别；最后以 2000 幅肺部肿瘤患者的 PET/CT 图像为原始数据对肺部肿瘤进行良恶性诊断，实验结果表明，基于粗糙集模型的降维是有效的，对 PET/CT 肺部肿瘤的计算机辅助诊断具有重要的意义。

第九章　基于集成 SVM 的肺部肿瘤 PET/CT 计算机辅助诊断模型

基于计算机肺部肿瘤辅助诊断的研究是目前研究的热点及难点。Ford[229]提出基于基因网络的新集成方法对肺癌复发时间进行分类，采用广义回归神经网络模型(GRNN)并结合最小二乘法(PLS)预测 12 个不同基因网络的复发次数和复发时间，结果表明基于基因网络模型的新集成方法能对肺癌复发时间进行正确分类；Schaffer[230]先创建基于性别、年龄和 TNN 分期的特点预测复发的一个基准，采用广义回归神经网络最新方法将多分类学习器结合成一个整体对肺癌进行分类识别，该方法有效降低错误率和漏报率，提高分类性能；Takahashi [231]应用计算机辅助三维测量淋巴结体积和计算机断层扫描(CT)衰减值的节点诊断淋巴结转移的有效性，实验结果表明三维测量淋巴结体积对于诊断淋巴结是有效的；Sun[232]使用支持向量机对肺癌的分类进行了研究，提出了决策树、K 近邻、套索回归、神经网络和随机森林等系统地定量评价和提升，输入投资回报率和数据库(包括纹理特征、病人的特点和形态特征)用来训练分类器，分类器性能的评价是基于十折交叉验证框架，实验证明该方案可作为肺癌良恶性诊断的一个有效辅助工具。

本章讨论了一种基于集成 SVM 的肺部肿瘤 PET/CT 计算机辅助诊断方法，进行仿真实验，给出并比较不同模态、不同特征之间单支持向量机和集成 SVM 的实验结果。实验证明，该方法对于肺部肿瘤的诊断是有效的。

9.1　集成学习

9.1.1　集成学习定义

集成学习英文为 ensemble learning，其中“ensemble” 意思是“大合唱，全体”。集成学习确切的概念还没有最终的认识，1996 年 Sollich 和 Krogh 给出了集成学习狭义的定义[233]，即多个同构的学习机来对同一个问题进行学习，同构是指集成中的所有成员学习机属于同一种类型，如支持向量机；1999 年 Opitz 和 Maclin 给出了集成学习的广义定义[234]，即集成学习是指多个学习机解决一个问题，集成中的成员学习器可以是任何类型。从更加广义上来讲，学习器和其他技术，如 Rough Set、马尔科夫随机场等的结合也属于集成的范畴。在本章中提到的集成学习就是指集成分类学习。集成学习如图 9.1 所示。

9.1.2　集成学习有效性分析

为什么多个学习器能取得比单个学习器更好的性能呢？Hansen 和 Salamon 假设集成

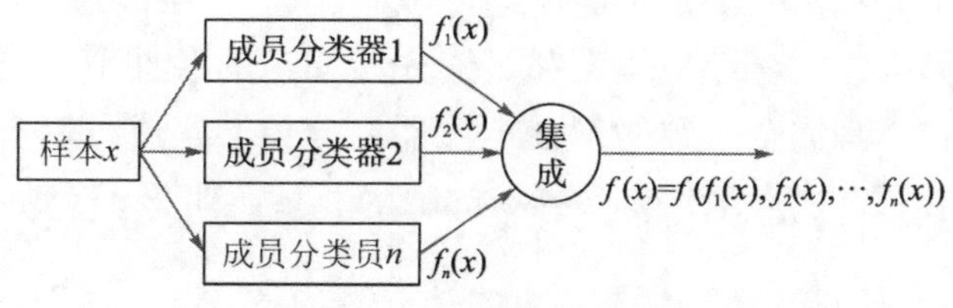

图 9.1　分类器集成原理图

由 N 个独立的神经网络分类器组成，每个成员分类器的分类误差是 p，采用绝对多数投票，参与集成的各成员分类器的错误是相互独立的(不相关的)，那么集成的误差就是：

$$E = \sum_{k>N/2}^{N} C_N^k p^k (1-p)^{N-k} \tag{9-1}$$

在 $p<0.5$ 时，E 随着 N 的增大而单调递减。因此，当每个神经网络的预测精度都高于 50%。并且它们的错误是相互独立时，随着集成中成员分类器数目的增加，集成的精度就越高，当 N 趋向于无穷时，集成的错误率就趋向于 0。在实际应用时，由于不能保证各成员神经网络的错误不相关，集成的效果达不到理想结果，但相对于单个神经网络来说，集成仍然在一定程度上提高了泛化能力。

怎样才能得到错误不相关的集成分类器呢？怎样才能发现和集成性能一样的单分类器呢？机器学习算法的本质是什么？Dirtterich 等[235]围绕这些核心问题展开了深入研究并指出，至少有三个原因可用来解释为什么可以建立好的集成以及为什么找到和集成性能一样好的单个分类器是困难的或者甚至是不可能的。

1. 统计因素

即训练数据可能没有提供足够的信息来从假设空间 H 中训练得到最佳学习器。可以很容易地根据一个训练数据集得到一组假设最优学习器 $\{h_i\}$，但无法对这些假设最优学习器进行评价，因此每个学习器都不能作为整个假设空间的最优学习器，但通过将这些学习器集成可以降低选择错误分类的风险，通过进行“集体决策”，共同“表决”，则其决策结果可能是真实决策函数的很好近似。具体如图 9.2 所示。

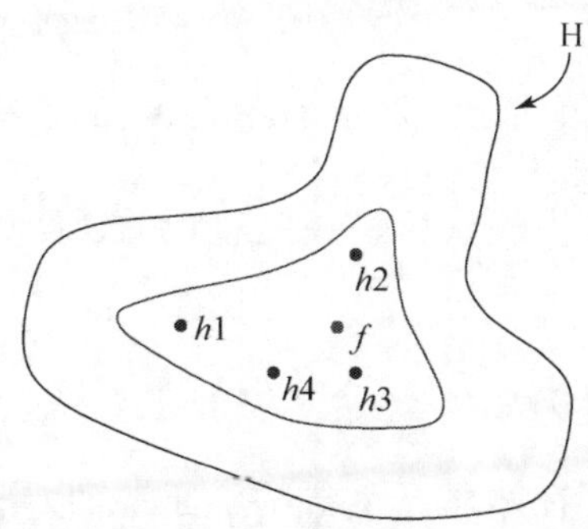

图 9.2　集成提高分类性能的统计因素示意图

2. 计算的因素

即对于一个给定的训练样本很难训练得到与之完全匹配的学习器。例如，寻找与训练数据集(即使训练样本足够大)完全一致的神经网络权重是 NP-hard 问题。在实际应用中，一般采用梯度下降算法来确定神经网络的权重，这是一个次优的分类器。换句话说即使训练样本集足够大、在合理地假定和足够先验知识的条件下，得到的学习器也不能保证就是与该训练样本集完全一致的最佳学习器。分类器集成可以看作在多个次优的分类器间进行平均以补偿非全局最优学习算法的缺陷。具体如图 9.3 所示。

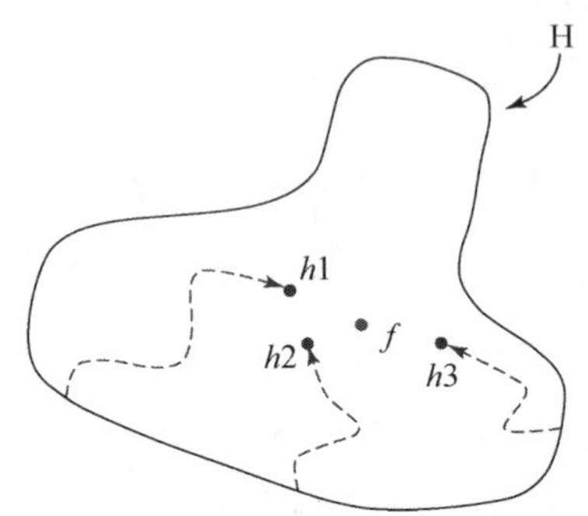

图 9.3　集成提高分类性能的计算因素示意图

3. 表示的因素

即假设空间 H 中可能就不包含最优学习器。一些学习算法的搜索范围可能太小，没有包含真实的决策函数 f，因此产生的学习器自然不可能达到目标。学习器的集成则可能得到超过搜索空间的解，这就相当于扩大了搜索空间，从而产生真实决策函数的近似。具体如图 9.4 所示。

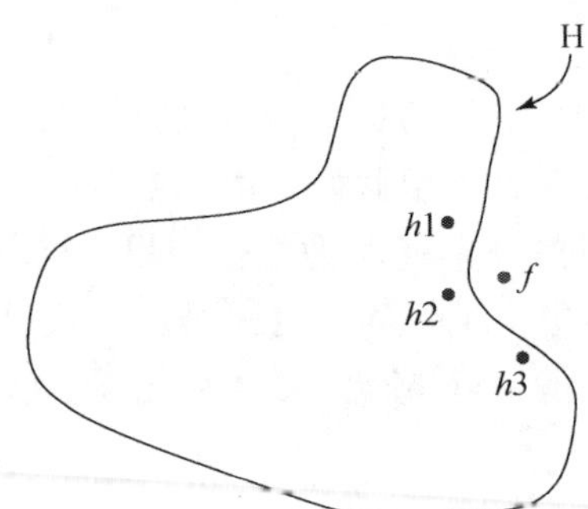

图 9.4　集成提高分类性能的表示因素示意图

这里需要强调的是，上述说法仅仅是一些直观的说明或猜测，并不是集成学习有效性的理论解释。

9.1.3　集成分类器的优点

除此之外，分类器集成还在效率、性能等方面具有以下优点：

(1) 分类器集成提高了学习效率。对于一个复杂问题，通常很难得到一个具有较好分类性能的分类器，模型参数的调节占用了很多的时间，最后得到的结果也不是很理想。基于“分而治之”思想的分类器集成将复杂的问题分解为多个简单问题来求解，将搜索一个强分类器的问题转换为搜索多个弱分类并对其进行集成的问题，降低了问题求解的难度，提高了求解效率。

(2)分类器集成将模型选择问题提升为模型利用问题。通常为了得到适合待求解问题的最佳分类器，需要对不同的分类器进行反复设计、比较。但其中一件很棘手的问题就是不同分类器之间形式、参数差异很大。通过分类器集成，就可以避免这个问题，集成分类器分类性能的提高更多考虑的是如何将多个不同的分类器进行组合，使各类分类器之间进行优势互补。

(3)通过分类器集成可以有效降低错误率。一组分类器在面对具有不确定性、模糊性的复杂数据集，没有哪一个分类器能保证取得很好的分类效果。然而，集成分类器中由于有多个分类器，在某个分类器被错分的样本可能在另外一个分类器中没有被错分，可见，不同的分类器的互补性弥补了单个分类器的缺点，从而提高了分类器的性能。

9.1.4　集成学习分类

集成的种类很多，从不同的角度可以得到不同的分类[236]：

(1)同构集成和异构集成，有些学者又称其为非混合和混合集成。同构集成是指集成系统中，个体分类器的生成都是来自同一类型的分类器；异构集成是指集成系统中，个体分类器的生成都是来自不同类型的分类器。目前多数的研究都是基于同构的集成，这主要是因为不同的学习器的学习机理存在差异，很难用统一的标准来衡量它们的准确性，而且不同的算法，集成学习算法的复杂程度会增加。

(2)组合集成和选择集成。组合集成就是把生成的所有分类器都参与集成；选择性集成是指选择部分而不是全部参与集成，有可能是一个，也有可能是多个成员分类器。

(3)静态集成和动态集成。静态集成是指分类器及其权重的确定发生在训练阶段，训练时确定的成员分类器和其权重在测试时不再改变，其权值体现的是个体分类器在训练样本上的全局性能；动态选择的成员分类器是在线选择的，即在测试阶段，根据与待分类测试样本某些属性相关的验证样本的分类性能来确定成员分类器，其权值体现的是个体分类器相对于待测样本的局部性能。

(4)Bagging 集成和 Boosting 集成。这主要是根据成员分类器的产生方式。

9.1.5　集成学习原理

1. 集成分类器原理

为了能够说明集成分类器的泛化误差与个体学习器的精度、个体学习器之间的关系，下面给出 Krough 以回归学习的集成推导出的集成神经网络中的泛化误差公式，这个公式对分类器的集成有着同等重要的意义。

为了表述简洁起见，这里只考虑有一个输出的神经网络。网络的训练数据为 $\{(X_n, Y), i=1, 2, \cdots, N\}$，其中 $X_n \in R^d$ 神经网络的输入，$Y \in R$ 为神经网络的目标输出，设神经网络集成由个体神经网络 $f_i(i=1, 2, \cdots, M)$ 组成，各神经网络输出被赋予权值 ω_i，满足 $\omega_i \geqslant 0$，且 $\sum_{i=1}^{M} \omega_i = 1$，采用权平均法组成神经网络，则 M 个神经网络集成的输出为

$$f(x) = \sum_{i=1}^{M} \omega_i f_i(x) \tag{9-2}$$

假设 $X \in R^d$ 的分布函数为 $p(x)$，则整个神经网络集成系统采用二次损失函数的泛化误差为

$$E = \int p(x)\,[f(x) - Y]^2 \mathrm{d}x \tag{9-3}$$

集成神经网络中，个体神经网络在相同损失函数下，泛化误差为

$$E_i = \int p(x)[f_i(x) - Y]^2 \mathrm{d}x \tag{9-4}$$

定义个体网络 i 和 j 之间的相异度为

$$\sigma_{ij} = \int p(x)[f_i(x) - f_j(x)]^2 \mathrm{d}x \tag{9-5}$$

定理 9.1　$\forall x \in R^d$，$Y \in R$，$E = \sum_{i=1}^{N} \omega_i E_i - \frac{1}{2}\sum_{i=1}^{N}\sum_{j=1}^{N} \omega_i \omega_j \omega_{ij}$ 成立(证明略)。

定理 9.1 说明要提高整个集成系统的泛化误差，在集成个体一定的前提下，个体网络的精度越高(即泛化误差)、个体网络之间的相关程度越低(即差异度越大)，越有利于神经网络集成泛化误差的降低。即在集成学习中，只要个体分类器的泛化误差均值保持不变，增加差异性可以提高集成学习器的泛化能力。因此，构造具有较大差异的个体学习器在理论上被认为是集成方法所具有的重要特性。但是构造不同个体学习器(也称为差异性)并不是一件很简单的事情。

考察一个集成学习方法的时候应该考虑以下两个方面的问题：

(1)怎样生成多个不同的基本分类器。

(2)如何把多个个体分类器的分类结果整合起来。

对于第一个问题，即个体分类器的生成方法，目前主要有诸如：Bagging 方法、Boosting 方法、交叉验证划分方法、ECOC 等方法。对于第二个问题，即结论生成方法也称为组合基模型的方法，最常用的组合方法是多数表决法(某分类成为最终结果当且仅当有超过半数的个体分类器输出结果为该分类)或相对多数表决法(某分类成为最终结果当且仅当输出结果为该分类的神经网络数目最多)，理论分析和实验验证说明，相对多数优于绝对多数；若分类器以概率值的形式输出，则简单平均方法与加权平均方法也是一种有效的组合方法。

2. 成员分类器与集成分类器的关系

参与集成的分类器一般来说要满足一定的要求，否则有可能导致对集成结果没有作用，甚至可能降低集成效果。成员分类器遵从以下原则：

(1)成员分类器的精度不能低于 0.5。理论证明，分类精度低于 0.5 的成员分类器参与集成不仅不能为集成精度的提高做出贡献，而且还会不同程度的影响集成分类精度的提高。

(2)成员分类器应该具有尽可能大的差异性，差异性是影响集成效果一个重要因素，因为对相同的样本犯同样分类错误的成员分类器进行集成，对集成分类器的精确度提高没有实质性的作用。

目前理论上已经证明，集成效果的好坏，在很大程度上取决于成员分类器的精度和差异性大小。为了能够更好地说明问题，下面给出精度、差异性和集成结果之间的关系示意（图 9.5）。

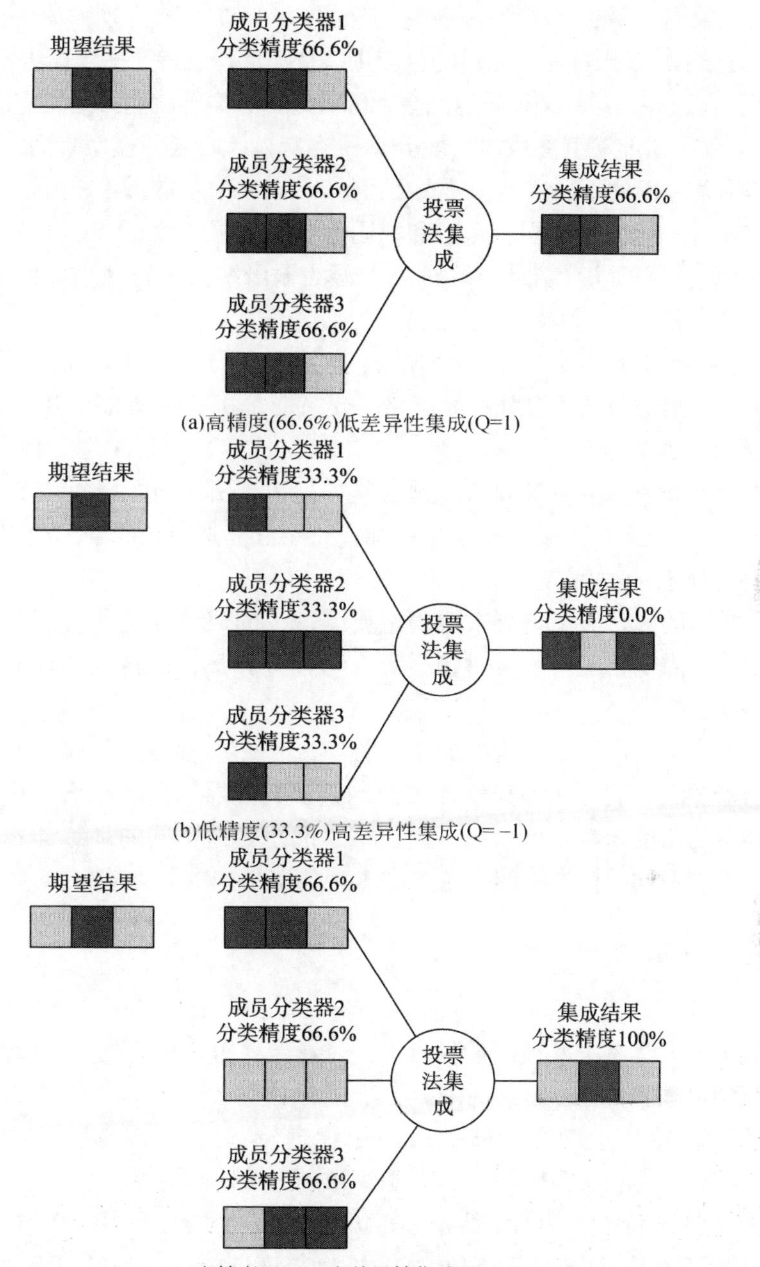

图 9.5 成员分类器的精度、差异性和集成结果之间的关系示意图

每个分类器由 3 个方块组成；不同方块图不同的颜色用来区别不同分类器的差异性；每个分类器的分类精度在其上方表明；括号中的 Q 值表示 Q 统计量

3. 成员分类器的构造

参与集成的成员分类器的生成方法主要有以下几种[237]：

(1)扰动训练集中的样本。Bagging 和 Boosting 是此种方法的典型。这两种算法均对训练数据集进行重采样得到许多新的训练集，在这些新获得的训练集上构造相应的分类器，一般来说采用投票法就能获得最终分类结果。

(2)扰动样本的输入特征。通过随机产生、特征选择或特征提取算法可获得不同的特征向量子空间，在这些不同的特征子空间上训练各成员分类器就能得到相应的成员分类器。

(3)扰动分类器的模型参数。一般分类器都有自己特定的模型参数，扰动这些参数就可以得到同构条件下的不同成员分类器，例如 k-NN 中不同的 k 和距离度量，神经网络不同的节点数目，SVM 的不同核函数和不同的核参数等。

(4)扰动分类器的输出结果。即对分类器的输出结果进行处理，例如 Dietterich 提出的误差纠正输出码方法 ECOC[238]。

(5)组合不同的分类器。上述 4 种方法都是来自同一类型的分类器，称之为同构集成，组合不同类型的分类器，如神经网络，支持向量机和决策树等称之为异构集成[239]。

4. 成员分类器的组合

在生成成员分类器后，最大的问题就是如何决定哪些分类器参与组合，并且如何组合。常见的组合方法[236]：多数投票法、加权投票法、选择法和叠加法。

5. 成员分类器的数目

成员分类器的数目对于集成来说很重要，过少的成员分类器可能对精度的提高作用不大，甚至可能降低精度；数量过多会大大增加计算量，而精度却没有明显的提高，有时甚至会出现过拟合。

在本章中已经给出了比较全面的集成方案，整体来看各种集成策略都是紧紧围绕提高个体分类器的泛化能力和差异性而展开的，从分类器的角度来看，可以同构，也可以异构；从样本的角度来看，可以在不同特征空间里构造不同的训练样本来构造不同的分类器，也可以在不同的样本空间中选择样本来构造不同的分类器。

9.2 算法思想

从宁夏医科大学总医院核医学科收集经过影像科医生标记的1000 个肺部肿瘤患者针对同一病灶的三模态(CT、PET、PET/CT)图像作为研究样本，在 CT 图像中提取肺部 ROI 区域的形状特征，灰度特征、Tamura 纹理特征、GLCM 特征 θ 取 0°、45°、90°、135°共 80 维特征；在 PET 图像中提取肺部 ROI 区域的角点数、Hu 矩，灰度特征，小波特征、Tamura 纹理特征、GLCM 特征 θ 取 0°、45°、90°、135°共 98 维特征；在 PET/CT 图像中提取肺部 ROI 区域的角点数、Hu 矩，灰度特征，小波特征、Tamura 纹理特征、GLCM 特征 θ 取 0°、45°、90°、135°共 98 维特征，然后在 3 个不同的样本空间构成的 3 类特征空间里构造个体 SVM，再通过相对多数投票进行集成，实现对肺部肿瘤的分类识别。算法思想如图 9.6。

具体步骤如下：

步骤 1：在 1000 例肺部恶性肿瘤患者中，从同一病灶的三个模态，即 CT、PET、PET/CT 图像中分别提取 1000 幅 ROI 区域，构成 CT 样本空间、PET 样本空间和 PET/CT 样本空间；

步骤 2：在 1000 例肺部良性肿瘤患者中，从同一病灶的三个模态，即 CT、PET、

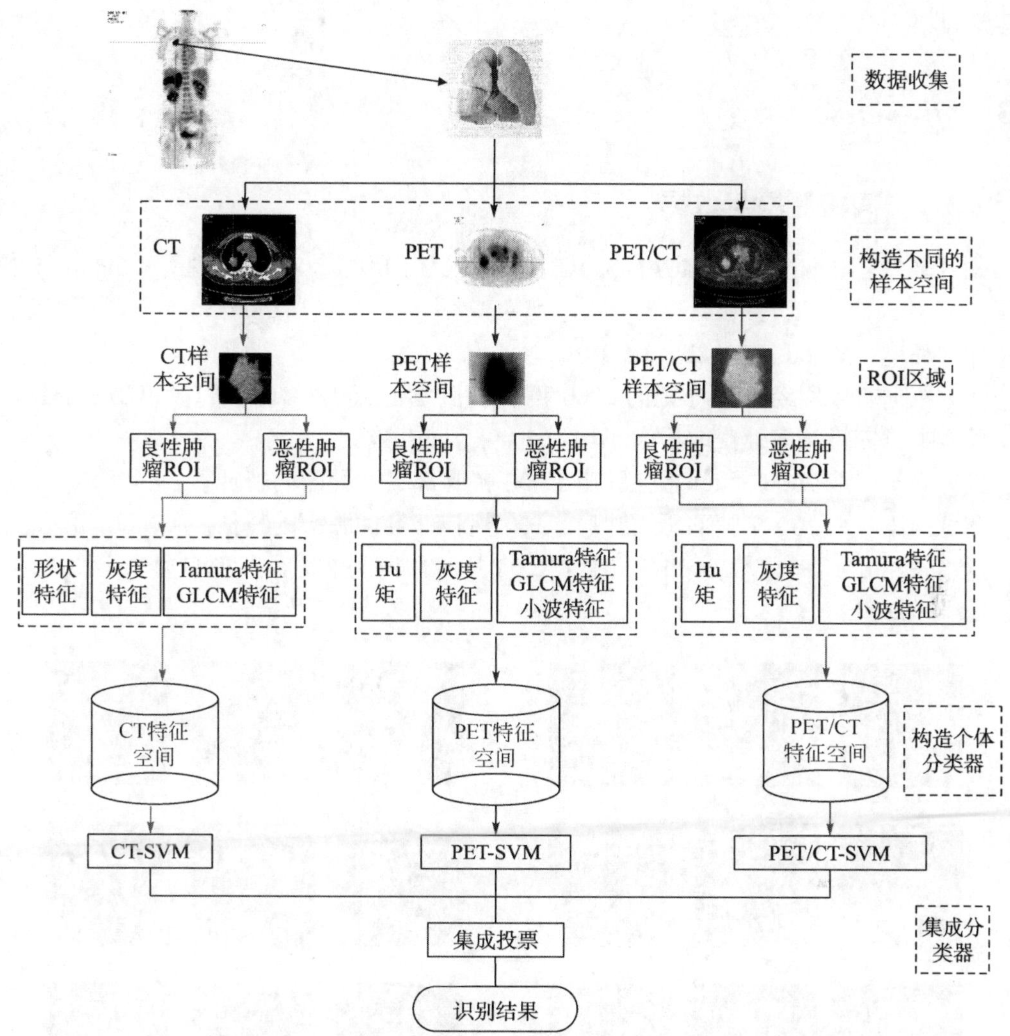

图9.6 基于集成SVM的肺部肿瘤PET/CT计算机辅助诊断流程图

PET/CT图像中分别提取1000幅ROI区域，构成CT样本空间、PET样本空间和PET/CT样本空间；

步骤3：从CT样本空间提取肺部ROI区域的形状特征，灰度特征，Tamura纹理特征、GLCM特征，在CT样本空间构成的特征空间里构造个体CT-SVM分类器；

步骤4：从PET样本空间提取肺部ROI区域的角点数、Hu矩，灰度特征，小波特征、Tamura纹理特征、GLCM特征，在PET样本空间构成的特征空间里构造个体PET-SVM分类器；

步骤5：从PET/CT样本空间提取肺部ROI区域的角点数、Hu矩，灰度特征，小波特征、Tamura纹理特征、GLCM特征；在PET/CT样本空间构成的特征空间里构造个体PET/CT-SVM分类器；

步骤6：对3个样本子集进行各自训练；

步骤7：对CT-SVM、PET-SVM和PET/CT-SVM等个体SVM分类器输出结果进行相对多数投票。

9.3 仿真实验

9.3.1 实验环境与数据

硬件环境：Intel Core i5 4670-3.4GHz，8.0GB 内存，500GB 硬盘，Windows 7 操作系统。

软件环境：Matlab R2012b，LibSVM。

实验数据：采用经医生标记的 2000 例肺部肿瘤三模态（CT、PET、PET/CT）图像作为实验样本，三模态病灶截取后大小均为 50 像素×50 像素。

训练样本：取 900 幅肺部恶性肿瘤，900 幅肺部良性肿瘤的特征。

测试样本：取 100 幅肺部恶性肿瘤，100 幅肺部良性肿瘤的特征。

这里各给出了 9 幅 CT、PET、PET/CT 的肺部恶性肿瘤和肺部良性肿瘤 ROI 区域（图 9.7～图 9.12）。

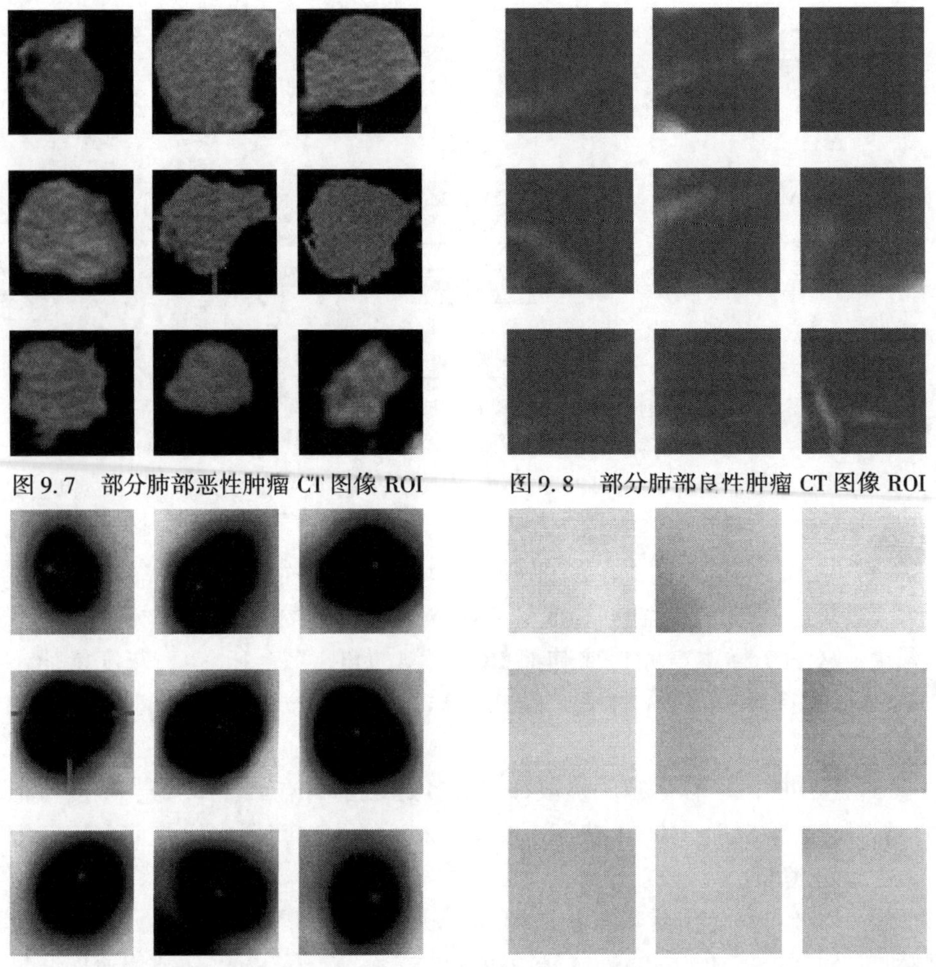

图 9.7　部分肺部恶性肿瘤 CT 图像 ROI

图 9.8　部分肺部良性肿瘤 CT 图像 ROI

图 9.9　部分肺部恶性肿瘤 PET 图像 ROI

图 9.10　部分肺部良性肿瘤 PET 图像 ROI

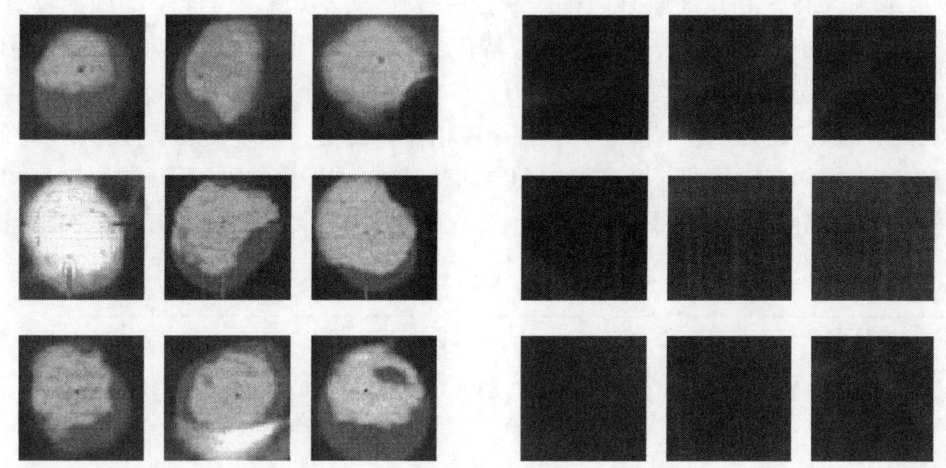

图9.11　部分肺部恶性肿瘤PET/CT图像ROI　图9.12　部分肺部良性肿瘤PET/CT图像ROI

9.3.2　CT、PET和PET/CT肺部肿瘤特征

1. CT肺部肿瘤特征

本章样本空间(PET、CT、PET/CT)差异大，不同的样本空间提取的特征也不一样。CT属于解剖结构类图像，拥有较高的空间分辨率，能够精确定位病灶部位，但无法反映组织和器官的功能信息。由于肺部CT图像是灰度图像，肺部各区域间的灰度差异能够突显不同组织和结构，所以提取灰度特征(均值、方差、标准差、倾斜度、峰度、梯度能量和空间频域特征)能够有效地反映图像的灰度信息；CT图像进行预处理后，肺部图像的形状特征比较直观，我们可以对其进行几何特征的测量和分析，通过提取目标图像的形状特征(周长、面积、圆形度、矩形度、伸长度、欧拉数、角点数、Hu矩)能够较好地识别目标图像；CT图像含有不规则性局部区域和周期性的灰度分布，但整体上表现出某种规律性，反映物体表面的粗糙度、规则性和方向性，通过提取纹理特征(Tamura纹理特征、GLCM特征)并对获得的纹理进行定性或定量的分析，从而较好地识别目标图像。表9.1给出了CT特征分量集合。

表9.1　CT特征集合

	特征类别	特征分量	维度
CT	形状特征	周长、面积、圆形度、矩形度、伸长度、欧拉数、角点数、Hu矩(一阶矩、二阶矩、三阶矩、四阶矩、五阶矩、六阶矩、七阶矩)	14
	灰度特征	均值、方差、标准差、倾斜度、峰度、梯度能量和空间频域特征	7
	纹理特征	Tamura纹理特征(粗糙度、对比度、方向度)、GLCM(能量、熵、惯性矩、相关性、逆差矩、方差、和的均值、和熵、差熵、和的方差、差分方差，角二阶矩、信息测度、最大相关系数，θ取0°、45°、90°、135°)	59

2. PET肺部肿瘤特征

PET属于功能图像，能够提供脏器和组织功能的代谢信息，但是空间分辨率差，不能进行精确定位并显示病灶的解剖结构信息。在PET图像中，肺部肿瘤ROI区域是一黑色亮斑，非肺部肿瘤 ROI 区域是白色区域，没有任何形状可言，无法准确地提取周长、面积、圆形度、矩形度、伸长度和欧拉数特征，但其具有稳定性和不变性，因此通过提取 Hu 矩特征来描述 PET 图像的基本特征；PET 图像是灰度图像，各区域之间灰度差异明显，提供图像灰度方向、间隔和变化幅度的信息，为此，通过提取灰度特征(均值、方差、标准差、倾斜度、峰度、梯度能量和空间频域特征)和纹理特征(小波特征、Tamura 纹理特征、GLCM 特征)反映图像灰度空间变化信息。表 9.2 给出了 PET 特征分量集合。

表 9.2　PET 特征集合

	特征类别	特征分量	维度
PET	形状特征	角点数、Hu 矩(一阶矩、二阶矩、三阶矩、四阶矩、五阶矩、六阶矩、七阶矩)	8
	灰度特征	均值、方差、标准差、倾斜度、峰度、梯度能量和空间频域特征	7
	纹理特征	Tamura 纹理特征(粗糙度、对比度、方向度)、小波特征[xb(1)、xb(2)、xb(3)、xb(4)、xb(5)、xb(6)、xb(7)、xb(8)；S10、S11、S12、S13、S14、S15、S16、S17；St10、St11、St12、St13、St14、St15、St16、St17]、GLCM(能量、熵、惯性矩、相关性、逆差矩、方差、和的均值、和熵、差熵、和的方差、差分方差、角二阶矩、信息测度、最大相关系数，θ 取 0°、45°、90°、135°)	83

3. PET/CT 肺部肿瘤特征

PET/CT 是 CT 和 PET 的组合体，根据需求同时进行 PET 显像和 CT 显像，利用 CT 图像对 PET 图像病变部位进行解剖定位和鉴别诊断，解决了图像解剖结构不清楚的缺陷，但 PET 显像是一个亮斑，无法得到比较直观的形状特征，所以无法准确提取周长、面积、圆形度、矩形度、伸长度和欧拉数特征，由于 PET/CT 图像灰度信息变化明显，具有周期性的灰度分布，故提取角点数、Hu 矩、均值、方差、标准差、倾斜度、峰度、梯度能量和空间频域特征、小波特征、Tamura 纹理特征和 GLCM 特征来识别目标图像。表 9.3 给出了 PET/CT 特征集合。

表 9.3　PET/CT 特征集合

	特征类别	特征分量	维度
PET/CT	形状特征	角点数、Hu 矩(一阶矩、二阶矩、三阶矩、四阶矩、五阶矩、六阶矩、七阶矩)	8
	灰度特征	均值、方差、标准差、倾斜度、峰度、梯度能量和空间频域特征	7
	纹理特征	Tamura 纹理特征(粗糙度、对比度、方向度)、小波特征[xb(1)、xb(2)、xb(3)、xb(4)、xb(5)、xb(6)、xb(7)、xb(8)；S10、S11、S12、S13、S14、S15、S16、S17；St10、St11、St12、St13、St14、St15、St16、St17]、GLCM(能量、熵、惯性矩、相关性、逆差矩、方差、和的均值、和熵、差熵、和的方差、差分方差、角二阶矩、信息测度、最大相关系数，θ 取 0°、45°、90°、135°)	83

三个样本空间 PET、CT、PET/CT 分别获得不同的向量子空间，使得样本空间和特征空间差异度大，符合集成 SVM 中若干个体分类器差异度越大或输入样本之间差异度越大越能得到较好分类结果的基本思想。

9.3.3　肺部肿瘤 CT、PET、PET/CT 图像特征提取举例

分别给出了两例患者的 CT、PET、PET/CT 图像 ROI 区域如图 9.13 和图 9.14，表 9.4 给出了提取的特征值。

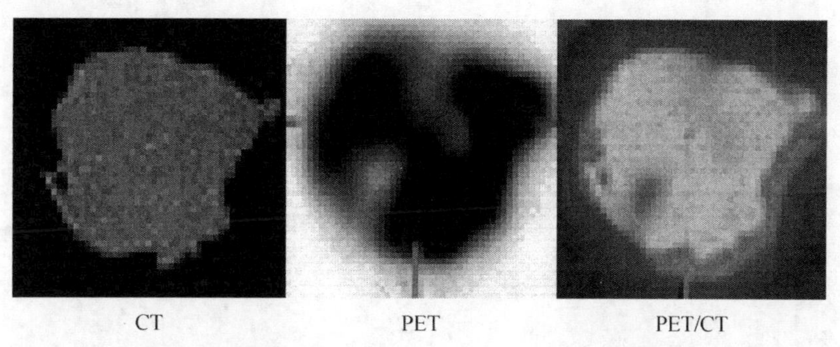

CT　　PET　　PET/CT

图 9.13　肺部恶性肿瘤 CT、PET、PET/CT 图像 ROI

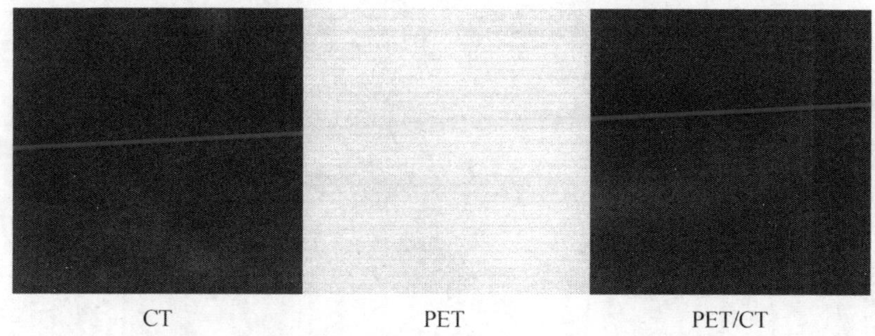

CT　　PET　　PET/CT

图 9.14　肺部良性肿瘤 CT、PET、PET/CT 图像 ROI

9.3.4　实验结果及分析

本章采用十折交叉验证法分别计算代表 CT、PET、PET/CT 图像识别性能的分类正确率、敏感性、特异性和算法耗时四个指标，在 1800 个训练样本中进行训练，在 200 个测试样本中进行测试，做了以下四组实验。

1. 实验一：在 CT 特征空间里构造个体分类器

样本集是 CT 的 ROI 区域。在 CT 样本空间提取的 80 维特征空间里构造个体 CT-SVM 分类器，并对样本子集进行训练，其分类识别性能如表 9.5。

表 9.4 肺部肿瘤 CT、PET、PET/CT 图像 ROI 特征值

特征		CT 恶性肿瘤特征值	CT 良性肿瘤特征值	PET 恶性肿瘤特征值	PET 良性肿瘤特征值	PET/CT 恶性肿瘤特征值	PET/CT 良性肿瘤特征值	特征	CT 恶性肿瘤特征值	CT 良性肿瘤特征值	PET 恶性肿瘤特征值	PET 良性肿瘤特征值	PET/CT 恶性肿瘤特征值	PET/CT 良性肿瘤特征值
能量	0	0.1754	0.6207	0.089	0.9854	0.0808	0.8087	均值	83.79	17.7	125.53	230.567	122.281	50.3912
	45	0.1546	0.6109	0.1024	0.9851	0.0779	0.7915	方差	3225.5	1122	1132.7	5.1051	1491.15	6.0006
	90	0.1636	0.6155	0.0993	0.983	0.079	0.8077	标准差	56.793	33.5	33.656	2.2595	38.6154	2.4496
	135	0.1515	0.6097	0.0691	0.9843	0.0611	0.7864	倾斜度	−0.66	1.42	0.2523	−0.9762	−0.5056	0.5649
熵	0	2.2689	0.8787	2.7195	0.0513	2.8937	0.4324	峰度	1.6618	3.061	2.3822	3.7035	2.4166	2.8589
	45	2.4117	0.9301	2.5582	0.0522	2.9067	0.4732	梯度能量	1E+06	6E+05	45577	992	140453	3283
	90	2.347	0.9099	2.5992	0.0562	2.8989	0.437	空间频域特征	5.4018	2.068	6.9765	3.0415	7.0524	3.2559
	135	2.4576	0.9356	2.9291	0.0548	3.1284	0.484	周长	99	68				
惯性矩	0	1.0453	0.3384	0.1882	0.0041	0.2576	0.0433	面积	1715	531				
	45	1.5115	0.6318	0.1224	0.0042	0.282	0.0621	圆形度	2.1989	1.443				
	90	1.2869	0.5257	0.1343	0.0024	0.2653	0.0469	矩形度	0.7292	0.83				
	135	2.0491	0.6743	0.309	0.005	0.449	0.0679	伸长度	0.9796	0.625				
相关性	0	0.0838	0.2463	0.2188	116.206	0.1668	9.4899	欧拉数	1	0				
	45	0.0822	0.2373	0.2212	113.887	0.1676	7.8127	一阶矩	0.2184	0.197	0.0015	0.0007	0.0012	0.0033
	90	0.0825	0.2411	0.2188	114.096	0.1659	9.2429	二阶矩	0.0116	0.008	0	0	0	0
	135	0.0801	0.2358	0.2163	99.5245	0.1649	7.2964	三阶矩	0.0009	1E−04	0	0	0	0
逆差矩	0	0.1717	0.6202	0.0877	0.9854	0.0792	0.8082	四阶矩	0.0001	0	0	0	0	0
	45	0.1474	0.6102	0.1018	0.9851	0.0759	0.7905	五阶矩	0	0	0	0	0	0
	90	0.158	0.6147	0.0987	0.983	0.0772	0.8072	六阶矩	0	0	0	0	0	0
	135	0.1444	0.6091	0.0657	0.9843	0.0566	0.7853	七阶矩	0	0	0	0	0	0

续表

特征		CT恶性肿瘤特征值	CT良性肿瘤特征值	PET恶性肿瘤特征值	PET良性肿瘤特征值	PET/CT恶性肿瘤特征值	PET/CT良性肿瘤特征值	特征		CT恶性肿瘤特征值	CT良性肿瘤特征值	PET恶性肿瘤特征值	PET良性肿瘤特征值	PET/CT恶性肿瘤特征值	PET/CT良性肿瘤特征值
方差	0	1.0453	0.3384	0.1882	0.0041	0.2576	0.0433	角点		27	17	4	4	6	4
	45	1.5115	0.6318	0.1224	0.0042	0.282	0.0621	粗糙度		12.617	10.97	16.067	12.54	14.7	10.1616
	90	1.2869	0.5257	0.1343	0.0024	0.2653	0.0469	对比度		50.011	25.33	27.085	1.6284	30.965	1.8835
	135	2.0491	0.6743	0.309	0.005	0.449	0.0679	方向度		0.4537	0.377	0.1561	1.8947	0.2326	2.6329
和的均值	0	11.824	4.0461	16.687	29.9894	16.411	7.8367	能量	xb(1)			1	1	1	1
	45	11.831	4.0354	16.64	29.9892	16.4469	7.8363		xb(2)			0.0001	0	0.0017	0.0002
	90	11.774	4.031	16.723	29.9853	16.3584	7.8396		xb(3)			0	0	0.0002	0
	135	11.824	4.0354	16.643	29.9892	16.4431	7.8363		xb(4)			0	0	0.0007	0.0001
和熵	0	1.9854	0.8028	2.589	0.0485	2.7089	0.4024		xb(5)			0.0005	0	0.0017	0
	45	2.0558	0.851	2.4733	0.0493	2.7072	0.4301		xb(6)			0.0003	0	0.001	0
	90	2.0196	0.8256	2.5061	0.0545	2.71	0.4045		xb(7)			0	0	0.0004	0
	135	2.0682	0.8612	2.7149	0.0514	2.8066	0.437		xb(8)			0.0004	0	0.0008	0
差熵	0	0.7918	0.327	0.4835	0.0265	0.5755	0.1782	范数	s10			1162.4	1595.32	649.258	379.917
	45	0.928	0.3979	0.3718	0.027	0.6007	0.2326		s11			8.7581	1.7583	26.9473	5.7551
	90	0.8746	0.3921	0.3945	0.0172	0.581	0.1894		s12			2.3821	0.7283	9.352	1.1745
	135	0.9935	0.3901	0.6183	0.0315	0.7345	0.2481		s13			5.4444	1.3875	16.82	3.4684
和的方差	0	141.27	25.714	216.46	896.476	210.9385	55.5257		s14			25.527	1.0781	27.1143	2.0823
	45	139.47	24.992	218.4	896.413	211.7902	55.0899		s15			20.767	0.7485	20.3163	2.1821
	90	139.61	25.211	219.99	895.883	209.5782	55.5291		s16			7.8796	0.7708	13.1755	0.8937
	135	138.59	24.884	211.54	896.288	208.8245	54.9831		s17			22.754	1.2713	18.3441	2.2387

续表

特征		CT 恶性肿瘤特征值	CT 良性肿瘤特征值	PET 恶性肿瘤特征值	PET 良性肿瘤特征值	PET/CT 恶性肿瘤特征值	PET/CT 良性肿瘤特征值	特征		CT 恶性肿瘤特征值	CT 良性肿瘤特征值	PET 恶性肿瘤特征值	PET 良性肿瘤特征值	PET/CT 恶性肿瘤特征值	PET/CT 良性肿瘤特征值
差分方差	0	1.0356	0.3639	0.24	0.0046	0.3064	0.0596	标准差	st10			33.608	2.0003	37.1752	2.6741
	45	1.3731	0.64	0.1696	0.0047	0.3351	0.0873		st11			1.2511	0.2511	3.8486	0.8211
	90	1.2116	0.5463	0.1839	0.0027	0.3135	0.065		st12			0.3402	0.104	1.3355	0.1677
	135	1.7932	0.6767	0.3092	0.0057	0.395	0.0958		st13			0.7773	0.1982	2.4025	0.4955
角二阶矩	0	−0.53	−0.694	−0.716	−0.4498	−0.6779	−0.4707		st14			3.6428	0.1539	3.8693	0.2972
	45	−0.441	−0.611	−0.792	−0.4493	−0.6708	−0.3295		st15			2.9663	0.1069	2.902	0.3117
	90	−0.48	−0.639	−0.775	−0.7067	−0.6775	−0.4351		st16			1.1246	0.1101	1.8818	0.1276
	135	−0.411	−0.603	−0.617	−0.3703	−0.5696	−0.2911		st17			3.2498	0.1816	2.6199	0.3197
信息测度	0	0	0	0	0	0	0	最大相关系数	0	1.4191	2.251	0.7367	2.3379	0.7625	2.0429
	45	0	0	0	0	0	0		45	1.5739	2.396	0.7352	2.3375	0.7802	2.1172
	90	0	0	0	0	0	0		90	1.467	2.365	0.7319	2.1429	0.7658	2.0651
	135	0	0	0	0	0	0		135	1.5481	2.421	0.7419	2.4008	0.8001	2.1394

表 9.5　CT 图像特征识别性能统计表

序号	正确率(%)	敏感性(%)	特异性(%)	算法耗时(s)
1	96.5	93	100	0.6100
2	97.5	97	98	0.5780
3	94.5	92	97	0.5770
4	94.5	95	94	0.5620
5	94.5	96	93	0.5640
6	95.5	94	97	0.5770
7	94.5	95	94	0.5640
8	96	95	97	0.5460
9	94	93	95	0.5620
10	97	98	96	0.5610
均值	95.45	94.8	96.1	0.5701

实验结果表明，CT 图像特征识别的正确率为 95.45%，敏感性 94.8%，特异性 96.1%，说明在 CT 图像提取的特征空间里构成的 CT-SVM 分类器中特异性低(表明在肺部肿瘤诊断中出现假阳性的概率高)，敏感性低(表明在肺部肿瘤诊断中出现假阴性的概率高)，说明其误诊率比较高，或很有可能漏诊的概率也比较高。

2. 实验二：在 PET 特征空间里构造个体分类器

样本集是 PET 的 ROI 区域。在 PET 样本空间提取的 98 维特征空间里构造个体 PET-SVM 分类器，并对样本子集进行训练，其分类识别性能如表 9.6 所示。

表 9.6　PET 图像特征识别性能统计表

序号	正确率(%)	敏感性(%)	特异性(%)	算法耗时(s)
1	99.5	100	99	0.4680
2	100	100	100	0.4830
3	100	100	100	0.4530
4	100	100	100	0.4840
5	99	100	98	0.4820
6	100	100	100	0.4560
7	100	100	100	0.4830
8	100	100	100	0.5150
9	99.5	99	100	0.5150
10	99	100	98	0.4680
均值	99.7	99.9	99.5	0.4807

实验结果表明，PET 图像特征识别的正确率为 99.7%，敏感性 99.9%，特异性 99.5%，由于 PET 肺部恶性肿瘤 ROI 区域为黑色亮斑，而肺部良性肿瘤 ROI 区域则为白色，易于计算机区分，故在 PET 图像提取的特征空间里构成的 PET-SVM 分类器中得到的正确率比较高，特异性和敏感性也相对较高，导致误诊或漏诊的概率小。其算法耗时相

比于实验一也有所缩减，表明 PET 肺部恶性肿瘤 ROI 和肺部良性肿瘤 ROI 对于计算机来说易于识别，从而提高了肺部肿瘤的诊断性能。

3. 实验三：在 PET/CT 特征空间里构造个体分类器

样本集是 PET/CT 的 ROI 区域。在 PET/CT 样本空间提取的 98 维特征空间里构造个体 PET/CT-SVM 分类器，并对样本子集进行训练，其分类识别性能如表 9.7 所示。

表 9.7　PET/CT 图像特征识别性能统计表

序号	正确率(%)	敏感性(%)	特异性(%)	算法耗时(s)
1	97.5	95	100	0.0620
2	95	92	98	0.0460
3	97	96	98	0.0630
4	97.5	96	99	0.0620
5	97.5	95	100	0.0630
6	98	96	100	0.0470
7	98.5	99	98	0.0620
8	97.5	97	98	0.0620
9	95	92	98	0.0470
10	97	96	98	0.0620
均值	97.05	95.4	98.7	0.0576

实验结果表明，对于同一样本量，不同模态分别提取不同特征，最后对分类识别性能有着很大的影响。PET 图像和 PET/CT 图像最后得到分类正确率分别为 99.7% 和 97.05%，说明在 PET 图像和 PET/CT 图像特征提取时，其提取的特征分量能够比较准确、全面的描述其 ROI，但由于 PET 肺部恶性肿瘤 ROI 区域为黑色亮斑，肺部良性肿瘤 ROI 区域为白色，而 PET/CT 图像是 CT 图像和 PET 图像的组合体，其肺部良性肿瘤 ROI 区域不是只显示白色，故 PET 图像相对于 PET/CT 图像更易于计算机区分，所以 PET 图像的分类正确率较高；CT 图像最后得到正确率为 95.45%，比 PET 图像和 PET/CT 图像的正确率低，说明对于同一样本，采用不同的单模态同时单模态提取不同特征构造的 SVM 训练样本子集得到的分类准确率不一致，因此，为提高分类准确率，降低误诊率，做了以下第四组实验。图 9.15 给出了这三种模态不同特征提取的分类性能对比图(为了便于观察，将算法耗时扩大了 100 倍)。

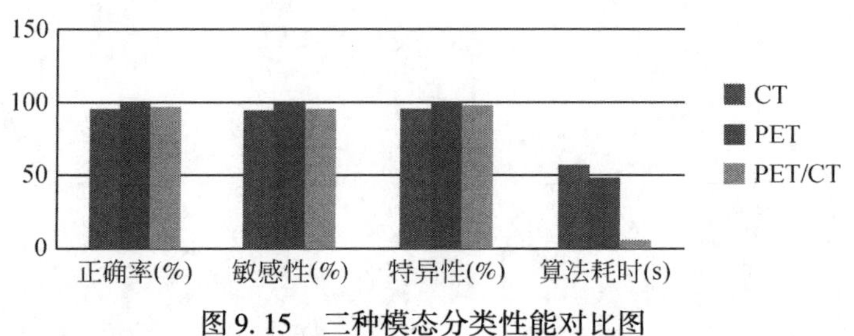

图 9.15　三种模态分类性能对比图

4. 实验四：基于集成学习的计算机辅助诊断模型

以上三个实验可知对于同一样本，采用不同的单模态同时单模态提取不同特征构造SVM训练样本子集最后对肿瘤识别精度的影响程度不一样，因此通过集成学习对个体SVM输出结果进行相对多数投票，从而提高系统的泛化性能。三模态提取的特征集中肺部恶性肿瘤标签为1，肺部良性肿瘤标签为-1，根据投票规则即1000例肺部恶性肿瘤样本中，当有两个或以上的标签为1(sum≥1)时，则此类样本为肺部恶性肿瘤，反之是误诊，此时出现假阴性；1000例肺部良性肿瘤样本中，当有两个或以上的标签为-1(sum≤-1)时，则此类样本为肺部良性肿瘤，反之则出现假阳性，计算假阴性和假阳性的概率P，则正确率=1-P就是最终的集成结果。本章采用网格寻优算法对SVM进行优化，其原理是让惩罚参数C和核函数参数g在一定范围内划分网格并遍历所有的点进行取值，利用K-CV方法得到训练集验证分类准确率最高的C和g作为最佳参数。基于网格优化后SVM参数选择结果如图9.16，表9.8给出了三模态集成性能统计表。

CT

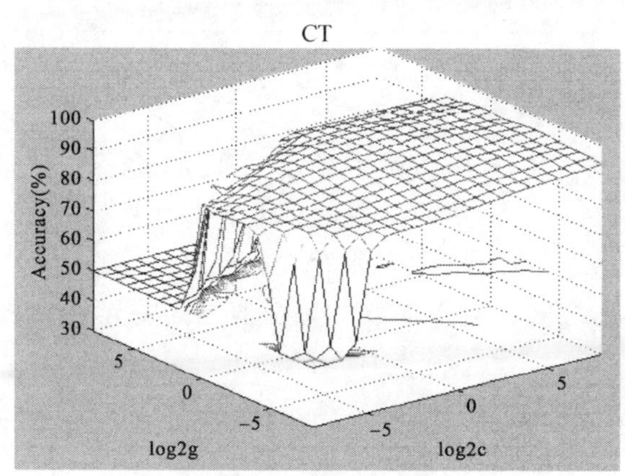

Bestc=48.5029　g=0.18946
CVAccuracy=95.2778%

PET

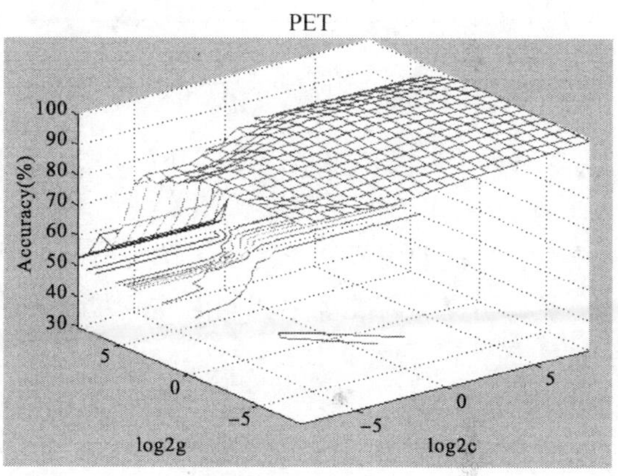

Bestc=3.0314　g=1
CVAccuracy=99.7778%

PET/CT

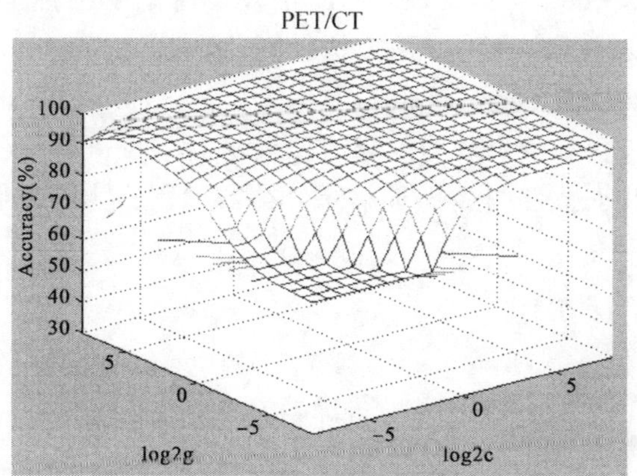

Bestc=5.278　g=147.0334
CVAccuracy=97.1111%

图9.16　SVM参数选择结果(3D视图，扫封底二维码，见彩图9.16)

表 9.8 三模态集成性能统计表

序号	正确率(%)	敏感性(%)	特异性(%)
1	100	100	100
2	100	100	100
3	100	100	100
4	100	100	100
5	99.5	99	100
6	100	100	100
7	100	100	100
8	99	100	98
9	100	100	100
10	100	100	100
均值	99.85	99.9	99.8

通过集成学习对三个不同模态分类结果进行投票 $H(x) = \mathrm{sign}\left(\sum_{i=1}^{N} a_i m_i(x)\right)$，如表 9.8 所示，最终得出集成分类正确率为 99.85%，相比于实验一、二、三中的 CT、PET、PET/CT 的正确率分别提高了 4.4%、0.15%、2.8%，集成后的敏感性和特异性也有所提高，这说明集成学习把若干单个分类器的分类结果进行某种组合或投票来决定最终的分类，明显提高准确率，同时也说明三个模态之间、选择提取的特征值之间差异度大、精度高。

9.4 小结

本章从三模态图像(CT、PET、PET/CT)出发，讨论了一种基于集成 SVM 的肺部肿瘤 PET/CT 计算机辅助诊断新方法，该方法针对不同模态分别提取不同特征，然后在 3 个不同样本空间构成的 3 类不同特征空间里构造个体 SVM，通过相对多数投票进行集成得出最终的分类结果。实验结果表明本章方法能够有效提高肺部肿瘤的识别精度，对肺部肿瘤诊断的特异性和敏感性明显优于单一分类器识别，为肺部肿瘤的辅助诊断研究提供技术支持。

参考文献

[1] 葛雯. 多模态医学影像配准与融合技术的研究. 东北大学博士学位论文，2009.

[2] Gupta V，Kirisli HA，Hendriks EA，et al. Camrdiac MR perfusion image processing techniques：a survey. Med Image Anal，2012，16(4)：767-785.

[3] 何元烈. 多模医学影像配准与融合技术及医学智能辅助诊断系统研究. 广州：华南理工大学博士学位论文,2006.

[4] 陈志仁，顾红，苏卫民，等. 基于特征概率分布的低分辨雷达地面目标分类. 系统工程与电子技术，2016，38(2)：274-280.

[5] Ou GB，Murphey YL. Multi-class pattern classification using neural networks. Pattern Recognition，2007，40(1)：4-18.

[6] 武妍，徐凯. 基于增量半监督仿生模式识别的运动想象脑电识别. 中国生物医学工程学报,2011,30(6)：878-884.

[7] Yan WJ，Zhang J，Zhao J. Spectrum Identification of Hepatitis Tongue Diagnosis Based on Principal Component Analysis and BP Neural Network. Journal of Tianjin University，2011，44(4)：287-290.

[8] Sujana H,Swarnamani S Suresh S. Application of artificial neural networks for the classification of liver lesions by image texture Parameters，Ultrasound in Medicine and Biology,1996，22(9)：1177-1181.

[9] Chen EL，Chung,PC，Chen CL，et al. An automatic diagnostic system for CT liver image classifieation. IEEE Trans. On Biomed. Eng. 2000. 22(1)：4-37.

[10] 张建炜，汪天富，殷杰. 基于 B 超影像多重分形谱的脂肪肝严重程度识别. 医学物理与工程学,2009,25(7)：1289-1292.

[11] PASSPORT. Patient-specific simulation and pre-operative realistic training. http：//www. passport-liver. eu/Homepage. html[2015-8-10].

[12] 郑有志，覃征. 基于二维经验模态分解的医学影像融合算法. 软件学报,2009,20(5)：1096-1105.

[13] Beyer T，Townsend DW，Brun T，et al. A combined PET/CT scanner for clinical oncology. The Journal of Nuclear Medicine，2000，41(8)：1369-1405.

[14] Van de Steene J，Linthout N，De Met J，et al. Definition of gross tumor volume in lung cancer：inter-observer variability. Radiother Oncol，2002，62(1)：37-49.

[15] Bradley JD，Perez CA，Dehdashti F，et al. Implementing biologic target volumes in radiation treatment planning for non-small cell lung cancer. J Nucl Med，2004，45(Suppl 1)：S96-S101.

[16] Sannazzari GL，Ragona R，Ruo ReddaMG. CT-MRI image fusion for de-lineation of volumes in three-dimensional conformal radiation therapy in the treatment of localized prostate cancer. Br J Radiol，2002，3，75(3) ：603-609.

[17] 岳晋. 多传感器图像融合方法研究. 中国科学院博士学位论文，2008.

[18] Burt PJ. The pyramid as a structure for efficient computation//Rosenfeld A. Multiresolution Image Processing and Analysis，London：Springer-Verlag，1984：6-35.

[19] Yuko S，Kazuhiro K，Hajime A，et al. Respiratory-gated ^{18}F-FDG PET/CT for the diagnosis of liver metastasis. European Journal of Radiology，2013，82(10)：1696-1701.

[20] 黄伟. 像素级影像融合研究. 上海交通大学博士学位论文,2008.

[21] Raghavendra R，Dorizzi B，Rao A，et al. Particle swarm optimization based fusion of near infrared and visible images for improved face verification. Pattern Recognition，2011，44(2)：401-411.

[22] 焦蓬蓬，郭依正. 特征级数据融合在医学图像检索中的应用. 计算机工程与应用，2010，6:217-220.

[23] 于成龙. 基于特征提取的特征选择研究. 南京邮电大学博士学位论文，2011.

[24] 张笃振. 局部保持特征变换算法综述. 计算机工程与科学，2010，32(1)：80-91.

[25] 戴志波，王靖. 鲁棒拉普拉斯特征映射算法. 计算机应用研究，2011，28(9)：3249-3252.

[26] 姚旭，王晓丹，张玉玺等. 特征选择方法综述. 控制与决策，2012，27(2)：161-166.

[27] 张秀伟，张艳宁，郭哲，等. 可见光-热红外视频运动目标融合检测的研究进展及展望. 红外与毫米波学报，2011，30(4)：354-360.

[28] Navarro A，Torra V. Information fusion in data privacy：a survey. Inform Fusion，2012，13(4)：235-244.

[29] 姜延吉. 多传感器数据融合关键技术研究. 哈尔滨工程大学博士学位论文，2010.

[30] Townsend DW，Beyer T，Kinahan PE，et al. Fusion imaging for whole body oncology with a combined PET and CT scanner. J Nucl Med，1999，40(1)：148.

[31] 王雪霁，李文辉，常莉，等. PET/CT 在非小细胞肺癌精确放疗中的应用. 现代肿瘤医学，2013，21(3)：676-678.

[32] 李国德. PET/CT 对药物难治性癫痫病灶的定位价值. 现代医学仪器与应用，2008，20(2)：60-63.

[33] Tamer F. Taha Ali. Usefulness of pet-ct in the assessment for of suspected recurrent colorectal carcinoma. The Egyptian Journal of Radiology and Nuclear Medicine,2012，43：129-137.

[34] 胡岚亭，郭峰，王胜军，等. PET/CT 在泌尿系肿瘤诊断中的价值. 中华临床医师杂志(电子版)，2011，5(7)：1951-1955.

[35] 吕茵，郑航，王全师，等. ^{18}F-FDG PET/CT 对喉癌的诊断价值. 南方医科大学学报，2012，32(10)：1486-1490.

[36] Blom RLGM，Schreurs WMJ，Belgers HJ，et al. The value of post-neoadjuvant therapy PET-CT in the detection of interval metastases in esophageal carcinoma. European Journal of Surgical Oncology，2011，37(9)：774-778.

[37] El-Hariri MA，Gouhar GK，Refat AM. Integrated PET/CT in the preoperative staging of lung cancer：A prospective comparison of CT，PET and integrated PET/CT. The Egyptian Journal of Radiology and Nuclear Medicine，2012，43(4)：613-621.

[38] 向作林，肝细胞癌淋巴结转移和骨转移预测因素的研究. 复旦大学硕士学位论文，2009.

[39] Lin M，Ambati C. The management impact of clinically significant incidental lesions detected on staging FDG PET-CT in patients with non-small cell lung cancer(NSCLC)：an analysis of 649 cases. Lung Cancer，2012，76(3)：344-349.

[40] DeBazelaire C，Groheux D. Breast inflammation：indications for MRI and PET-CT. Diagnostic and Interventional Imaging，2012，93(2)：104-115.

[41] Pierandrea De Iaco，Luca Orazi，et al. FDG-PET/CT in advanced ovarian cancer staging：value and pitfalls in detecting lesions in different abdominal and pelvic quadrants compared with laparoscopy. European Journal of Radiology，2011，80(2)：98-103.

[42] 赵春雷，陈自谦，钱根年，等. 利用全身^{18}F-FDG PET/CT 查找不明原因的颈部淋巴结转移癌原发灶. 功能与分子医学影像学，2012，1(2)：92-96.

[43] 王颖，李亚明，尹雅蓉，等. ^{18}F-FDG PET/CT 对检出恶性腹腔积液患者原发癌灶的临床价值. 中国医学影像技术，2012，12(28)：2193-2196.

[44] Tatli S，Shyn PB，Tuncali K，et al. PET/CT-guided percutaneous biopsy of abdominal masses：initial experience. Journal of Vascular and Interventional Radiology，2011，22(4)：507-514.

[45] 张倩. PET/CT 肺部成像过程中的衰减校正和分割方法的研究. 昆明理工大学工程硕士学位论文，2013.

[46] Coccia P，Ruggiero A，Rufini V，et al. Cardiac metastases of Ewing sarcoma detected by 18F-FDG PET/CT. J Pediatr Hematol Oncol，2012，34(3)：236-238.

[47] Mäki MT，Koskenvuo JW，Ukkonen H，et al. Cardiac function，perfusion，metabolism，and innervation following autologous stem cell therapy for acute ST-elevation myocardial infarction：a FINCELL-INSIGHT sub-study with PET and MRI. Frontiers in physiology，2012(3)：6.

[48] José Leite Gondim Cavalcanti Filho，Ronaldo de Souza Leão Lima，Luiz de Souze Machado Neto，et al. PET/CT and vascular disease：current concepts. European Journal of Radiology，2011，80(1)：60-67.

[49] 王雪梅，赵世刚，王宏伟，等. PET /CT 与脑电图和 MRI 对难治性癫痫的对比研究. 中华临床医师杂志. 2010，

4(8)：1213-1216.

[50] 秦杰. PET 脑显像在癫痫患者致痫灶定位中的价值. 中国医学影像技术，2005，21(7)：1075-1077.

[51] 刘大鹏，卢虹冰，漆家学，等. 基于多小波变换的医学图像融合算法研究. 中国医学物理学杂志. 2011，28(3)：2637-2643.

[52] 许全盛，李昕，谢康宁. 基于多孔小波融合的 PET/CT 图像增强及其评价. 现代生物医学进展. 2012，12(20)：3948-3952.

[53] Kavitha CT，Chellamuthu C，Rajesh R. Medical image fusion using combined discrete wavelet and ripplet transforms. Procedia Engineering，2012，38：813-820.

[54] Boussion N，Hatt M，Lamare F，et al. Contrast enhancement in emission tomography by way of synergistic PET/CT image combination. Computer Methods and Programs in Biomedicine，2008，90(3)：191-201.

[55] Lu B，Wang H，Miao C. Medical image fusion with adaptive local geometrical structure and wavelet transform. Procedia Environmental Sciences，2011，8：262-269.

[56] Singh B，Khare A. Fusion of multimodal medical images using Daubechies complex wavelet transform-a multiresolution approach. Information Fusion，2014，19：49-60.

[57] Kingsbury NG. The dual-tree complex wavelet transform：a new technique for shift invariance and directional filters. proceedings of 8th IEEE digital signal processing workshop. Bryce Canyon，Utah，USA. IEEE：IEEE，1998：86-89.

[58] 刘迎辉，姜威，魏戈. 基于非亚采样 Contourlet 变换的 PET/CT 图像融合. 光学技术. 2010，36(1)：121-125.

[59] 徐子海，廖福锡，贺志强，等. 基于外部定位框的 PET 和 CT 图像异机融合方法. 南方医科大学学报. 2010，30(6)：1304-1306.

[60] 李爽. 基于克隆选择算法的 PET-CT 医学图像融合的实现. 哈尔滨工程大学硕士论文. 2008.

[61] 夏静，卜华龙. 医学图像融合算法概述及其前景展望. 巢湖学院学报，2008：10(3)：66-68.

[62] 周涛，陆惠玲，陈志强. 多模态医学影像融合识别技术研究进展. 生物医学工程学杂志，2013(10)，30(5)：1117-1121.

[63] Burt PJ，Kolcznski RJ. Enhanced image capture through fusion. IEEE 4th international Conf. on Computer Vision，1993，4：173-182.

[64] Richards JA. Thematic mapping from multitemporal image data using the principal componenttransforation. Remote Sensing of Environment，1984，16：36-46.

[65] Th TM，Su SC，Shyu HC，et al. A new look at IHS like image fusion methods. Information Fusion，2001，2(3)：177-186.

[66] Tu TM，Huang PS，Hung CL et al. A fast intensity-hue-saturation fusion technique with spectral adjustment for IKONOS imagery. IEEE Geoscience and Remote Sensing Letters，2004，1(4)：309-312.

[67] 张强. 基于多尺度几何分析的多传感器图像融合研究. 西安电子科技大学博士论文，2008.

[68] Gonzalo P，Jesusmanueldela C. Wavelet-based image fusion tutorial. Pattern Recognition Society，2004，1855-1872.

[69] Ranchin T，Wald L. The wavelet transform for the analysis of remotely sensed images. International Journal of Remote Sensing，1993，14(3)：615-619.

[70] Ahmedin J，Rebecca S，Elizabeth W，et al. Cancer statistics，2009. CA Cancer J Clin，2009，59(4)：225-249.

[71] 陆舜. 非小细胞肺癌综合治疗新进展. 中国肺癌杂志，2005，8(1)：74-76.

[72] 杨玲. 基于多小波和模糊推理的多模态医学影像融合方法研究. 西安电子科技大学硕士论文，2010.

[73] 凌锋，曹建林，杨玲，等. 基于双树复小波变换图像融合方法. 成都信息工程学院学报，2009，24(2)：122-125.

[74] 陈晓梅，李朝锋，杨蒙召. 基于 HVS 和模糊隶属度函数的卫星图像融合算法. 测绘信息与工程，2011，26(1)：34-35.

[75] David，Diaz D. Santika. Computer aided diagnosis system for digital mammogram based on neural network and dual tree complex wavelet transform. Procedia Engineering，2010，50：864-870.

[76] Naga V，Prudhvi R，Venkateswarlu T. Denoising of medical images using dual tree complex wavelet transform. Procedia

Technology, 2012, 4: 238-244.
[77] Selesnick IW. Hilbert transform pairs of wavelet bases. IEEE Signal Processing Letters, 2001, 8(6): 170-173.
[78] 王婷君. 基于双树复小波和 NPSO 的医学图像配准方法研究. 东北大学硕士学位论文, 2009.
[79] Kingsbury NG. Complex wavelets for shift invariant analysis and filtering of signals. Journal of Applied and Computational Harmonic Analysis, 2011, 10(3): 234-253.
[80] Soumyasree C, Indrani B, Amitava C. A palmprint based biometric authentication system using dual tree complex wavelet transform. Measurement, 2013, 10(46): 4179-4188.
[81] 宋瑾, 石霏. 基于双树复小波变换的多聚焦图像融合算法研究. 现代电子技术, 2010, 2(313): 104-107.
[82] 李洪海, 朱霞. 采用双树小波变换的医学图像融合方法及实现. 计算机应用与软件, 2012,29(11): 292-294.
[83] Yang F, Wei H. Fusion of infrared polarization and intensity images using support value transform and fuzzy combination rules. Infrared Physics&Technology, 2013(60): 235-243.
[84] Liu F, Yang B, Gang K. Image fusion using adaptive dual-tree discrete wavelet packets based on the noise distribution estimation. Processing of 2012 International Conference on Audio, Language and image. United States: IEEE Computer Society, 2012: 475-479.
[85] 杨晓慧, 贾建, 焦李成. 基于活性测度和闭环反馈的非下采样 Contourlet 域图像融合. 电子与信息学报, 2010, 32(2): 422-426.
[86] 程俊兵. 基于 NSCT 与区域特性的图像融合算法研究. 太原理工大学硕士学位论文, 2013.
[87] 魏兴瑜, 周涛, 陆惠玲, 等. 基于双树复小波的 PET/CT 自适应融合算法研究. 计算机科学与探索, 2015, 9(3): 360-367.
[88] 白永强. 基于模糊逻辑及神经网络的医学图像融合研究. 西安电子科技大学硕士学位论文, 2010.
[89] 李涛, 田岩, 柳健, 等. 一种基于模糊集和小波变换的图像融合方法. 华中科技大学学报(自然科学版), 2005, 33(3): 24-26.
[90] Jamal S, Karim F. Infrared and visible image fusion using fuzzy logic and population-based optimization. Applied Soft Computing, 2012(12): 1041-1054.
[91] Niu X, Jia K. Image fusion algorithm based on PCA&self-adaptive region variance. Application Research of Computers, 2010, 27(8): 3179-318.
[92] 胡朝芬, 黄之杰, 罗来华. 医学图像融合技术研究进展. 医疗卫生装备, 2010, 31(04): 157-160.
[93] 张彬, 郑永果, 马芳, 等. 医学图像融合算法的应用与研究. 重庆医科大学学报. 2011, 36(2): 188-191.
[94] 许志强. 压缩感知. 中国科学: 数学. 2012, 42(9): 865-877.
[95] Donoho DL. Compressed sensing. IEEE Transactions on Information Theory, 2006, 52(4): 1289-1306.
[96] Baraniuk RG. Compressive sensing. IEEE Signal Processing Magazine, 2007, 24(4): 118-121.
[97] Candµes EJ, Wakin MB. An introduction to compressive sampling. IEEE Signal Processing Magazine, 2008, 25(2): 21-30.
[98] Boufounos D, Liu D, Boufounos PT. A lecture on compressive sensing. IEEE Signal Processing Magazine, 2007: 1-9.
[99] 戴琼海, 付长军, 季向阳. 压缩感知研究. 计算机学报, 2011, 34(3): 425-434.
[100] Compressive Sensing Resources. http://dsp. rice. edu/cs[2015-7-8].
[101] 江海, 林月冠, 洪文, 等. 基于压缩感知的随机噪声成像雷达. 电子与信息学报. 2011, 33(3): 672-676.
[102] 林月冠, 张冰尘, 田野, 等. 一种基于压缩感知的高分辨率宽测绘带合成孔径雷达成像算法. 宇航学报, 2013, 34(1): 106-112.
[103] 王天荆, 郑宝玉, 杨震. 基于滤波的压缩感知信号采集方案. 仪器仪表学报, 2013, 34(3): 573-581.
[104] 王韦刚, 杨震, 胡海峰. 一种宽带频谱检测的空域频域压缩感知方法. 电子与信息学报, 2013, 35(2): 255-260.
[105] 王韦刚, 杨震, 胡海峰. 分布式压缩感知实现联合信道估计的方法. 信号处理, 2012, 28(6): 778-784.
[106] 朱丰, 张群, 柏又青. 一种新的基于遗传算法的压缩感知重构方法及其在 SAR 高分辨距离像重构中的应用. 控制与决策. 2012, 27(11): 1669-1675.

[107] 李学仕，孙光才，邢孟道，等.基于压缩感知的下视三维 SAR 成像新方法. 电子与信息学报，2012，34(5)：1017-1023.

[108] 吴敏，邢孟道，张磊.基于压缩感知的二维联合超分辨 ISAR 成像算法. 电子与信息学报，2014，36(1)：187-193.

[109] 顾福飞，朱丰，池龙，等.基于压缩感知的含旋转部件目标 ISAR 成像方法. 数据采集与处理，2012，27(1)：45-50.

[110] Duarte MF, Eldar YC. Structured compressed sensing: from theory to applications. IEEE Transactions on Signal Processing. 2011, 59(9): 4053-4085.

[111] Duarte MF, Sarvotham S, Baron D, et. al. Distributed compressed sensing of jointly sparse signals. Proceedings of the 39th Asilomar Conference on Signals, Systems and Computers, 2005, 1537-1541.

[112] Ji SH, Xue Y, Carin L. Bayesian compressive sensing. IEEE Transactions on Signal Processing, 2008, 56(6): 2346-2356.

[113] Ji SH, Dunson D, Carin L. Multitask compressive sensing. IEEE Transactions on Signal Processing, 2009, 57(1): 92-106.

[114] Vaswani, N, Wei Lu. Modified-CS: modifying compressive sensing for problems with partially known support. Signal Processing. 2010, 58(9): 4595-4607.

[115] Jordan E. Fill in the Blanks: Using Math to Turn Lo-Res Datasets Into Hi-ResSamples[Online]. available: http://www.wired.com/2010/02/ff_ algorithm/all/1. 2010[2014-6-5].

[116] 任越美，张艳宁，李映.压缩感知及其图像处理应用研究进展与展望. 自动化学报.2014，40(8)：1563-1575.

[117] Vasanawala S S, Alley MT, Hargreaves BA, et. al. Improved pediatric MR imaging with compressed sensing. International Journalof Medical Radiology, 2010, 33(5): 1674-1879.

[118] Liu J, Hu QX. Cardiac CT Image reconstruction based on compressed sensing. Procedia Engineering. 2012, 29: 2235-2239.

[119] Huiqian Du, Fan Lam. Compressed sensing MR image reconstruction using a motion-compensated reference. Magnetic Resonance Imaging. 2012, 30: 954-963.

[120] Richter D, Basse-Lüsebrink TC, Thomas K, et. al. Compressed sensing for reduction of noise and artefacts in direct PET image reconstruction. Zeitschrift für Medizinische Physik. 2014, 24(1): 16-26.

[121] 陈柘，钟晓荣，张晓博.压缩传感及其在医学图像融合中的应用. 传感器与微系统.2013，32(9)：149-152.

[122] Zhang P, Hu C, Zhang H. A novel image fusion algorithm based on an improved compressed sensing. 2012 IEEE 11th International Conference on Signal Processing (ICSP), 2012: 673-676.

[123] Xing X, Shang W, Shang WW, et al. Medical image fusion in compressed sensing based on non-subsampled contourlet transform. 2013 IEEE Ninth International Conference on Mobile Ad-hoc and Sensor Networks (MSN), 2013: 490-493.

[124] 邵文泽，韦志辉.压缩感知基本理论：回顾与展望. 中国图象图形学报，2012，17(1)：1-12.

[125] 卢雁，吴盛教，赵文强.压缩感知理论综述，计算机与数字工程.2012，40(8)：12-14.

[126] 石光明，刘丹华，高大化，等.压缩感知理论及其研究进展，电子学报，2009，37(5)：1070-1081.

[127] 宁寰宇，文亚洲.压缩感知理论简介. 电子技术.2012，06：10-12.

[128] 黄晓生，戴秋芳，曹义亲.一种基于小波稀疏基的压缩感知图像融合算法. 计算机应用研究，2012，29(9)：3581-3583.

[129] Lei Q, Zhang B, Wang W. Research of image sparse algorithm based on compressed sensing. 2012 IEEE Globecom Workshops(GC Wkshps). 2012, 1426-1429.

[130] 周渝人，耿爱辉，张强，等.基于压缩感知的红外与可见光图像融合. 光学精密工程，2015，23(3)：855-863.

[131] Wan TN, Canagarajah AA. Compressive image fusion. 2008. 15th IEEE International Conference on Image Processing, ICIP. IEEE, 2008, 1308-1311.

[132] Kanke G, Batalama SN, Pados DA. et al. Compressive Sampling With Generalized Polygons. Signal Processing, 2011, 59(10): 4759-4766.

[133] Do TT, Tran TD, Lu Gan. Fast compressive sampling with structurally random matrices. ICASSP 2008. IEEE International Conference on Acoustics, Speech and Signal Processing,2008, 3369-3372.

[134] Baraniuk R, Davenport M, DeVore R, et al. A simple proof of the restricted isometry property for random matrices. Constructive Approximation, 2007, 23(4-6): 918-925.

[135] 沈燕飞，李锦涛，朱珍民，等. 基于非局部相似模型的压缩感知图像恢复算法，自动化学报,2012，41(2)：261-272.

[136] 孔祥海，张媛，梁艳梅. 基于压缩感知的医学图像采样新方法研究. 光电子. 激光,2014，25(8)：1335-1640.

[137] 李佳，王强，沈毅，等. 压缩感知中测量矩阵与重构算法的协同构造. 电子学报,2013，41(1)：29-34.

[138] Candes EJ, Romberg J, Tao T. Stable signal recovery from incomplete and inaccurate measurements. Communications on pure and Applied Mathematics, 2006, 59(8): 1207-1223.

[139] Do MN, Vertterli M. The contourlet transform: an efficient directional multiresilution image representation. IEEE Transactions on Image Processing, 2005, 14(12): 2091-2106.

[140] 张鑫，陈伟斌. Contourlet 变换系数加权的医学图像融合. 中国图象图形学报，2014，19(1)：133-140.

[141] 田秀华，兴旺. 基于 NSCT 变换的医学图像融合研究. 计算机应用与软件，2013，30(4)：287-289，329.

[142] Cunha AL, Zhou JP, DO MN. The non-subsampled contourlet transform: theory, design and applications. IEEE Trans on Image Processing, 2006, 15(10): 3089-3101.

[143] 邢雅琼，王晓丹，毕凯，等. 基于非下采样轮廓波变换和压缩感知的图像融合方法. 控制与决策,2014，29(4)：585-592.

[144] 吴巧玲，倪林，何德龙. 基于非下采样 contourlet 变换的压缩感知图像重建. 中国科学技术大学学报,2012，42(2)：87-91.

[145] Luo X, Zhang J, Yang J, et al. Image fusion in compressed sensing. 2009 16th IEEE International Conference on Image Processing(ICIP), IEEE, 2009, 2205-2208.

[146] Luo XY, Zhang J, Yang J, et al. Classification-based image-fusion framework for compressive imaging. Journal of Electronic Imaging, 2010, 19(3): 033009-033009-14.

[147] Wan T, Qin Z. An application of compressive sensing for image fusion. International Journal of Computer Mathematics, 2011, 88(18): 3915-3930.

[148] 朱炼，孙枫，夏芳莉，等. 图像融合研究综述. 传感器与微系统. 2014，33(2)：14-18.

[149] 冯鑫. 多尺度分析与压缩感知理论在图像处理中的应用研究. 兰州理工大学博士学位论文，2012.

[150] Wang Z, Ma Y, Cheng F, et al. Review of pulse-coupled neural networks. Image and Vision Computing, 2010, 28(1): 5-13.

[151] 方红，杨海蓉. 贪婪算法与压缩感知理论. 自动化学报，2011，37(12)：1413-1421.

[152] Pluim JPW, Maintz JBA, Viergever MA. Mutual information matching in multi-resolution contexts. Image and Vision Computing, 2001, 19(2): 45-52.

[153] Riaz SP, Lüchtenborg M, Coupland VH, et al. Trends in incidence of small cell lung cancer and all lung cancer. Lung Cancer, 2012, 75(3): 280-284.

[154] 张婧. 基于 SVM 的肺结节自动识别方法研究. 华南理工大学博士学位论文，2011.

[155] Ferlay J, Soerjomataram I, Dikshit R, et al. Cancer incidence and mortality worldwide: sources, methods and major patterns in GLOBOCAN 2012. International Journal of Cancer, 2015, 136(5): E359-E386.

[156] Baldwin DR. Prediction of risk of lung cancer in populations and in pulmonary nodules: Significant progress to drive changes in paradigms. Lung Cancer, 2015, 89(1): 1-3.

[157] Diciotti S, Picozzi G, Falchini M, et al. 3-D segmentation algorithm of small lung nodules in spiral CT images. IEEE Transactions on Information Technology in Biomedicine, 2008, 12(1): 7-19.

[158] Sahiner B, Chan HP, Hadjiiski LM, et al. Effect of CAD on Radiologists' Detection of Lung Nodules on Thoracic CT Scans: Analysis of an Observer Performance Study by Nodule Size. 2009, 16(12): 1518-1530.

[159] Theodoridis S, Koutroumbas K. Pattern Recognition. New York: Academic Press, 2008: 1-984.

[160] Zhao B. Automatic detection of small lung nodules on CT utilizing a local density maximum algorithm. Journal of Applied Clinical Medical Physics, 2003, 4(3): 246-260.

[161] Devaki K, Muralibhaskaran V. Study of computed tomography images of the lungs: A survey. International Conference on Recent Trends in Information Technology. 2011, 837-842.

[162] Doi K. Current status and future potential of computer-aided diagnosis in medical imaging. The British Institute of Radiology, 2005, 78: S3-S19.

[163] Santos AM, Filho AO de C, Silva AC, et al. Automatic detection of small lung nodules in 3D CT data using Gaussian mixture models, Tsallis entropy and SVM. Engineering Applications of Artificial Intelligence, 2014, 36: 27-39.

[164] Netto SMB, Silva AC, Nunes RA, et al. Automatic segmentation of lung nodules with growing neural gas and support vector machine. Computers in Biology and Medicine, 2012, 42(11): 1110-1121.

[165] Ye X, Lin X, Dehmeshki J, et al. Shape-based computer-aided detection of lung nodules in thoracic CT images. IEEE Transactions on Biomedical Engineering, 2009, 56(7): 1810-1820.

[166] Tan M, Deklerck R, Jansen B, et al. A novel computer-aided lung nodule detection system for CT images. Medical physics, 2011, (38)10: 5630-5645.

[167] Li Q, Li F, Doi K. Computerized detection of lung nodules in thin-section CT images by use of selective enhancement filters and an automated rule-based classifier. Academic Radiology, 2008, 15(2): 165-175.

[168] Cascio D, Magro R, Fauci F. Automatic detection of lung nodules in CT datasets based on stable 3D mass - spring models. Computers in Biology and Medicine, 2012, 42: 1098-1109.

[169] Lee Y, Hara T, Fujita H, et al. Automated detection of pulmonary nodules in helical CT images based on an improved template-matching technique. IEEE Transactions on Medical Imaging, 2011, 20(7): 595-604.

[170] Wu D, Lu L, Bi J, et al. Stratified learning of local anatomical context for lung nodules in CT images. IEEE Conference on Computer Vision and Pattern Recognition, 2010.

[171] Jinsa K, Gunavathi K. Lung cancer classification using neural networks for CT images. Computer Methods and Programs in Biomedicine, 2014, 113(1): 202-209.

[172] Jaganathan P, Kuppuchamy R. A threshold fuzzy entropy based feature selection for medical database classification. Computers in Biology and Medicine, 2013, 43(12): 2222-2229.

[173] Das S, Kar S. Group decision making in medical system: An intuitionistic fuzzy soft set approach. Applied Soft Computing, 2014, 24: 196-211.

[174] Qiu CY, Xiao J, YU L, et al. A modified interval type-2 fuzzy C-means algorithm with application in MR image segmentation. Pattern Recognition letters, 2013, 34(12): 1329-1338.

[175] Bigand A, Colot O. Fuzzy filter based on interval-valued fuzzy sets for image filtering. Fuzzy Sets and Systems, 2010, 161(1): 96-117.

[176] Balasubramaniam P, Ananthi VP. Image fusion using intuitionistic fuzzy sets. Information Fusion, 2014, 20: 21-30.

[177] Chen TY, Wang HP, Lu YY. A multicriteria group decision-making approach based on interval-valued intuitionistic fuzzy sets: A comparative perspective. Expert Systems with Applications, 2011, 38(6): 7647-7658.

[178] Krupka J, Jirava P. Rough-fuzzy classifier modeling using data repository sets. Procedia Computer Science, 2014, 35: 701-709.

[179] Bai HX, Ge Y, Wang JF, et al. A method for extracting rules from spatial data based on rough fuzzy sets. Knowledge-Based Systems, 2014, 57: 28-40.

[180] Li DZ, Wang W, Ismail F. An evolving fuzzy neural predictor for multi-dimensional system state forecasting. Neurocomputing, 2014, 145: 381-391.

[181] 王国胤，姚一豫，于洪. 粗糙集理论与应用研究综述. 计算机学报, 2009, 32(7): 1229-1246.

[182] Phophalia A, Rajwade A, Mitra SK. Rough set based image denoising for brain MR images. Signal Processing, 2014, 13: 24-35.

[183] Ningler M, Stockmanns G, Schneider G, et al. Adapted variable precision rough set approach for EEG analysis.

Artificial Intelligence in Medicine, 2009, 47(3): 239-261.

[184] Pramod KP, Vadakkepat P, Poh LA. Fuzzy-rough discriminative feature selection and classification algorithm, with application tomicroarray and image datasets. Applied Soft Computing, 2011, 11(4): 3429-3440.

[185] Ji ZX, Sun QS, Xia Y, et al. Generalized rough fuzzy c-means algorithm for brain MR image segmentation. Computer Methods and Programs in Biomedicine, 2012, 108(2): 644-655.

[186] Yao YY. The superiority of three-way decisions in probabilistic rough set models. Information Sciences, 2011, 181(6): 1080-1096.

[187] Sun BZ, Ma WM, Zhao HY. Decision-theoretic rough fuzzy set model and application. Information Sciences, 2014, 283: 180-196.

[188] Ganivada A, Ray SS, Pal SK. Fuzzy rough sets, and a granular neural network for unsupervised feature selection. Neural Networks, 2013, 48: 91-108.

[189] Lin TC. Decision-based fuzzy image restoration for noise reduction based on evidence theory. Expert Systems with Applications, 2011, 38(7): 8303-8310.

[190] Shoyaib M, Wadud MA, CHAE OK. A skin detection approach based on the Dempster-Shafer theory of evidence. International Journal of Approximate Reasoning, 2012, 53(4): 636-659.

[191] 毛海岑, 刘爱东. 利用证据理论的图像融合方法. 红外与激光工程, 2013, 42(6): 1642-1646.

[192] 姚丽莎, 赵海峰, 罗斌, 等. 基于证据理论的小波域多特征医学图像融合. 计算机应用, 2012, 32(6): 1544-1547.

[193] Chen DG, Li WL, Zhang X, et al. Evidence-theory-based numerical algorithms of attribute reduction with neighborhood-covering rough sets. International Journal of Approximate Reasoning, 2014, 55(3): 908-923.

[194] Xiao Z, Yang XL, Niu Q, et al. A new evaluation method based on D-S generalized fuzzy soft sets and its application in medical diagnosis problem. Applied Mathematical Modelling, 2012, 36(10): 4592-4604.

[195] Si L, Wang ZB, Tan C, et al. A novel approach for coal seam terrain prediction through information fusion of improved D-S evidence theory and neural network. Measurement, 2014, 54: 140-151.

[196] Hemanth DJ, Vijila CS, Selvakumar A, et al. Performance improved iteration-free artificial neural networks for abnormal magnetic resonance brain image classification. Neurocomputing, 2014, 130(23): 98-107.

[197] Torbati N, Ayatollahi A, Kermani A. An efficient neural network based method for medical image segmentation. Computers in Biology and Medicine, 2014, 44: 76-87.

[198] Bhattacharyya S, Pal P, Bhowmick S. Binary image denoising using a quantum multilayer self-organizing neural network. Applied Soft Computing, 2014, 24: 717-729.

[199] James AP, Dasarathy BV. Medical image fusion: a survey of the state of the art. Information Fusion, 2014, 19: 4-19.

[200] Liu ZD, Yin HP, Chai Y, et al. A novel approach for multimodal medical image fusion . Expert Systems with Applications, 2014, 41(16): 7425-7435.

[201] Hansen TJ, Abrahamsen TJ, Hansen LK. Denoising by semi-supervised kernel PCApreimaging. Pattern Recognition Letters, 2014, 19: 114-120.

[202] He CT, Liu QX, Li HL, et al. Multimodal medical image fusion based on IHS and PCA. Procedia Engineering, 2010, 7: 280-285.

[203] 曾岳, 冯大政. 一种基于加权变形的 2DPCA 的人脸特征提取方法. 电子与信息学报, 2011, 33(4): 769-774.

[204] Zhou CJ, Wang L, ZHANG Q, et al. Face recognition based on PCA image reconstruction and LDA. Optik - International Journal for Light and Electron Optics, 2013, 124(12): 5599-5603.

[205] Gan L, Lv WY, Zhang X, et al. Improved PCA + LDA Applies to Gastric Cancer Image Classification Process. Physics Procedia, 2012, 24: 1689-1695.

[206] 敬忠良, 肖刚, 李振华. 图像融合: 理论与应用. 北京: 高等教育出版社, 2007.

[207] 王大伟. 基于特征级图像融合的目标识别技术研究. 中国科学院长春光学精密机械与物理研究所博士学位论文, 2010: 2.

[208] Zhao HW, Zhou BY, Liu PP, et al. Modulating a local shape descriptor through biologically inspired color feature. Journal of Bionic Engineering, 2014, 11(2): 311-321.

[209] 张淑军, 王高峰, 石峰. 基于AAM提取几何特征的人脸识别算法. 系统仿真学报, 2013, 25(10): 2374-2380.

[210] Singh M, Singh S, Gupta S. An information fusion based method for liver classification using texture analysis of ultrasound images. Information Fusion, 2014, 19: 91-96.

[211] Szczypiński P, klepaczko A, Pazurek M, et al. Texture and color based image segmentation and pathology detection in capsule endoscopy videos. Computer Methods and Programs in Biomedicine, 2014, 113(1): 396-411.

[212] Rufino EG, Carrión P, Cernadas E, et al. Exhaustive comparison of colour texture features and classification methods to discriminate cells categories in histological images of fish ovary. Pattern Recognition, 2013, 46(9): 2391-2407.

[213] Stoecker WV, Wronkiewieca M, Chowdhury R. Detection of granularity indermoscopy images of malignant melanoma using color and texture features. Computerized Medical Imaging and Graphics, 2011, 35(2): 144-147.

[214] Cheng D, Wang JJ, Wei X, et al. Training mixture of weighted SVM for object detection using EM algorithm. Neurocomputing, 2015, 149(B): 473-482.

[215] Chorowski J, Wang J, Zurada JM. Review and performance comparison of SVM- and ELM-based classifiers. Neurocomputing, 2014, 128: 507-516.

[216] Liu XL, Jia DX, Li H, et al. Reserch on kernal parameter optimization of support vector machine in speaker recognition. Science Technology and Engineering, 2010, 10(7): 1669-1673.

[217] 李彬, 田联房, 欧陕兴. 恶性肺结节早期诊断智能识别相关技术综述. 生物医学工程学杂志, 2009, 26(5): 1140-1145.

[218] Lu H, Zhou T. Prostate tumor CAD model based on neural network with feature-level fusion in magnetic resonance imaging. Journal of Computer Applications, 2015, 35(10): 2813-2818.

[219] 秦菊, 白红利, 刘畅, 等. 计算机辅助诊断在数字化胸片肺结节早期检出中的应用. 生物医学工程学杂志, 2014, 31(5): 1117-1120.

[220] 张国鹏, 廖琪梅, 焦纯, 等. 虚拟结肠镜的计算机辅助诊断技术研究. 西安电子科技大学学报, 2015, 42(2): 157-161.

[221] Kandemir M, Hamprecht FA. Computer-aided diagnosis from weak supervision: a benchmarking study. Computerized Medical Imaging and Graphics, 2015, 42: 44-50.

[222] Lee H, Chen YPP. Image based computer aided diagnosis system for cancer detection. Expert Systems with Applications, 2015, 42(12): 5356-5365.

[223] Ebara K, Takashima S, Jiang B, et al. Pleural invasion by peripheral lung cancer: prediction with three-dimensional CT. Academic Radiology, 2015, 22(3): 310-319.

[224] Agostino G, Domenico B, Giampaolo G, et al. Effects of guided random sampling of TCCs on blood flow values in CT perfusion studies of lung tumors. Academic Radiology, 2015, 22(1): 58-69.

[225] Meinel FG, Schwab F, Yaroshenko A, et al. Lung tumors on multimodal radiographs derived from grating-based X-ray imaging-A feasibility study. Physica Medica, 2014, 30(3): 352-357.

[226] Amir GJ, Lehmann HP. After detection: the improved accuracy of lung cancer assessment using radiologic computer-aided diagnosis. AcademicRadiology, 2016, 23(2): 186-191.

[227] Manju KB, Meenakshy RG. Prostate disease diagnosis from CT images using GA optimized SMRT based texture features. Procedia Computer Science, 2015, 46: 1692-1699.

[228] Wahab OA, Mourad A, Otrok H, et al. CEAP: SVM-based intelligent detection model for clustered vehicular ad hoc networks. Expert Systems with Applications, 2016, 50(15): 40-54.

[229] Ford W, Park JW, Campbell AS, et al. Classifying lung cancer recurrence time using novel ensemble method with gene network based input models. Procedia Computer Science, 2012, 12: 444-449.

[230] David SJ, Jin W P, Erin B, et al. GRNN ensemble classifier for lung cancer prognosis using only demographic and TNM features. Procedia Computer Science, 2012, 12: 450-455.

[231] Yoshiyuki T, Shodayu T, Tomoaki H, et al. Diagnosis of regional node metastases in lung cancer with computer-aided 3D measurement of the volume and CT-attenuation values of lymph nodes. Academic Radiology, 2013, 20(6): 740-745.

[232] Sun T, Wang J, Li X, et al. Comparative evaluation of support vector machines for computer aided diagnosis of lung cancer in CT based on a multi-dimensional data set. Computer Methods and Programs in Biomedicine, 2013, 111(2): 519-524.

[233] Sollich APK. Learning with Ensembles: How over-fitting can be useful. Advances in Neural information processing Systems 8, Cambridge MA: MIT Press, 1996, 190-196.

[234] Opitz RMD. Popular ensemble methods: an emperical study, Artificial Intelligence Research, 1999, 11: 169-198.

[235] Dietterich TG. Machine learning research: four current directions. AI Magazine, 1997, 18(4): 97-136.

[236] 何灵敏. 支持向量机集成及在遥感分类中的应用. 浙江大学博士学位论文, 2006.

[237] Krough A, Vedelsby J. Neural network ensembles, cross validation, and active learning advances in neural information processing Systems 7. Cambridge, MA: MIT Press, 1995, 231-238.

[238] Duni RPW. The Combining Classifier: to train or not to train? 16th International conference on Pattern Recognition. 2002. Vol 2: 765-770.

[239] Dietterich TG, Bakiri G. Solving multiclass learning problems via error-correcting output codes. Journal of Artificial Intelligence Research, 1995, 2: 263-286.